守望思想　逐光启航

LUMINAIRE

光启

守望思想　逐光启航

LUMINAIRE

光启

疼痛的
故事

THE STORY
OF PAIN:

FROM PRAYER TO
PAINKILLERS

[新西兰]
乔安娜·伯克————
著

王宸————
译

上海人民出版社

LUMINAIRE BOOKS
光启书局

总　序

王晴佳

　　上海人民出版社·光启书局建立情感史的书系，其宗旨是引荐当代世界高质量的相关论著，为读者提供选题新颖、内容扎实、译文流畅的作品，以助国内学术界、史学界推动和扩展情感史这一新兴的历史研究流派。本书系的计划是在今后的数年中，每年精心挑选和出版数种相关著作，以飨对情感史这一研究领域兴趣日益高涨的读者。

　　对于大多数读者来说，情感史还是一个比较陌生的领域。事实也的确如此。中国学术界首次接触"情感史"这一名称，与2015年国际历史科学大会在中国济南的召开，大有关系。素有"史学界的奥林匹克"之称的国际历史科学大会，每五年才聚会一次；2015年是该组织首次在欧美之外的地区集会。该次大会的四大主题发言中，包含了"情感的历史化"这一主题，十多位学者齐聚一堂，发言持续了整整一天。这是情感史在中国史学界的首次亮相，而情感史能列为该大会的四大主题之一，也标志这一新兴的研究流派已经登堂入室，成为当今国际史坛最热门和重要的潮流之一。

　　值得重视的是，自2015年至今天，虽然只有短短六年，但情感史的研究方兴未艾，论著层出不穷，大有席卷整个史坛之势。这一蓬勃发展的趋势似乎完全印证了美国情感史先驱芭芭拉·罗森宛恩（Barbara

Rosenwein）在 2010 年所做出的预测："情感史的问题和方法将属于整个历史学。"德国情感史研究的新秀罗伯·巴迪斯（Rob Boddice）在其 2018 年的新著《情感史》一书的起始，也对该流派在今天的兴盛发达发出了由衷的感叹："在过去的十年中，情感史的论著出版和研究中心的成立，其增长数字是极其惊人的（astonishing）。"那么，情感史研究的吸引力在哪里？它在理论和方法上有什么特征？情感史与历史学的未来走向又形成了什么样的关系？我不揣浅陋，在此对上述问题做一个简单的梳理，*也借此说明一下在光启书局编辑出版这一书系的意图和意义。

当代世界历史学发展的走向，大体呈现了一个多元化的趋势，并没有一个流派能占据压倒一切的地位。于是一个新兴史学流派的勃兴，往往需要兼顾其他相关的研究兴趣，同时又要与历史学这一学科关注的主体对象相连。情感史这一流派的兴起和发展明显带有上述特征。以前者而言，情感史与其他新兴的学派，如妇女性别史、家庭史、身体史、医疗史以及之前流行的新文化史和社会史都有密切的关联。而以情感史的研究与历史研究的主体对象的关系而言，或许我们可以参考一下《全球化时代的历史书写》一书。此书作者是当代著名史家林恩·亨特（Lynn Hunt），以提倡新文化史而闻名遐迩。她在 2014 年写作此书的时候，指出历史学的未来走向，将就"自我与社会"（self and society）的关系展开进一步的探究。这一观察，似乎卑之无甚高论，因为自古以来，历史书写便以人的活动为对象，而人的活动之开展，又必然以社会环境和自然环境为舞台。但其实不然。亨特认为历史学的未来将是："自我领域与社会领域会相得益彰，同时向外扩张。"她的言下之意其实是，自 20 世纪以来，历史研究在扩张社会领域的方面，从社会的结构来分析

---

*　此篇导言，基于笔者在 2020 年 9 月 7 日《光明日报》理论版发表的《情感史的兴盛及其特征》一文。

人之活动如何受其制约和影响，已经获得了相当显著的进步，而现在的需要是如何深入扩张自我的领域。当今情感史的兴盛及其巨大的吸引力，正是因为其研究朝着这一方向，做出了深入全面的探索和耳目一新的贡献。

自古以来的历史书写，的确以人为主体，只是最近才有不同的尝试（如动物史、"大历史"、"后人类史学"等）。但若借用约翰·托什（John Tosh）形容男性史研究的话来说，那就是人虽然在历史著述中"随处可见"，但其实却往往"视而不见"（everywhere but nowhere）。这里的"视而不见"，指的是一般的史家虽然注重描述人的活动，但却对人的自身、也即亨特所谓的"自我"，没有进行深入的探求。更具体一点说，人从事、创造一些活动，背后由什么因素推动？是出于理性的考量还是情感的驱动？由于弗洛伊德精神分析学的影响，20世纪70年代曾流行心理史，在这一方面有所探究，而心理史也与当今流行的情感史有着相对密切的联系，但同时情感史又对此做出了明显的推进。心理史虽然注重人的心理活动及其成因，但其实对后者没有更为深入的考察。而情感史的研究则指出，人之从事活动，既为心理学所重视，也与生理学相关，也即人的自我，由大脑和身体两方面构成。而且这两方面，并不是分离独立的，而是密切相连的。举例而言，我们看待史家治史，以往注重的是评价他（她）写出和发表的著作，也即注重其研究的结果，而不是其从事研究的**起因**和**过程**。即使我们研究、解释其从事研究的缘由，也往往只简单指出其对学术的兴趣和热诚或者学术界的外部要求和压力等，停留在常识、表面的层面。但问题是，如果学者从事研究出自其兴趣和热诚，那么这一因素是如何形成的呢？而在研究、写作的过程中，他（她）又经历了什么心理和情感的起伏波动？这些都是情感史关注的方面。这些方面与当今学术史、思想史研究的新动向，关系紧密。譬如说自21世纪以来，史学界出现了一个"情感的转向"，那么在情感史及思想史等领域的研究中，也出现了一个称之为"施为的转向"（performative turn）。这里的"performative"是动词"perform"的形容词，而"perform"一般理解为"表演""做"或"执行"等行为。所谓"施为转向"，便是要强调在哲学层面上打破主、客观界限和形而上学传统思维的意图，因为"表演""执行"和"施为"等行动，既有行动者本人又有其行动的对象（例如表演时的观众和听众；作者、史家著书立说所面对的读者等），因此这些行动将主体与客体结合起来，两者之间无法分开、割裂。

换言之，情感史研究在近年十分流行，与史学界和整个学术界的新动向有着紧密的关联，产生了密切的互动。近代以来的西方哲学思潮，基于一个二元论的形而上学前提，譬如主观与客观、人类与自然、心灵与事物、大脑与身体、理性与感性之间的区别与对立，而战后的学术思潮，便以逐渐突破这一思维传统为主要发展趋势。福柯对疯癫的研究，尝试挑战理性和非理性之间理所当然的界限，由此而启发了身体史、感觉史、医疗史的研究。情感史的开展既与性别史、身体史、医疗史相连，同时又在这方面做出了不同的贡献。如同上述，情感史同时注重身体和大脑两方面，因为情感的生成和波动，牵涉两者。比如一个人脸红，可以是由于羞涩，也可以是由于紧张或愤怒。情感是身体反应的一种表现，但这种表现同时又与大脑活动相连，两者之间无法区别处理，而是互为因果。同样，一个人微笑——嘴角两端上翘——这一身体的动作，也同样包含多重层面。微笑可以表达一种愉悦的心情，但又无法一概而论，因为有的人由于尴尬，或者心里不安甚至不悦，也会微笑对待，当然这里的"笑"是否还能称作"微笑"，便有待别论了。事实上，情感表达与语言之间的关系，一直是情感史研究中的一个重点。

上面的两个例子既能说明情感史研究的理论基点，同时也有助显示其兴盛的多种原因，因为如果要研究人的脸红或微笑，可以采用多种的方法和不同的视角。情感史的研究的兴起，本身是跨学科交流的一个结果。比如神经医学的研究进展，便部分地刺激了情感史的研究；神经医学家会主要考察脸红和微笑与脑部活动之间的关系。受其影响，一些科学家希望能通过考察人的脸部表情来精确测出人的心理活动（如测谎仪的制作和使用），但社会学家和历史学家则往往持相反的意见，认为人的身体活动表征，虽然有先天（nature）的一面，但更多是习得（nurture）的经验，至少是双方（生理学、神经学 VS. 人类学、历史学、社会学）之间互动的产物。这个认识既挑战了近代的二元论思维，也成为当代情感史领域从业者的一个共识。

情感史的研究近年能获得长足的进步，与上述这一共识的建立有关。而情感史研究的路径和方法，又主要具有下列特征：首先，如果承认身体活动同时具有生理和社会的属性，那么学者可以就此提出许多问题作为研究的起点，如两者之间何者更为重要？是否相互影响？是否因人而异，也即是否有人类的共性还是各个文化之间会产生明显的差异？其次，通过身体动作所表现的情感，与外部环境抑或人所处的社会形成怎样的关系？比如一个人愤怒，是否可以随意发泄还是需要受到社会公德的制约，表达的时候有无性别的差异，是否会随着时间的推移而有所变化，从而展现出情感的历史性？再次，情感与语言之间也形成了多重关系：一个人情感的波动是否由于语言引起，而波动之后是否选择使用某种词语来表达，然后这些语言表述有无文化之间的差异。历史研究以过去为对象，所以情感的研究，通常需要使用语言文字记述的材料，因此如何（重新）阅读、理解史料，发现、解读相关情感的内容，也就十分必要。最后，情感史的研究又常常需要走出文字材料的束缚，因为人的情感起伏，也会由于看到一座建筑物、一处风景及一个特别的场景而起，此时无声胜有声，语言文字不但无力表达，甚至显得多余。总之，情感史在近年的兴盛，综合了当代史学发展的特征，在理论上与整个思想界的发展走向相吻合，在方法上则充分展现了跨学科的学术趋向，不但与社会科学交流互动，亦常常借助和修正了自然科学的研究成果。情感史的兴盛展现了当代历史学的一个发展前景，而其新颖多元的研究手段，也对培养和训练未来的历史从业者，提出了崭新的要求。本书系的设立，希望能为中国史学界及所有对历史有兴趣的广大读者，提供一份新鲜而独特的精神食粮。同时我们也衷心希望得到读者的积极反馈和宝贵建议，以便更好地为诸位服务！

2021年4月8日于美国费城东南郊霁光阁

致　谢

我们非常感谢，获准在书中引用以下内容：

玛格丽特·埃德森：《才智》（*Wit*）节选，copyright © 1993, 1999 by Margaret Edson，经出版商许可转载：Nick Hern Books Ltd, www.nickhernbooks.co.uk, 和 Faber & Faber, Inc, an affiliate of Farrar Straus & Giroux, LLC.

遗憾的是，我们无法找到罗伯特·维斯特兰德（Robert Wistrand）的版权所有者并与之联系。如果收到通知，我们乐于第一时间弥补。

目　录

卷首语

死者的声音就在我们周围。他们的看法已经融入我们的日常生活框架，深深扎根于我们的语言、文化、环境基础当中。大部分时间里，我们几乎注意不到它们的存在。然而有些哭喊迫使我们留心：新生儿的号啕，真正信徒的吟颂，叛逆者的怒吼。

然而，以最为哀伤恳切的调子召唤我们的声音来自疼痛的经历者。本书讲述了他或她的煎熬。本书同样关注受苦受难者身边的人，包括那些可能要为疼痛负责的、提供慰藉的，还有许许多多焦虑的目击者。

我们所有人对疼痛都很熟悉。这种体验或许难以启齿——可是我们经常感觉，**必须**这样做。痛苦是共有的。身为人类意味着什么，它深深卷入其中。或许没有谁能比诗人艾德里安娜·里奇（Adrienne Rich）更加出色地表达以上观点。在《矛盾：追踪诗歌》当中，里奇提醒我们：

> 身体的疼痛和街上的疼痛
>
> 是不一样的　　　　然而你能学到
>
> 自模糊的边缘　　　啊，喜爱清晰边缘的你
>
> 比什么都重要　　　注意模糊的边缘。[1]

换言之，她在鼓励我们潜入不熟悉的水域——潜入构成人类生活经

验的"矛盾大杂烩";潜入对其他受折磨身体的同情。

通过以承受痛苦的身体写作,里奇开启了这种可能性:和同样过着自己日子的其他人团结一致。

> 不是在[他们]选择的条件下
> 接通　　疼痛
> 铁路慢车上的乘客。[2]

那就是本书目的所在:帮助我们认可自己和别人的悲伤。这么做,我们就能锻造出更加公正而富有想象力的世界。

1 引言：什么是疼痛？

撰写这本书的过程中，彼得·梅雷·莱瑟姆（Peter Mere Latham）医师的声音反复打断我的想法。这让我惊讶：我生命里的大部分时间都在"偷听"女性和被压迫者、少数族裔和无依无靠者的声音。然而，这个声音用维多利亚时代大家长的自信语气对我陈词。莱瑟姆在法国大革命那一年出生于伦敦，享年86岁。他是伦敦最著名的医师之一，在米德尔塞克斯（Middlesex）医院工作，后来去了圣巴托罗缪（St. Bartholomew）医院，（和他父亲一样）被任命为国王御医。莱瑟姆风趣幽默，也爱训人。他偶尔会承认错误，可总是对自己的智慧充满信心。哮喘发作经常打乱他的日常生活。肖像画上，他身着长袍，额头一看就威风凛凛，目光略带困惑，露出自信的微笑：难以想象，他会疼得哭喊出声。

然而对我来说，莱瑟姆最引人注目的是他对身体痛楚的思考，他的著作出版于19世纪30年代至60年代初。和我一样，对这个看似简单的问题，他想知道答案：什么是疼痛？

这个问题比我们想象中的更难。英文名词"疼痛"包含了许多大相径庭的现象。"疼痛"是个可以贴在膝盖擦伤、头疼、幻肢和肾结石上的标签。它被用于心脏病发作和心痛。形容词"疼痛"非常宽泛，可以用来描述牙痛、疝子、阑尾爆裂、分娩。刀子或呼啦圈（就像1959年儿童当中的一场小型流行病，对它的诊断是"呼啦圈症候群"，原因是"过度玩呼啦圈"）都能导致疼痛。[1]正如莱瑟姆思忖的那样，疼痛有许多伪装。"有种**疼痛**几乎不能打断一个孩子的志得意满，"他指出，"也有种疼痛连巨人都无法承受。"这两种疼痛实际上是一样的吗，只是"程度"不同而已？他问，难道真的是这样吗——"最小的**疼痛**囊括了本质上属于最大的疼痛的一切，就像最小的物质原子分别具有和它们最大聚合物相同的性质"。日常语言当中，截然不同的疼痛经历都用一个词来表达——疼痛。然而要是我们"假设自己在床边，当疼痛发出缠扰不休的真实哭喊时，我们能听到"，疼痛经历的相似性就原形毕露了：这仅仅是语言上的欺骗。"生命与感觉之物"——即每个人跟痛苦的独特遭遇——和"除此之外世界上的一切都不同"。[2]

那么，莱瑟姆是怎样设法定义疼痛的？他有点不耐烦地声称，不管谁问"什么是**疼痛**"，正确回应都是简明地指出"他自己很清楚那是什么"，而且"无论他用什么词来定义它，都不可能知道得更多"。莱瑟姆着重强调这一点，坚持认为：

> 所有人通过自己的感知经验都能明白无误的事情，无法用语言表达得更清楚。因此，让我们简单地将**疼痛**说成**疼痛**吧。[3]

莱瑟姆对疼痛的定义——也就是我们所说的"**疼痛**"——得到了许多历史学家、人类学家、社会学家甚至临床医师的赞成。任何声称"疼痛"的人都**是**疼痛的；要是有人用"疼痛"来描述自己的经历，她就是疼痛的。出于历史分析目的，只要有人说在遭受疼痛，这种宣称就会被接受。用莱瑟姆的话来说，"遭受疼痛的事实必须始终以患者自己的表现为依据"，[4]理由是"每个人都因自己的疼痛而疼痛"。[5]当然，像莱瑟姆一样，我们可能承认"有种东西叫假装**疼痛**"，[6]然而这不会改变我们的主要定义。

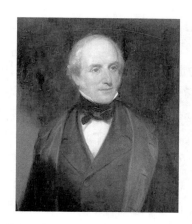

图1.1 彼得·梅雷·莱瑟姆医师肖像。圣巴托罗缪医院档案馆提供。

这种处理疼痛的方法已然收效甚多。它非常适合许多历史学家的研究方式，也完全尊重过去人们创造和重新创造生活的方式。它让对痛苦的多种（甚至互相冲突的）描述变成了可能。它不会对过去（或今天）的人应当怎样描述疼痛强加评判（不管是临床上、政治上、生活经验上，还是任何别的方式）。关于任何具体断言的真实性，它保持着礼貌的中立。关键在于，这一定义让我们能够把"疼痛之谈"的所有组成部分问题化、历史化。它让我们能够探索"疼痛"这个标签是怎样随着时间推移变化的。它坚持，"疼痛"是由许多话语建构的，包括神学、临床、心理学等。如果做得不好，它会假定"疼痛"可以从各种文本里透明地"读出来"；然而如果做得好，这种处理疼痛的方法会鼓励对过去的经历和行为开展精妙而解构性的分析。

我理解这种方法：它是文化史内部实用主义和反本质主义转向的一部分，我觉得颇有帮助。我也欣赏莱瑟姆指出它的方式，这比福柯式"社会建构主义"的流行早了一个多世纪。事实上，我之前的很多历史写作都明确地自以下前提出发：历史上，阶层、暴力、恐惧、强奸、人类

（从我的作品里举几个例子）全是在散乱无章的传统内建构的。我依然不乐意放弃这个前提。

然而，对疼痛的定义遇到了重大限制。问题的线索在于当莱瑟姆提到"疼痛"时，经常将它的首字母大写*：对他而言，疼痛就是**疼痛**。换言之，这里有个前提：疼痛是"它"，可识别的东西或概念。说句公道话，莱瑟姆意识到了这个问题。他不确信"疼痛"就是"它"，并替自己开脱称，他对"**疼痛**"的实体化（尽管他自己不会用这个词）是由实际观察驱动的。他注意到，"不管是谁，聪明还是愚蠢，只要遭受过**疼痛**，就会赋予它准物质主义"。在身体剧痛的挣扎中，哪怕最理性的哲学家都会发现"自己的感觉毫无道理可言"。"我认识不少这样的哲学家，"莱瑟姆接着说，"喜欢评价和责备**自己的疼痛**，仿佛它本身是一个实体或独立存在的个体。"所以他指出：

> 出于实际目的，我们必须经常让人们按事物的表象而非本来面目去思考和谈论[疼痛]，在哲学和常识之间达成妥协。我们必须让他们这样谈论**疼痛**。没办法的事。

莱瑟姆居高临下的语气可能令我们止步不前，他的基本观点却是合理的。遭受疼痛的人有资格说："我不知道你说的疼痛是什么意思，然而当我感觉到'它'的时候，就知道'它'。"然后继续描述他们的疼痛，仿佛它是身体里的一个独立实体（"我牙疼"）或自外部发动进攻的实体（比如说疼痛是扎人的武器、燃烧的火焰、咬人的动物）。可是，对坐下来写疼痛史的历史学家来说，假定疼痛有一个明确的本体论存在，就是将感受呈现和语言表征混为一谈。

---

* 中文译稿中用加粗表示。——译者注（本书脚注均为译者注）

至少，指出将疼痛看作一个实体的危险是有用的：它有可能使"疼痛"变成一个独立的主体。我们非常容易犯这种错误，看看20世纪关于疼痛的书里最有影响力的一本，就可以证明：伊莱恩·斯卡里（Elaine Scarry）的《疼痛的身体》（1985年）。斯卡里指出，疼痛处在语言之外，绝对私人，不可传播。事实上，在最常被援引的主张中，斯卡里甚至更进一步，坚持说：

> 身体的疼痛不仅仅抵制语言，而且积极地破坏它，让人立即恢复到语言之前的状态，学会语言之前发出声音和哭啼的状态。[7]

这是将疼痛实体化的一个极端版本。正如文学学者杰弗雷·盖尔特·哈派芬（Geoffrey Galt Harpham）的正确观察：

> ［此类主张］将它当作一种即时的、单一的身体经验，一条现实的基线，事实上它却是感觉、性格、文化环境和解释的组合，是一种涵盖身体、心灵、文化的现象。换言之，正是通过赋予疼痛一种特性、将它当作事实（残酷的事实，最初和最后的事实）而非解释，她误解了它的特性。[8]

换句话说，斯卡里掉进了陷阱：将对疼痛的隐喻性构想方式（疼痛咬人和扎人，它支配和征服，它是让人惊骇的）当作对真正存在的实体的描述。当然，疼痛经常被隐喻性地对待，而且变成人体内部的独立实体，可是斯卡里将这些隐喻都照字面解释了。被赋予能动性的是"疼痛"，而非忍受疼痛的人。这是一种本体论谬误。

正如我接下来要讨论的，通过将疼痛想成一种"事件类型"，我们可以避免掉进莱瑟姆和斯卡里的本体论陷阱。疼痛事件永远属于个人生活，是他生命故事的一部分。

疼痛作为"事件类型"

我说疼痛是一个**事件**,这是什么意思?通过将疼痛指定为一种"事件类型"(我一会儿就解释"事件类型"是什么意思),我说的是,它是我们经常体验和见证的那些反复出现的事件之一,参与了"自我"和"他者"意识的建构。如果一个事件被声称有这种感知的人认定为"疼痛",那么它就被称为"疼痛"。"处于疼痛当中"需要个人赋予这种特定"类型"的存在以意义。我用的是"意义"这个词,并不指"重要性"(疼痛可能是短暂的针刺),而是指"意识到"(它是肚子**疼**,并非午饭前肚子咕咕叫)。疼痛从不是中性的或客观的(就连那些接受过脑白质切除术,因此对疼痛缺乏情感焦虑的人,照样会察觉到他们称之为疼痛的东西在身体上留下的印记)。换句话说,疼痛事件具有哲学家保罗·利科(Paul Ricoeur)所说的"属我性(mine-ness)"(尽管是在不同的背景下)。[9]以这种方式,通过命名的过程,一个人**成为**或让他自己成为忍受疼痛的人。

我前面说过,个人需要命名疼痛——他需要将它认定成独特事件,才能给它贴上"疼痛事件"的标签。然而,人们怎样知道该将什么命名为疼痛?要是我们用来形容感觉的词是私人的或主观的,那么我们怎样知道该如何识别它们?我们怎样给某一种感觉贴上"疼痛"的标签,而不是另一种?

近年来,探索感觉的学者们转向了哲学家路德维希·维特根斯坦(Ludwig Wittgenstein)的观点。在《哲学研究》里,维特根斯坦将注意力转移到这个问题上:是否存在私人语言之类的东西。"词语怎样**指代**感觉?"他问。和莱瑟姆一样,他承认,人们每天都在谈论自己的感觉。正如维特根斯坦所言,"我们难道不是每天都在谈论感觉,而且给它们命名"，那么为何要大惊小怪？简单来说，他继续道：

> 名称跟事物之间的联系是怎样建立起来的？这个问题相当于：一个人怎样学习感觉名称的含义？例如"疼痛"这个词。

维特根斯坦不满于那些哲学家假定的牢固不变的理论，他谦逊地提出了"一种可能性"：

> 词语同原始、自然的感觉表达联系在一起，而且被用来代替它们。一个孩子弄伤了自己，他哭了；然后大人跟他说话，教他感叹词，随后是句子。他们教了这个孩子新的疼痛行为（pain-behavior）。

他想象一位对话者会打断他，问："那么你是说，'疼痛'这个词的真正意思是哭泣？""恰恰相反，"维特根斯坦接着说，"对疼痛的语言表达代替了哭泣，没有描述它。"[10]

想象一下，他思忖道，在这样一个世界里，没有外在的感觉表达，比如没有人哭泣或做鬼脸。别人怎样知道他处于疼痛中呢？这个人可能每体验一次特殊的感觉，就在日记里潦草地写下一个"S"。然而他怎样知道，自己每一次体验的感觉都相同呢？别人又怎样知道，"S"意味着什么？这个日记作者并没有判断标准，自己何时体验了"S"，何时又体验了"T"。为了有意义，维特根斯坦总结道，像"疼痛"这样表示感觉状态的词必须是主体间的，所以能够被习得。换句话说，"疼痛事件"的命名绝不会是全然私人的。虽说疼痛通常被看作一种主观现象——它具有"属我性"，"命名"却出现在公共领域。

维特根斯坦显然喜欢想象别的世界。在另一个场合，他发明了这样的世界：每人都有个盒子，里面装着只甲虫。然而，谁都不允许窥视别人的盒子。由于大家只有通过看自己的盒子，才能知道甲虫是什么，所以每人都认为"甲虫"指的是完全不同的实体，这完全合理。事实上，"盒子里的甲虫"可能经常变化。盒子甚至可能是空的。然而要是人人都相信自己拥有"盒子里的甲虫"，那么"甲虫"这个词在交流中就是管用的。换句话说，在语言方面，盒子里的"实际内容"其实并不重要。重要的是，就公共体验而言，"盒子里的甲虫"扮演着怎样的角色。

现在将"甲虫"这个词换成"疼痛"：我无法直接访问你的主观意识，这无所谓，只要我们有共同的语言，去讨论各种"疼痛"。维特根斯坦的语言游戏将注意力吸引到一种处理疼痛的路径上，它可能对历史学家非常有用。正如他简明扼要地指出的那样："心理语言之所以意义深远，不是由于它能够揭示、标记或描述心理状态，而是由于它在社会互动当中的功能。"[11] 那么对历史学家来说，重要的是质询生活在遥远"过去"的人们所玩的不同语言游戏，以便让我们能够对人们包装"盒子里的甲虫"的各种独特方式作出有理有据的猜测。

我相信，将痛苦概念化为一个事件且通过语言公之于众是有助益的，稍后我将给出理由。然而我探讨疼痛的方法也表明，疼痛是一种"事件**类型**"。我的意思是，用状语（副词）来理解疼痛事件是有帮助的。例如，说"我感觉到一把尖锐的刀子"和"我感觉到尖锐的疼痛"是有区别的。第一种情况下，刀子是语言学家所说的"外来宾格（alien accusative）"（即刀子指这句话的宾语）；而第二种情况下，疼痛是"固有宾格"（它修饰动词"感觉"，而非本身就是感知对象）。正如哲学家盖伊·道格拉斯（Guy Douglas）所言，第一句话里，我们"描述的是刀子，**而非**它带来的感觉；说**疼痛是尖锐的**时，我们描述的却是感觉"，也就是说，一种类似于被尖锐物体划伤的感知。换言之，说"我感觉到尖锐的疼痛"时，我们是在修饰动词，而非名词。

另一种表达方式是，疼痛描述的是我们体验某种事物的**方式**，而非经历了**什么**。它是一种感觉方式。例如，我们说牙疼，然而"疼"实际上不是牙齿的属性，而是我们体验或感知牙齿的方式（这类似于说，番茄是红的："红"不是番茄的属性，而是我们感知番茄的方式）。用道格拉斯的话来说，"感觉性质是我们感知物体方式（而非物体本身）的属性"。疼痛"不是某人感觉到的东西或物体，而是感知这个东西或物体的滋味"。关键在于，疼痛不是天然感觉的固有特质，而是一种感知体验的方式。[12]疼痛是感知模式：疼痛不是创伤或有害刺激本身，而是我们**评估**创伤或刺激的方式。疼痛是存在于这个世界上的一种方式，或者命名事件的一种方式。

那么，历史学问题就变成了：人们是怎样**应对**疼痛的，疼痛行为争取完成的意识形态工作是怎样的？这些事件类型是通过什么机制改变的？作为事件类型，疼痛是一种活动。人们以不同方式**应对**疼痛。疼痛是在相关环境背景当中实践的，不存在脱离情境的疼痛事件。毕竟，所谓"有害刺激"引起的尖叫可能会是剧痛的（体罚），也可能会是充满乐趣的（受虐狂）。组织损伤的严重程度和所遭受痛苦的多少并非必然成比例，原因在于，大相径庭的种种现象——战斗热情、工作满意度、配偶关系、止痛药的颜色——都能决定感受到的疼痛程度。期望值会影响一个人是感到"疼痛"，还是仅仅觉得"有压力"。[13]人们可以不费吹灰之力地用同一个词"疼痛"来指代打流感疫苗和眼性偏头痛。*

虽然我们自出生起就都被纳入疼痛文化，处于疼痛当中却绝非静态或单一的，这就是为什么它需要历史。人们能够而且经常挑战主流的疼痛概念。的确，关于疼痛的创造力相当惊人，某些疼痛中的人利用它进

---

* 眼性偏头痛指由于眼部疾病刺激和损害了支配眼部的神经末梢而引起的偏头痛，又称眼源性头痛。

行语言游戏、环境交流、身体表演（包括姿态）。当然，就像我们在这本书里会看到的，对疼痛的最主流"行为"是将它物化成一个实体——赋予它自主性，独立于对疼痛的行为者之外。因此，提出这些疑问变得相当重要：是谁决定了任何独一无二、历史上特定、处于某个地理位置的本体论内容？有什么被排除在这些权力行为以外？

本书的大部分内容都让"人们按照事物看起来的样子去思考和谈论它们"，正如莱瑟姆所表达的：将疼痛想象成一个"它"，或者需要倾听、遵从、与之战斗的实体。然而，处于疼痛当中的方式牵涉一系列主体，沉浸在同别的身体、环境、语言过程的复杂关系中。要是说莱瑟姆会完全赞成我的观点，就太虚伪了，可我愿意想象，当他精明地讲出这几句话时，他是在表明这样一种立场：

> 疼痛本身是生活的一部分，只能通过它对生活的影响、在生活中的功能来检验。不管它是小是大（打个比方）、程度如何，我们必须看看它对生活的影响、在生活中的功能。[14]

翻译成我自己的语言游戏，疼痛总是一种"处于疼痛当中"的状态，只能通过它扰乱和警示，验证和培养现实世界里人的"存在状态"的方式，才能理解它。

"简单地将疼痛说成疼痛"

采用基于事件的方法来处理疼痛，有不少优势。首先，我们不必放弃莱瑟姆的主要劝告："简单地将疼痛说成疼痛。"换言之，过去人们说什么是疼痛的，它就是疼痛。我们不需要让"疼痛"的某一特定历史意义凌驾于其他之上。

这相当重要，因为哪怕草率地翻查历史记录，也会发现若干对疼痛的科学、医学、哲学、神学定义，范围之大让人头疼。1882年，弗里德里希·尼采（Friedrich Nietzsche）有句名言，"我给自己的疼痛取了个名字"，它叫"狗"。

> 疼痛和任何别的狗一样忠实，一样冒失而不要脸，一样有趣，一样聪明。我可以责骂它，在它身上发泄坏心情，就跟别人对他们的狗、仆人、妻子一样。[15]

这是个恰如其分的比喻，虽说对非比喻的狗、仆人、妻子算得上侮辱。然而，如果疼痛是狗，那么它就是体型巨大的野兽。尼采好像采用了功能主义的界定：被他称作"狗"的疼痛，是通过在这名伟大哲学家生活当中的功能来定义的。这种将疼痛概念化的方式已然激增。若干世纪以来，神学家认为，疼痛是一种来自更高存在的公开惩罚；19世纪的进化论者宣称，它是一种保护有机体的机制；自19世纪末起，许多临床医师完全抹消了疼痛的内在含义，让它仅仅是其他事物（一种疾病）的迹象或症状。自20世纪末起，借助脑成像技术，人们的主观疼痛可以被完全根除，疼痛变形了，不过是"大脑状态的一种改变，功能联系遭到修改，有些组件出现退化"。[16]

其他人则用不同的手术刀剖析疼痛。科学家与医师以无数种方法，力图还原疼痛的本质。疼痛是丝状物和"动物精神"*对有害刺激的反应吗，就像勒内·笛卡尔（René Descartes）及其门徒自17世纪起相信的那样？[17]它是"兴奋性过高"或者"缺乏足够兴奋性"导致的吗，就

---

* 笛卡尔提出，一切肌肉运动以及一切感觉，都依赖于神经（类似丝状物或者小管的东西），它们都发端于大脑，因此像大脑一样包含着某种精微的气息，即所谓的"动物精神"（接近现代科学当中所说的本能）。

像《体质衰弱学》（1801年）的作者声称的那样？[18] 或者这种说法更准确，就像《全新完整美国百科全书》（1810年）会让我们相信的那样，疼痛是"由那些［感觉］器官导致的灵魂情绪"？[19] 也许疼痛更接近"一种情感"，正如60年后《钱伯斯百科全书》的断言。[20] 与之相反，在"有阈值，是局部的，指向一种刺激"的意义上，疼痛是种感觉吗？[21] 19世纪30年代，英格兰的查尔斯·贝尔（Charles Bell）爵士和法国的弗朗索瓦·马让迪（François Magendie）重点关注疼痛的生物学性质，而这项研究是在脊髓背根（贝尔）、腹根（马让迪）运动和感觉功能的背景下开展的。* 约翰内斯·缪勒（Johannes Müller）、约翰·阿伯克龙比（John Abercrombie）、理查德·布莱特（Richard Bright）、冯·弗雷（Von Frey）和戈德施耐德（Goldschneider）将疼痛缩减到神经层面上，就下面这点存在激烈分歧——到底是特异性理论（身体有一个单独的感官系统，来察知疼痛）还是模式理论（疼痛的受体同其他感官共享，例如触觉）最能描述疼痛的生理机能。[22]

最近，神经科学已经将疼痛转化为大脑中的某种神经活动。疼痛是大脑对有害刺激的反应，或者更准确地说，它是大脑特定区域对伤害感受（或者有害刺激）的反应。因此，"疼痛"可以通过fMRI（功能性磁共振成像）脑部扫描显示出来。这种极端的简化论将一毫秒的大脑活动定义为疼痛——疼痛中的人自己无法将这一毫秒确定为痛苦的开始或结束。这种观点引发了一个有趣的笑话：神经科医师胃疼时会发生什么？他约了位消化科医师，后者问他："哪里疼？"神经科医师回答道："当然是我脑袋里！"[23]

不可否认，我很想通过采用当前对疼痛最主流的临床定义，来驯服

---

* "贝尔–马让迪二氏定律"的内容是，动物的脊神经由背根（又叫后根）和腹根（又叫前根）组成，后根传导感觉，前根传导运动冲动。

这头违背定义的野兽（"什么是疼痛?"）。1976—1977年,国际疼痛研究协会（IASP）召集了各类疼痛专家（包括神经学、神经外科、精神病学、心理学、神经生理学、牙科学、麻醉专家——唉, 没有历史学家）,来对"什么是疼痛"这个问题作出最终裁决。他们的定义是目前疼痛研究领域引用最多的。IASP得出结论, 疼痛是"一种同实际或潜在组织损伤相关的、或用这种损伤来描述的不愉快感官和情绪体验"。以

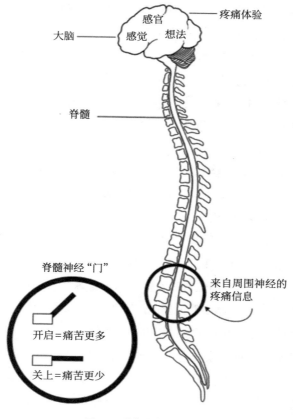

图1.2 "疼痛门控理论"。

上定义直接源自1965年发明的"疼痛门控理论"，它在脊髓灰质后角引入了"门控机制"这一想法，让修改对疼痛的感知变成了可能。至关重要的是，"门控理论"和因此而生的IASP的定义坚持认为，感官、认知、情感和动机过程会影响人们的疼痛体验。所以，这一定义非常灵活，打开了社会、心理和生理探索的大门。对历史学家来说这着实非常有用。

同IASP定义相一致，我将会强调"处于疼痛当中"的感官、认知、情感和动机——还有时间——方面。然而，有必要提醒大家几句。我同意大多数历史学家的观点：将20世纪末和21世纪初对疼痛的理解叠加到更早的时期是成问题的。同样让人不安的是，如果采用IASP的定义，就意味着在这场旷日持久的棘手争论——关于"两种疼痛的迷思"，[24] 即情感疼痛与躯体疼痛中选择特定立场。尽管IASP的定义似乎站在那些试图破坏情感和生理之间区别的人一边，但事实并非如此。它只是简单地指出，两者全是正当的"疼痛"（要是有人用组织损伤来描述他的情感疼痛，这就可以被说是"疼痛的"）。笛卡尔哲学对心灵和身体的区分照样存在，并且给医师、精神病学家、心理学家、制药工业、今天的慢性疼痛患者做了大量意识形态工作。

相反，就任何这些哲学同科学定义的"真值"而言，我对疼痛作为"事件类型"的定义保持中立。相反，它提出疑问：任何独一无二、历史上特定的、处于某个地理位置的本体论**内容**告诉我们，哲学家、科学家、医师是怎样设法给疼痛事件分类的。"疼痛作为事件"让我们能够免于通过单个例子，将抽象的疼痛具体化。它承认这个事实：疼痛的本体论从来就不稳定。正如科学史家不厌其烦重复的那样，科学实践是社会行动。换句话说，识别疼痛的特征不光需要历史学家，还需要哲学家、科学家、临床医师的努力。我们发明，而非发现痛苦。这种变化无常令莱瑟姆觉得遗憾。他一生中投入了大量时间写关于发烧的文章，不料竟看到基本前提（他的研究就建立在这上面）"被摧毁了……像是一个人的脚摧毁了蚁丘，驱散了里面的居民，一下子把它的全部辛劳、本能智慧、累累硕果都毁掉了"。[25]莱瑟姆指的是科学，然而历史也是如此。容我再具体一些说，当我们捉住某个历史上特定的疼痛定义时，"历史之手"必然会将它拂走。

"处于疼痛中"作为一种复杂现象

如果说，把疼痛当作"事件类型"的第一个优势在于，就历史而言它是灵活的，那么第二个优势在于，就历史而言它是复杂的。"处于疼痛中"是多面的感官、认知、情感、动机和时间现象。请注意，我这里指的并不是脊髓灰质后角的任何门控机制——尽管在探索1965年以后的科学世界时，我没准会这么说。恰恰相反，我要表达的观点直截了当得多：人们通过整个生活经历的"棱镜"来感知疼痛，包括感官生理机能、情绪状态、认知信念，以及在不同社区里的关系定位。

因此，我的定义对任何这样的表述都持怀疑态度：声称疼痛仅仅是对有害刺激的感官反应，或者用之前的话来说，尼采的"疼痛之狗"只会对世界作出**反应**，而非**回应**它（许多哲学家坚信，这是动物和人类的区别所在）。[26]就将疼痛当作感觉而言，最具影响力的概念是勒内·笛卡尔提出的。在他著名的疼痛机制图像里，快速移动的火焰微粒顺着脚部的神经纤维冲向大脑，激活"动物精神"，随后沿着神经返回，让脚自火焰边挪开。在这一模式当中，人体是个机械装置，其工作原理"就像拉绳子一端，同时会弄响挂在另一端的铃"。[27]虽然痛觉冲动和内啡肽已经取代了丝状物和"动物精神"，但笛卡尔关于疼痛的基本机械模式却始终主导着科学与"民间"对疼痛的信条，直到20世纪中叶。在这样的模式当中，负面刺激的强度和生理创伤的程度之间存在直接关系。**损伤**

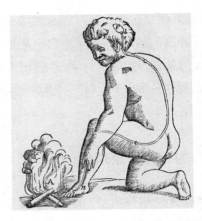

图1.3　笛卡尔对疼痛的概念化，引自René Descartes, *Traité de l'homme* (Paris: Claude Clerselier, 1664), 27，惠康收藏馆（Wellcome Collection），M0014440。

或有害刺激的程度会影响**疼痛程度**。

　　将疼痛当作感觉的问题在于，显然不是某人"感觉到"有害刺激，随后情感、认知、动机过程就会"启动"来对事件作出回应和诠释。神经生物学家霍华德·菲尔茨（Howard Fields）承认，"神经活动的意义在于大脑以外"。

　　　　［大脑活动］在它是身体状态、外部世界或潜在行为的表征时，才能够被理解，也就是说有意义。正如通过研究纸张和墨水的化学组成来分析一本书是毫无意义的，对大脑活动的简化论分析——将它拆开，分析其核酸、酶、受体、离子通道——也不能解释大脑活动实现了什么。有意义的神经科学需要这样的实验：研究身体在世界当中游走或人们描述自己经历时的大脑活动。[28]

　　还有些具体案例表明，"将疼痛当作感觉"这种路径并无助益。正如我在第 7 章里要探讨的，对战争中的伤员进行的研究证明，损伤的严重程度跟痛楚程度并没有直接联系，甚至最严重的伤口也可能没有"感觉"。这显然不是战争所独有的，我们经常可以观察到这一现象，比如在极限运动中。然而在战争时期，创伤和"感觉疼痛"的差异规模之大、体验过这种不协调的人数之多，都让人震惊。

同样，某人可以坚持主张，应当给特定行为贴上"疼痛事件"的标签，尽管不存在目击者所认为的典型疼痛。正如慢性疼痛患者一再承认的那样，人们可以遭受痛苦，却毫发无伤。许多慢性疼痛并非有害刺激的结果，人们有时会报告说，轻柔振动甚至抚摸引起了剧痛。他们的遭遇理应得到关注。

另一些人可能会承受疼痛，却没有"感觉疼痛"的肢体，就像幻肢感觉。人们可以在"感觉"不到疼痛的情况下注意到它，大脑情感中枢（位于前扣带皮层和岛叶皮层）受到影响、大脑感觉中枢（位于躯体感觉皮层）却没有时就是如此。[29] 某人可能处于不言而喻的"剧痛"当中，却保持冷静。正如哲学家埃德蒙·伯克（Edmund Burke）所言，托马索·康帕内拉（Tommaso Campanella）* 在刑架上遭到折磨时，他"能将注意力自躯体的任何痛楚上抽离，因此可以在不吃太多苦头的情况下忍受刑架本身"。他继续说，就连我们当中那些经历过比酷刑"更轻的疼痛"的人也认识到，光靠"将注意力搁在任何别的事物上"就可能让疼痛"暂停"。[30] 伯克正确地得出结论："我们的心灵和躯体是那样紧密相连，某一处的痛苦或欢乐都离不开另一处。"[31] 事实上，在某些宗教传统当中，人死后照样能感觉疼痛。[32] "处于疼痛中"是多面的：态度、动机、信仰体系、认知都有助于制造或表达事件。

---

* 托马索·康帕内拉（1568—1639），意大利空想社会主义者、哲学家、作家，著有《太阳城》一书，描绘了不存在剥削、人人劳动的新型理想社会，影响深远。他被定为"异端"，反复受到宗教裁判所的残酷刑讯，在囚禁中度过了三十多年。

我并不否认疼痛感官特性的重要性——说到底，疼痛就是"哪里疼"。然而，这种观点本身就太狭隘了。它甚至无助于解释我们归到"疼痛"这单一标签下的大量不同感知。疼痛可以是头疼或心痛。我们怎样区分贴上标签的"疼痛"，跟所谓的"恶心"和"刺痒"？换言之，当我们说某事是"痛苦的"，我们对感知的反应可能比对"事件"的回应更少。这正是为什么伊万·巴甫洛夫（Ivan Pavlov）能把狗训练成在接受痛苦的电击时表现出兴奋和快乐——将电击同喂食联系起来就行。这也正是为什么接受过脑白质切除术的人照样可以声称感到疼痛（而且区分其严重程度），对这种感知却全无兴趣、漠不关心。"处于疼痛中"这个事件是可评估的。在状语意义上，它同个体有关。重复一下道格拉斯的口头禅，疼痛"不是某人感觉到的东西或物体，而是感知这个东西或物体的滋味"。[33]疼痛可能被渲染得举足轻重，因为它让人不快，然而就跟任何热忱的圣人或（实际上）热心的施虐狂会告诉你的那样，没有哪种现象学状态本身是"坏的"。再一次，这并不是否认感觉可能相当重要，然而它们只讲述了故事的一部分，在许多情况下还是微不足道的一部分。

另一种证明这点的方法是，认为疼痛只存在于评估它的过程之中。它具有"属我性"特征。处于疼痛中不是**意外事件**（happening）——也就是说，并非独立于环境或"来自外部"、对人造成冲击的东西。它是一个事件，因为人们在感官、认知、动机方面积极参与构建。通过把疼痛想象成"事件类型"，我们能够将疼痛情境和疼痛经历拆开：处于疼痛情境当中，却不觉得疼痛，是可能的；反过来，不处于疼痛情境当中，也能够感觉到疼痛。这并不是否认，感染埃博拉病毒会让你头疼不已。可许多疼痛并非身体损伤引起的。而且，并非所有被认为疼痛的情境或刺激都是这样体验的。并非所有"行为"都是"事件"。

疼痛的事件性也指向这个事实：个体对自己所认定的疼痛事件

的感知，也会受到环境交互的深远影响。不同的情绪反应附着在疼痛事件上——只需要想想，分娩疼痛和癌症或慢性疼痛的不同情感和感官维度。[34]根据其他对象和人的存在，疼痛事件可以引发痛苦（同拷问者面对面）、害怕或恐慌（撞破汽车挡风玻璃）、预期或惊讶（被刀子捅或心脏病发作的瞬间）。它同样可以引发宣泄（自残）或激起快乐（用19世纪90年代末一名承受疼痛者的话来说，"我最近濒临死亡，［而且］比之前任何时候都幸福快乐"）。[35]极度疼痛可能是骄傲的源泉，就像18世纪时的痛风。[36]对分娩当中和之后的女性来说，骄傲这种情感并不少见。其中一位说："我始终在想，'忍耐到底。忍耐到底'。我做到了，真的为自己骄傲。"[37]另一位表示："我姊妹说，'要是你有了宝宝，就总会觉得自己像个超级英雄'，我同意！我干得比想象中还要漂亮！"[38]换言之，根据赋予疼痛的意义，对它的**感觉**可能不同。

此外，人们并不是将自己的疼痛理解成封闭、孤立、个人的身体，而是同别的身体、社会环境互动。认知相当重要。疼痛中的人设想这个事件是被激怒的神灵强加给自己的，是由于体液涨落失衡，是对一生"坏习惯"的惩罚，还是细菌入侵的结果，疼痛就会不一样。这正是为什么，就人们谈论和表现疼痛的方式之间的关系而言，最有用的研究是在"它自然栖居的混乱真实世界"里开展的，而非科学家的实验室。[39]20世纪50年代，疼痛研究专家亨利·比彻（Henry Beecher）指出了这一点，在他看来，实验（实验室）和病理（临床）疼痛之间的定性和定量差异如此之大，以至于"对其中一类的研究很少能适用于另一类"。[40]语言和身体不能自文化背景中抽离。身体不仅仅是感官指示器。例如，它不是简单地**注意到**搏动的感觉，而是会同时**评估**，这是不愉快的，引起恐惧、愤怒或者性愉悦的。身体从来不是纯粹的躯体：它形塑于社会、认知及隐喻的世界。

疼痛事件作为文化

本讨论预见了将疼痛概念化为"事件类型"的第三个优势。我前面已经指出，疼痛在历史上是灵活的，也是复杂的。这就是为什么近年来写出了那么多关于疼痛的迷人**历史**。[41]现代疼痛史里，最好的两本书是露西·本丁（Lucy Bending）的《19世纪晚期英国文化当中身体疼痛的表现》（2000年）和哈维尔·莫斯科索（Javier Moscoso）的《疼痛：一部文化史》（2012年）。[42]它们都是关于痛苦的社会史和文学史的成熟研究。

以上著述和我自己的工作表明，疼痛本身也是社会性的。不存在所谓的私人疼痛事件（这是维特根斯坦的观点）。自出生那一刻起，婴儿就被纳入了疼痛文化。18世纪60年代的婴儿通过身体内部跟外部世界之间的接触面学到的认知、情感和感官意义，跟20世纪60年代的婴儿截然不同。一旦被教导什么构成了疼痛事件，通过语言、面部表情、姿态传达的微妙信息就会告诉疼痛中的人，他们注意到疼痛时该怎样回应。（在第6章里，我会更加详细地讨论这类交际行为）这类交际行为是规范性的。它们不光记录了处于疼痛当中的人们对自身痛苦的各种回应，还涵盖了关于人们**应当**怎样行动的隐含指令。疼痛中的人们设法遵循上述指令，原因有很多，包括非自反性的那些（这可能尤其适用于谈论疼痛的比喻方式，自婴儿期起它们就内化了，或者深深嵌入语言）。更加重要的是，正确地遵循备受推崇的剧本，最有可能在药物、护理和同情方面引起合宜的回应。它同样可能增加一个人对死后乐观处境的信心，正如见证者会一次次回到对逝者"坚忍的痛苦"和"善终"的叙述。毫不奇怪，表达痛苦时预期的社会规范因疼痛者的性别、阶层、职业、年龄而异。随着时间推移，处于疼痛中的那些人创造性地表演疼痛，所以它们发生了巨大的变化。

借助这种方式，疼痛可以被看作后天习得的诠释。颇具影响力的疼痛心理学家罗纳德·梅尔扎克（Ronald Melzack）在20世纪70年代发现，事实证明，自出生起就与世隔绝、免于一切正常环境刺激（包括疼痛）的苏格兰狗成年以后，面对火焰或针刺，无法"正常"识别和作出反应。[43]它们只是没"学到"疼痛意味着什么。

当然，不需要狗（无论是梅尔扎克式的还是尼采式的）来告诉我们，疼痛是一种社会行为。疼痛中的人体具备深刻的联系和交流。就连模仿在别人那里目睹的疼痛时的面部表情或姿态，都能激起自我的感觉。用埃德蒙·伯克的话来说：

> 模仿生气、平静、受惊或勇敢者的表情和姿态时，我不由自主地发现，心思转向了那种激情——我正尽力模仿它的样子。[44]

如今，研究情绪的学者如保罗·埃克曼（Paul Ekman）也提出了类似的看法。[45]在第8章里，我会更加详细地讨论这点：一个人的疼痛可以被另一个人"捕捉"。当然，随着时间推移，关于这一过程精确机制的解释已经发生了显著变化，18世纪晚期的苏格兰医师指向"交感神经系统"，21世纪的神经学家转而研究大脑中的"镜像神经元"。疼痛可以是一种传染病，这个基本论点在歇斯底里表现和精神分析移情当中也能观察到，在关于形形色色现象——催眠术、安慰剂、心身失调、产翁（指孕妇的男性伴侣确确实实经历了怀孕和/或分娩疼痛）——的争论中，它处于核心。社会存在于我们的血液里，换言之，生理学身体是社会同政治意义的活跃宝库。疼痛当中的人们用"我受伤了！"的哭喊寻求的不光是传达信息，还有鼓励和合作。它一直是种公共实践。

作为一种公共"事件类型"，它是政治实践。我已经强调了自己的观点：疼痛并非"偶发事件"，而是事件，也就是说，被命名者认定为意义重大的活动。它是可评估的、基于人际关系的。因此，权力政治将它渗透了一遍又一遍。慢性和急性疼痛都可能是经济剥夺（危险的工作、缺乏医疗保险、贫困地区的药店并未储备最有效的镇痛剂）的**结果**，也可能是贫困的**原因**。性别政治附着在疼痛事件上：例如，年轻男孩受到的教导是，要承认和年轻女孩不同的"疼痛"。疼痛存在层级：急性疼痛高于慢性煎熬，身体上的疼痛胜过情感上的。所以，同情经济的分配并不平均。疼痛的政治甚至在语言本身的结构中根深蒂固。例如在英语里，人们受到的教导是，将胃里的一种特殊感觉称作"饥饿"而非"疼痛"。这对人际关系有影响，原因是饥饿者（例如在海地）所要求的同情心通常比"疼痛"者要少。注意到这种命名在语言上是地方性的，就能引发其政治性。毕竟在很多语言里，形容生理和心理疼痛的词是一样的。在本书里我们将会看到，疼痛的政治经常被嘲笑（例如梅毒患者）、否认（无法说话的婴儿和动物）、掩盖（穷人日常体验的疼痛被归因于细菌，而非生活不公平）。

借助强调疼痛事件的内在政治性质，我们受到鼓舞，去探索疼痛事件的政治架构，或者用福柯的术语——装置（dispositif）。也就是说，支撑着跟疼痛有关的知识和行为的话语、制度、法律，还有医学、科学、历史学、哲学结构。它同样承认，人们不会被这种**决定性**迷惑：尽管我们都出生在不是由自己创造的世界里，我们却抗拒这些世界，而且能够创造性地重塑疼痛事件，其方式甚至会让那些世界的创造者大吃一惊。

疼痛的身体

社会也附着于生理学肉体本身。这是把疼痛设想成"命名事件的一种方式"的第四个优势。"命名"行为会影响身体的回应。它是另一种表述——疼痛中的身体不光是等待社会铭刻的实体（正如"身体作为文本"这个隐喻所暗示的），而且是活跃的媒介，可以创造疼痛事件，反过来也可以被疼痛事件所创造。例如，反复讲述某种疼痛的特定命名方式，会影响生理学肉体。形象语言可以揭示个体的自主觉醒、心血管反应和感觉运动行为。或者，借用另一种生理学（18世纪及之前常见的体液医学）的语言，隐喻可以影响血液是冻结还是自身体发炎、肿胀的血管里涌出；它们管理着黏液、黑胆汁、黄胆汁的消长和流动。命名可以指导身体怎样作出回应。

"逆向投射"的概念——亦即将在社会内部循环的疼痛命名方式映射回肉体的途径——至关重要。用人类学家迈克尔·基梅尔（Michael Kimmel）在《文化化身的性质》（2008年）一文中的话来说，"逆向投射"是隐喻、身体意象和符号"在身体内部被感受到"的过程。换言之，当一系列关于疼痛的形象语言或概念自婴儿期起一次次重复，它们就会内化到个人的身体里。[46]基梅尔举了个例子：孩子在严格的家庭里长大，父母总是告诉他"要有骨气""昂着头""振作起来"。久而久之，孩子"会将文化上合宜的身体感受内化"。通过"逆向投射"，"文化隐喻的意象"融合到"个人的身体里，从而让大家感受到内在话语的力量"。[47]

因此，形象语言有助于构成疼痛事件。以托马斯·史密斯（Thomas Smyth）1914年出版的自传为例，他编辑的说法如下：

> 有一次，天黑了，狂风暴雨，他极度痛苦地扭动着全身，摆出反抗的姿态，敲着拐杖强调他的话，声音在室内回荡，他坚定地站了起来，宣称"再也忍不下去了"……几小时的体育锻炼以后，他回来了，意气昂扬地喊道："我告诉过你了。任何人都能制服疼痛，只要有意愿这么做。"[48]

这么一来，身体、语言、文化模式相互作用，建立了动态关系：一方的任何变化都会影响到其他方面。

在本书中，我们会看到许多这种现象的例子。当一系列关于疼痛的形象语言或概念自婴儿期起一次次重复时，它们就真真切切地注入了个人体内。[49]对比一下：1779年，饱受折磨的约翰·威廉·德·拉·弗莱谢尔（John William de la Flechere）在神圣戏剧里忠实地遵照剧本，"躺在十字架下，甘心受罚，希望在今生或来世处境更好，因此感到欢欣"；[50]还有虔诚的蕾切尔·贝茨（Rachel Betts），她相当年轻，在19世纪30年代去世，赞美自己"越来越深地沉浸在基督当中"，喊道"**愿您的意旨成全！**"20世纪50年代的癌症患者则披甲戴盔，准备同险恶的敌人作战。借助"逆向投射"，受苦受难者将"文化隐喻的意象注入"身体，从而感觉到"内在话语的力量"。[51]

最后，疼痛作为一种"事件类型"的模式是好用的，因为它打破了"身体"和"心灵"（或者生理疼痛和精神煎熬）之间的二分法。正如莱瑟姆的表述："我们身体的重要功能和我们头脑中的智识才能类似。"尽管它们看起来可以拆分（而且不像我，莱瑟姆相信，虽说要"混合运作"，头脑和身体却拥有"独立的本质"），然而记忆、想象、理性"除非连成一体，否则也许就无法运作"。[52]换言之，疼痛并非独立于其他自我实践而存在的什么东西。认知、感觉、情感、评估、感官组成部分都紧密地交织在一起。1949年，在伦敦圣巴托罗缪医院（125年前，莱瑟姆就是那里的学者）工作的一名医师简洁地说，他观察到"在现象学和语义学上，精神和身体疼痛联系得如此紧密，以至于差不多可以证明是一样的"。[53]

身体同心灵无法分割的交缠，隐含在我到目前为止讨论的内容当中。仅靠大脑成像就可以证明。最近的研究表明，情绪痛苦也会激活处理身体疼痛的大脑中枢。例如，加州大学洛杉矶分校的科学家娜奥米·艾森伯格（Naomi Eisenberger）运用fMRI监测玩视频投球游戏的人，发现个体被排除在虚拟游戏以外时，他们感受到的痛苦跟前扣带皮层血流量的增加密切相关。在身体疼痛（如被针刺伤）时，这个大脑中枢就会被激活。此外，参与者越因被排除而痛苦，上述情感疼痛中枢就越活跃。[54]这就不奇怪了：让心理上不适的患者服用对乙酰氨基酚等止痛药物，有助于缓解疼痛。[55]虽说我们通常会将情感和身体上的疼痛区分开来，可是不应当这样做。

最后，就像我前面提到的，本书试图探索历史上不稳定的疼痛实践是如何由社会和环境互动、身体举动、语言体系三个元过程建构和重构的。这些术语是复杂现象的简略表达方式。它们不是离散的实体：都存在于跟另两个的关系当中，每一个的调整都不可避免地会改变另两个。此外，这些过程总是处于复杂而密集的相互作用当中。语言参与了同生理学肉体跟社会环境的对话。文化互动并非简单地将文本"铭刻"在自然的、前社会的身体上，而是在创造生理学肉体跟语言体系时协作。而且这些身体不光是等待社会铭刻的实体（正如"身体作为文本"这个隐喻所暗示的），而是活跃的主体，可以创造社会世界，反过来也可以被社会世界所创造。

疼痛为什么重要？

在我看来，重点关注**缓解**而非**表达**疼痛，这太狭隘了。诚然，追踪关于**缓解**疼痛的"书面记录"，要比搜寻饱受折磨的身体留下的叙述（更加支离破碎，经常让人一头雾水）简单得多。医师和医官已经编纂了丰富的资料来源，历史学家可以从中获取信息：他们耐心地记录了每一瓶威士忌（一种重要的外科镇痛药）、每一小瓶吗啡或氯仿，和（近年来）每一包阿司匹林或达尔丰（丙氧酚）。毫不奇怪，内外科医师在讲述自己的生活时，都倾向于强调在缓解疼痛上取得的胜利，而非那些可能被迫放弃患者、让他们进一步承受煎熬的时刻。这些人的文本里弥漫着"傲慢"，可不止一丁一点。"征服疼痛"或"对抗疼痛"之类的短语在书名中占据突出位置，这意味着对疼痛的生物医学回应像是战争，而且他们正在赢下"战斗"。[56]

然而，尽管麻醉剂的发明和扩散已经导致疼痛体验的巨大转变，这些转变却不是普世的。例如，地方和全球经济内部的供应存在显著差异。麻醉剂可能会鼓励人们更积极地进行医疗干预，其中许多本质上是疼痛的。更关键的是，大家继续抱怨，身体疼痛让人衰弱。尽管镇痛的可用性和特点在我书里显然相当重要（事实上，有整整一章专门讨论这点），然而会将它放到疼痛中的人赋予它的语境中去观察。

在这本书里我们会注意到，疼痛从来不是民主分配的。1877年，诗人"澳大利亚"（Australie）反映：

> 我能战胜它［疼痛］，只要分配给
> 每个人类灵魂的剧痛份额一样。
> 可事实并非如此；痛苦在一个人身上堆积，
> 而另一些人靠奇怪的豁免权过关
> 对所有，除了铭刻在生命里的。[57]

这类过程并不是随机的：让一些人身上"堆积痛苦"，另一些人却拥有"奇怪的豁免权"。目击者可能会承认，某些事件是疼痛的；其他经历则被默默忽略，或者贴上不同的标签（医师告诉她的病人，手术"会让人感觉有点不舒服"）。在临床环境中，只有**一部分**"疼痛的言辞"被认为是"生理上真实的"：例如，一名女性声称自己非常痛苦，原因是有只老鼠正在啃她的胃，她不会拿到奴佛卡因（一种麻醉剂），而是会被当作

　　　　　　　　　　　　　　　　　1　引言

疯子套上束缚衣；一个在饥饿中痛苦挣扎的人会被送到济贫院，而非医院。一个人可能会喊出来："我疼！"，她的抗议却得不到认可。许多弱势群体必须努力让自己的痛苦得到关注，可其他人自己或许不会觉得某事件是痛苦的，仅仅是因为它太典型了。肌肉悸动、背痛、腹泻、饥饿剧痛可能被解释成不过是"铭刻在生命里的"体验。[58]依照一种极富影响力的社会学方法，疼痛"打乱传记"——换言之，痛苦导致人的生命偏离预期轨道。[59]然而，这可能只是我们群体里幸运或富裕成员的情况。对剩下的人来说，处于疼痛当中可能正是我们预期的传记。如果最有效的镇痛剂是"人类仁慈的奶水"（1935年，一名加拿大牙医这样断言），那么我们中许多人抱怨社会让我们变成了孤儿就没错。[60]

显而易见，我们自己的疼痛为什么相当重要。颇具影响力的神经学家西拉斯·韦尔·米切尔（Silas Weir Mitchell）观察到，"疼痛堵塞了思想的源泉"。[61]它粉碎了最普通的幸福涟漪。它让我们退缩、哭泣。我们可能感觉既被囚禁在"自己的"身体里，却又同"它"全然疏离。我们从不怀疑自己疼痛的重要性。

然而，为什么要考虑别人的疼痛呢？"假设我们自己就在床边……当**疼痛**对缠扰不休的现实大声疾呼的时候"，莱瑟姆写道，为什么别人的极度痛苦要影响到我们？难道不关注别人的疼痛，也会让**我们**疼痛吗？这是否会让我们退缩，而非向受苦受难者伸出援手？写或读关于疼痛的内容，总要跟别人的痛苦拉开一段距离：不然我们怎么受得了？

一定程度上，我们的问题在于，他人的哭声可能令我们无法承受。苦难实在太多了。甚至连对疼痛的**恐惧**都能诱使我们自残、过量吸毒和酗酒。疼痛真的能把我们逼疯。19世纪的评论者意识到，分娩的剧痛可能造成产褥期躁狂（根据记录，被送进疯人院的女性患者当中，至少10%得的是产褥期躁狂，更多患者入院时可能被贴上了其他诊断标签，或者在家治疗）。[62]21世纪时，生育创伤协会估计，英国约有10 000名女性分娩以后会患上"全面的创伤后应激障碍（PTSD），还有20万名女性会出现某些症状"。[63]有36%的欧洲人和43%的美国人患有慢性疼痛，目前这一比例还在上升。[64]2011—2012年，6%—24%的北美人和15%的欧洲人患有偏头痛。[65]当代英美社会里疼痛水平如此之高，显示出这两者之间存在脱节——有效镇痛尖端技术的发明和发展，和表明疼痛达到了流行病程度的证据。近年来，虽说疼痛专家管理着巨额药品预算，众多学科（只举几例，科学、心理学、人类学、社会学、历史学）也在对疼痛的研究上投入了巨大的智力资源和人道主义热忱，"我疼！"的呼喊却一如既往，不断出现。

最后，敏锐的读者可能已经察觉到，我交替使用"疼痛"（pain）和"痛苦"（suffering）两个词。在过去，质疑心灵和身体之间的区别是种相当激进的做法，而如今不一样了。心灵（特点是无实体、理性、精于计算、男性的）和身体（被讽刺地描绘成前社会、意气用事、冲动、女性的）之间存在明确区别，这种假设已然八面受敌。女性主义者领导了对此类表述的攻击——心灵是某种高级、主动、独特的实体，给被动、普遍、低级的生理机能"投喂"信息。然而最近几十年里，人类学家、社会科学家、认知科学家都热情地加入了这场小规模冲突。相比之下，历史学家迟迟没有明确表态。

当然，疼痛中的人通常会强调疼痛事件的一个方面，而非其他（我身体疼痛，是由于煮咖啡时烫伤了自己；我心里难受，是由于跟爱人打架了）。肉体同精神（或者灵魂）之间的笛卡尔式区别在我们的文化里根深蒂固。不过，精神上的痛苦总是和身体事件——神经化学、肌肉、神经等——相关；没有精神成分，身体疼痛也不会存在。烫伤让我垂头丧气；悲伤压垮了我的身体。在《心理上的疼痛真的存在吗？以及它为什么事关紧要》（2010年）里，医师兼作家大卫·比罗（David Biro）敏锐地指出："某种意义上，精神忧虑**本身**就相当痛苦，在现象学领域，它类似于身体疼痛，因此应该归入同一类。"[66]此外，对"身体疼痛"和"心理疼痛"的笛卡尔式区别（经常被诋毁成"真正的疼痛"和它的"身心"变种之间的差异）已然给医师、精神病学家、心理学家、制药工业、慢性疼痛患者做了大量意识形态工作。然而对艺术、人文、科学领域的研究者来说，身心二分法一直是学术推进的障碍。有很多理由怀疑它们，包括大量这样的科学及医学成果——证明了生理和心理过程之间的相互联系。身体积极参与构建疼痛感知的过程，意识参与了同生理学肉体的对话，文化在创造生理学肉体跟语言体系时协作。身体是心灵的，心灵也是身体的。[67]

那么关键是，**谁的**身体处于疼痛中？谁在世界上的整个"存在"都被他认定为疼痛的事件所影响——那种特定疼痛背后的含义是什么？这些质问都相当重要。所以，本书更加关注诠释身体体验的历史，而非医学史（尽管大多数章节都会包括这一路径的某些方面）。通过将疼痛当作一种"事件类型"——事件的状语意义，我相信大家可以更好地懂得疼痛，不是通过疾病范畴，而是通过理解疼痛中的身体。这就是为什么我花了大量时间分析忍受疼痛者所用的语言。虽说交流疼痛状态可能给患者带来特殊的困难，大家为克服某些这类障碍而"把捉"的语言却告诉了我们不少他们的体验。

本书不否认交流疼痛状态可能给患者带来特殊的困难（它会是下一章的重点），还探讨了自18世纪60年代起英国人和美国人试图同他人交流时所用的语言。它提出了关于过去和今天痛苦性质的问题。人们怎样理解不愉快的感觉？疼痛是一种生产力（正如在许多宗教文献当中）还是全然破坏性的？疼痛并不是生理过程中自然出现的，而是产生于同社会世界的谈判中。人们在承受苦难时是怎样学会处身持己的？通过语言体系、社会和环境互动、身体举动，疼痛为处于疼痛中的人所知：人们学会了，**这**是疼痛，而**那**是别的什么东西——例如瘙痒、沉重感、眩晕、愉悦。同样，疼痛会通过一样的互动过程，被**别**人意识到。对疼痛的形象或隐喻语言的探索，能让我们推测疼痛感知的历史变化吗？在我看来，分析语言、文化、身体之间的动态关联，会对疼痛感知的历史助益良多。患者、医师、护士之间的临床接触中，痛苦扮演什么角色？面对疼痛者扭曲的身体、口齿不清的呻吟时，为什么有些目击者会转身离开？

2 疼痛为何难以言说?

光是疼痛就足以毁掉生活。
——彼得·梅雷·莱瑟姆,1871年,未发表手稿[1]

在玛格丽特·埃德森的戏剧《才智》(1999年)里, 光头的维维安·贝尔灵 (Vivian Bearing) 穿着病号长袍登上舞台, 推着输液架。她抱怨道:

有人问我"今天感觉怎么样?"的时候,我正在往塑料脸盆里呕吐。我刚做完四个钟头的手术,身上每个孔都插着管子,有人问我,"今天感觉怎么样?"

我在等那一刻:有人这样问我,而我已经死了。

有点儿遗憾,我会错过它的。[2]

她继续哀叹, 对四期转移性卵巢癌患者来说, 能用的隐喻性语言是多么贫瘠。和史诗《仙后》*那种华丽夸张的戏剧性语言不同, 她的遭遇催生了这样一出戏剧——对它加以修饰的, 只有"时光之沙自沙漏中滑

---

* The Faerie Queene, 英国文艺复兴时期诗人埃德蒙·斯宾塞 (Edmund Spenser, 1552—1599) 的代表作。

过"之类"陈腐的比喻"。她透着苦涩的幽默坦言：

> 然而现在，我讨厌诗歌。
> 我只剩不到两个钟头了。然后：落幕。

贝尔灵对"陈腐"故事的抱怨，跟许多个世纪里体验过疼痛的人们相呼应。疼痛中的人们怎么能回答这个问题，"今天感觉怎么样？"早在公元前409年就有人发问，作答相当困难。在索福克勒斯（Sophocles）的《菲罗克忒忒斯》[*]中，涅奥普托勒摩斯（Neoptolemus）就问："那你为什么这样呻吟，并且呼求神明？……怎么啦？"菲罗克忒忒斯回答："痛苦呀，痛苦极了！不幸的命运呀，我真不幸呀！……你怎么不知道？……简直说不出的可怕，啊。"[3]

剧烈的痛苦"难以言表"，这一断言在现代照样是个重大主题。承受了许多年的严重疼痛以后，社会理论家哈丽雅特·马蒂诺（Harriet Martineau）在19世纪40年代写作时，也对疼痛的不可言传性进行了深入思考。"疼痛现在去哪里了？"她发问。马蒂诺观察到：

> 在疾病的余波中，痛苦难耐的感觉不光离开了，而且湮灭了。这些被毁灭得那样彻底，就连记忆都无法抓住它们。记忆能保存的，仅仅是它们出现过的事实。感觉本身不能保留，不能回想，不能复活；它们最容易彻底消散，是所有事物当中本质上最容易毁灭的，完完全全。

疼痛多长时间发作一次，并没有区别，它是不能回想的。马蒂诺接

---

[*] 译文参照《古希腊悲剧喜剧全集2：索福克勒斯悲剧》，张竹明、王焕生译，译林出版社2015年版。

着写道：

> 这种疼痛，我现在写作时感觉到的，之前曾经无数次感觉
> 到……几个钟头以后，我就没法向自己描述它了，就跟这房子里最
> 健康的人一样。[4]

事实上，回忆肉体痛苦时面临的困难，已经成了疼痛叙述中的老生常谈。

本章里，我将探讨一些同自己和他人交流疼痛感受时要面临的障碍。显然，疼痛中的身体寻求的常常是独处和静默，而非故事。交流疼痛的行为本身就会是疼痛的，而且始终存在这种危险：目睹自己痛苦的人可能以相当消极（而非治愈）的方式回应。不过，本章收尾处用一点篇幅间接谈到了贯穿全书的主题：交流疼痛的行为不一定具有破坏性。那些宣称自己的痛苦"难以言表"或者"最容易彻底消散"的人，接下来可能会无比详细地讲述他们的疼痛故事。因此，疼痛叙述可以富有成效：它们有能力以令人振奋、颇具创造性的方式，将大家团结起来。

身体处于疼痛当中时的需求

大部分感觉状态难以用语言来表达。这不是疼痛感所独有的。人们努力将**一切**强烈的感觉转化为语言，包括性高潮的愉悦和父母之爱。[5]话虽如此，疼痛的身体可能格外不喜欢交流行为。1930年，弗吉尼亚·伍尔芙（Virginia Woolf）提出了著名的论点：对爱，人们拥有莎士比亚的丰饶语言，对疼痛却只有单薄的一丁点。她因"语言的匮乏"而哀叹，指出：

英语，这种可以抒发哈姆雷特所想和李尔王悲剧的语言，却没有表现寒战和头痛的词汇……最普通不过的女学生，坠入爱河的时候，总还有莎士比亚和济慈替她亮明心迹；可要是让患者试着向医生描述他的头痛，语言立刻就干涸了。[6]

将愉快感觉转化为语言的尝试可能犹豫不前、满是陈词滥调、属于回收利用（借鉴莎士比亚或济慈），然而照样能激起听众的认可。与之相反，疼痛叙述可以让疼痛中的人和目睹者一道陷入悲惨的深渊。

为什么痛苦的身体状态特别抗拒简单的沟通？显然，许多经历剧痛的人不具有"事后状态"来见证他们的苦难。19世纪末，一名外科医师观察到：

麻醉剂出现之前，自病人视角获得手术的准确图景有些困难，原因可能和寓言中那头狮子指出的类似：他批评艺术家，表现人类和狮子的战斗时，总是以人类胜利告终——狮子不会画画。

这名外科医师继续写道，在"一个不成功的案例"中，"受害者遭到的折磨"不过是"死亡的寂静里，痛苦难耐的哭喊渐渐平息了"。[7]

遭遇剧痛事件以后幸存的那些人面临着巨大挑战。疼痛让患者同自我疏离。"我"和"我疼痛的身体"之间存在脱节。[8]这个"东西"是什么，它为什么背叛了"我"？正如一名慢性疼痛患者试图解释的那样：

现在我身上这个地方不得劲，然而它不是我，它是我肉体的一部分，却不属于……感觉不一样了，你知道的，它有时候刺痛，有时候火烧火燎，背上，一直到腿上，所以你能把它孤立出来，你能分辨

　　　　　　　　　　　　　　　　　　　　2　疼痛为何难以言说？

出来，这部分不是你的，就像被渗透了一样，或者类似看牙医，不光是疼，还有一切刺痛和麻木的感觉，和它不怎么好用这个事实，我可以举起胳膊，没问题，然而必须更费劲才能让腿动动，你必须让它们……对，有点儿吧，因为它们不是我。⁹

  一切形式的痛苦当中，别人故意施加疼痛的情况下，"自我"跟"身体"之间的这种脱节最为明显。特别是，酷刑造成的痛苦让和他人交流变得异常困难，甚至不可能。一定程度上由于酷刑蓄意将受害者自人类群体中分离出来，在那些群体中（就像引言那一章里我观察到的），疼痛能够传染。伊莱恩·斯卡里在《疼痛的身体》里敏锐地指出，酷刑当中，受害者的身体会占据整个世界。它本身变成了武器，破坏了可以用来物化它的语言。酷刑带来的极度疼痛"毁灭了真实"。¹⁰

  对这一毁坏性过程的表述，或许没有谁比让·埃默里（Jean Améry）更清楚。第二次世界大战期间，他因参与抵抗运动而被盖世太保折磨。他一上来就指出，"试图在这里描述我承受的疼痛，是完全没有意义的。"找不到可以用来将他的剧痛物化的形象语言。会有种疼痛感觉如下：

> "像烧红的铁贴在我肩膀上"，而另一种"像钝木桩戳进我后脑勺"吗？一个比喻只能代表另一个，最后我们会被毫无希望的旋转木马式比喻所愚弄。疼痛就是这样。除此之外没什么好说的。感觉的性质不可理解，也不可描述。它们标志着语言交流能力的极限。要是有人想将自己身体上的疼痛传递出去，那么他就会被迫给别人强行施加疼痛，因此变成施暴者。

  埃默里认为，原因在于，酷刑摧毁了受害者先前所知的世界。他观察到，"人类最基本的体验之一"是"期望得到帮助"：疼痛者通常会收到热水瓶、一杯茶、镇痛剂。与之相反，"当警察的拳头一挥，不可以防守，也不会有援手挡在前面的时候，我们生命的一部分就终结了，再也不能恢复"。[11]

酷刑是无法交流的极端例子。那么日常的疼痛呢？它们也可以让人丧失能力。用1737年的一首诗来说：

> 悲伤的忧郁攫住我的心，
> 不愿读书或交谈。[12]

诗人威廉·考珀（William Cowper）在给朋友玛格丽特·金（Margaret King）的信中写道，她完全有理由"把我从信函往来名单上删掉"，因为他已经很久没写信了。然而考珀解释道，自己"饱受风湿之苦……不在我手指上，你会说——对——可你跟我一样清楚，疼痛不管在哪里，都让人不能书写"。[13]或者像移居外国的安娜·海（Anna Hay）1888年在一封信里写的那样，"风湿太严重了，我的手僵硬疼痛，没法写字"。[14]事实上，疼痛的确可以让人停止呼吸——1873年，一名21岁的女性和朋友吵架以后，喝下了含磷的老鼠药。她支支吾吾地说："呛人的酸烟让我喘不过气来，逼着我大声呼喊。"别的她什么也不记得了，然而路过的警察发现，"她在厨房中间特别激动，尖叫蹦跳，显然非常痛苦……她不会，或者说不能回答任何问题，一会儿就倒在地板上，昏迷了"。[15]极度痛苦粉碎了说话的可能性。

正如考珀这样的抑郁者所意识到的，疼痛的许多形式本质上是孤立的，激发了对黑暗、寂静和离群索居的渴望。"我急于远离一切同世界的来往"，19世纪30年代，一名牙痛患者承认道。[16]1872年，一名患有严重头疼的医师解释说，剧痛来袭时"人会祈求在极度安静中自己待着"，所

2 疼痛为何难以言说？

有"言语或行为都是无法承受的负担"。[17]1904年，一名意大利神经学家详尽地写道："欢乐让我们匆匆忙忙离开家，而疼痛让我们回去……欢乐时，我们寻求光亮、运动、喧闹、同伴；不开心时，我们想要安静、休息、寂静、孤独。"[18]以下当然是某不知名三叉神经痛患者的体验，疼痛外科医师勒内·勒里什（René Leriche）观察到：

> ［患者］以认命的态度告诉你，他已经被迫放弃了一切室外活动、社交生活和职业生涯。他的整个生活都被疼痛所支配：对他来说它意味着全部，绝对无法忘掉它。他避开一切可能让它回来的东西。他不再盥洗和刮胡子。他害怕刷牙。他几乎不吃东西。他几乎不说话，除非闭着嘴。他经常待在半明半暗的环境里，头上包着无数丝绸手帕——蓬乱而绝望。[19]

三叉神经痛也叫"自杀病"，[20]这有什么好奇怪的？

不幸的是，其他人的存在只会加剧痛苦。"嗯，这真的很难描述"，1962年，身患绝症的W女士评论道：

> 我不能容忍任何东西靠近，不能容忍床的任何震动。我的疼痛很糟糕，不断啮咬……一直都是……我不能容忍任何人和我说话，哪怕是家人，我很爱他们所有人，但就是不能。我不能容忍任何人，任何人来和我说话。

她同样对"我忍不住将疼痛表现在脸上"这一事实感到恼火，换句话说，她对疼痛的无声表达本身就是疼痛的。[21]颇具影响力的神经学家西拉斯·韦尔·米切尔更加简明扼要，他写道："疼痛堵塞了思想的源泉。"[22]

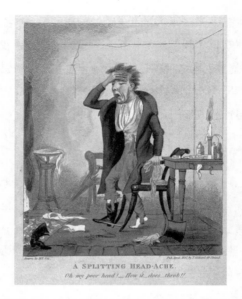

图2.1 《头疼得厉害的人》，H. C.的彩色蚀刻画，根据 M.埃杰顿（M. Egerton）的原作，
1827年。疼痛会分散患者对生活中其他事情的注意力，导致对家庭、亲属和朋友
的忽视。

身体难受不光会让疼痛者同亲朋好友相隔绝，还会让更高级的感官和智识变得迟钝，从而阻碍人际交流。"我一整晚都很痛苦，"作家乔纳森·斯威夫特（Jonathan Swift）在1740年抱怨道，"今天［我］耳聋得厉害，疼痛难忍。我是那样愚蠢糊涂，因此无法表达身心承受的屈辱。"[23] 半个世纪以后，诗人罗伯特·彭斯（Robert Burns）在"无所不能的牙疼的愉悦感"折磨下，重复了这一抱怨。痛苦"占据了我的全部灵魂，甚至连写点废话的能力都没有"。[24]

换个略有不同的说法，疼痛的感觉要求患者将所有注意力集中于自己肉体的诡计上。1747年，诗人爱德华·扬（Edward Young）在因"没有早点写信"而向波特兰公爵夫人（Duchess of Portland）道歉

2 疼痛为何难以言说？

时，承认了这一点。他的疼痛不会支持任何"竞争对手"。疼痛"完全占据了我们的注意力"。[25]对身体难受的这种后果，口才没有扬出色的诗人们也发表了类似的评论。用简·温斯科姆（Jane Winscom）在《头疼，或健康颂歌》（1795年）里的话来说：

> 折磨飞过每一个粒子，
> 中心却在**太阳穴、大脑和眸子**；
> 手脚的努力都是白费，
> 头在剧痛中低垂；
> 当胸膛起伏，发出难以言表的叹息，
> 大颗泪珠从无精打采的眼睛里淌下。

接下去，温斯科姆脑海中浮现了这样的形象：妻子兼母亲由于压倒一切的头疼，无法履行她的职责。"啊！"诗人惊呼：

> 我的孩子需要母亲照拂，
> 对丈夫也该做出应有的协助；
> 我乐意一辈子努力做事
> 被看作勤勉而宝贵的妻子
> 可现在，瞧呀，我活着什么都干不了。[26]

记者路易斯·菲茨杰拉德·塔西斯特罗（Louis Fitzgerald Tasistro）表示赞同。19世纪40年代，他观察到，经历身体疼痛的那些人会对自己的痛苦全神贯注，所以"生命的慈善枯萎了；它的精致温柔（这是女性角色的一种本能）被遗忘了，自我——小气而差劲的**身体**自我——敞开，扩散，遮蔽了一切"。[27]一个世纪以后，有位外科医师评论道, 用不了多久, 疼痛就会将 "最明亮的灵魂变成这样的存在: 满面愁容, 迫于无奈, 只想着自己的病痛, 自私地对一切人和事漠不关心, 总是被疼痛反复发作的恐惧困扰着"。[28] 身体处于疼痛时的需求棘手难治。

疼痛叙述的困扰

语言努力试图超越悲惨肉体的要求, 以和他人交流, 这部分程度上也是由于经历疼痛的人会变成自己苦楚的见证者。传达不舒服的状态有种离奇能力, 会反弹到原本的受害者身上。疼痛叙述可能激起羞耻感和自我憎恨: 它们都提醒疼痛者他有多落魄, 加强他的绝望。

至关重要的是, 叙述痛苦可能让它复苏。在《同情论, 由两部分组成》(1781 年) 里, 医师塞金·亨利·杰克逊 (Seguin Henry Jackson) 描述了这种效应。"回忆不愉快的客体, 或让人悲伤的事件," 他指出, "会重新唤起对它们的最初印象。" 因为他相信, 身体器官和心理印象都会 "共鸣" (我将在第 8 章里探讨这种理论), 身体某一部分的任何运动或变化都会影响其他所有部分。因此, 当 "某种印象 [例如疼痛] 的力量持续了一段时间, 心灵也相应地注意到了上述印象, 由此产生的共鸣还会在印象出现之后持续很久"。[29] 思考或谈论疼痛会触发身体的 "共鸣" 反应, 或者好像疼痛会继续回弹。

对疼痛记忆的这种特征, 苦于严重疼痛的人们经常发表评论。例如在 1812 年, 作家范妮·伯尼 (Fanny Burney) 试图向姐妹解释, 为什么自己做了乳房切除术 (没有任何麻醉), 却不告诉她。她的理由是, 表述身体的煎熬, 必然会带来痛楚。她写道:

> 我最亲爱的埃丝特 (Esther), 不是几天, 不是几周, 而是几个

月,说起这件可怕的事,简直相当于再经历一遍！我就连**想到**它都感觉在经受苦难！我生病了,让一个问题搞得心烦意乱——哪怕现在,过去几个月以后,继续处理这件事都让我头疼！ [30]

哈丽雅特·马蒂诺也暗示了类似的现象,她观察到,虽然"没有感觉时,就无法想象它们",对她来说,回忆疼痛感觉的"伴随物"却没有困难。事实上,与原先疼痛有关的感觉和事件"可能被记住并以那样生动的方式想象,以便在将来激发情感"。[31]疼痛的"伴随物"异常生动地复活了跟她原先剧痛相联系的情感。

大约和马蒂诺写下这篇文章同时,一位无名医师详细阐述了疼痛的这个奇怪方面。跟伯尼一样,他被迫在没有麻醉的情况下动了大手术。他承认,虽然无法用语言来表达自己的痛苦,但**围绕着**手术的全部记忆在脑海里都是清晰的,这本身就构成了一种痛苦体验。他回忆道,手术期间,感官都"异常敏锐"。

> 我聚精会神地看着外科医师所做的一切。我照样可以回想起器械的伸展、止血带的缠绕、第一个切口、手指触及锯断的骨头、按在皮瓣上的海绵、扎紧的血管、缝合的皮肤、血淋淋的断肢躺在地板上,生动鲜活到难以接受。

他承认,这些都是"不愉快的回忆",而且困扰了他很长时间。"哪怕现在,"他如实表示,"它们也很容易复苏。"至关重要的是,他接着说:

> [尽管这些记忆]不能把跟事件相伴的痛苦(这在我的记忆里占据了一席之地)带回来,却会自行引起痛苦,变成忧虑的根源——对身心健康都不利。[32]

他那种同自己身体剧痛保持一定距离的"异常敏锐"的感觉，至少传达了原本感觉的一部分。

玛丽·兰金（Mary Rankin）的截肢激起了类似的情感。1842年时，没有乙醚也没有氯仿，而且兰金拒绝了递给她的酒。"我现在要给这让人厌烦的场景拉上幕布，"她写道，"我的思绪一回来，就会体验到最深切的情感。哪怕这么多天过去，我一想到它，就会触碰到一根纤维，似乎让我的整个神经系统都在震颤。"[33]

如果说疼痛叙述会让原本受苦受难者心中的痛楚复活，那么它同样会让听众感到苦恼。疼痛中的人往往选择对自己的苦楚保持沉默，以保护所爱之人，让他们免遭见证痛苦的折磨。政治经济学家亚当·斯密（Adam Smith）承认了疼痛故事的这种影响。1759年，他观察到，"我们对别人的感受没有直接体验"，除非通过"想象我们自己在类似情况下的感受"。

> 我们将自己置于他的处境，设想自己承受着同样的煎熬，仿佛进入他的身体，某种意义上和他变成了同一个人，因此形成了关于他感觉的某些概念，甚至感觉到了某种东西，虽然程度更弱，却和他的并无二致。

结果，"我们深刻认识到了"别人的"剧痛"。它们"终于开始影响我们，然后我们一想到他的感受，就害怕得颤抖"。[34]

另一位苏格兰道德哲学家杜格尔德·斯图尔特（Dugald Stewart，斯密的学生）也提出了相近的观点，尽管晚了差不多70年。在《人类积极与道德力量的哲学》（1828年）里，斯图尔特暗示，表达身体痛苦是不礼貌甚至粗鲁的。他嘱咐疼痛者记住，对疼痛的"所有激烈表达"都"毫无疑问让人不快，良好的教养规定，它们应当受到约束"。有必要自我控制，原因在于见证痛苦的人发现，很容易"陷进主要挂念的那个人的境况"。事实上，"灾难"深深"引起了旁观者的兴趣"，激发了他们的"同情……那样敏锐且生机勃勃"。因此，他指出：

> 在［疼痛］下的镇定冷静，虽然表明了自我克制的男子气概，可如果我们假定，它是出于对别人感受的体贴（不管程度如何），就会有些特别让人愉快的地方。

在不打麻药动手术的情况下，斯图尔特相信，对疼痛的**想象**"超越了真实"，而且"毫无疑问，当患者是我们爱的对象时，**他感受到的痛苦所需的勇气，没有我们那么多**"。[35]不管有意还是无意，因疼痛而发声的受苦受难者会**迫使**见证者战栗、瑟瑟发抖。

事实上，仅仅**目睹**另一个人的痛苦就可能造成疯狂或死亡。例如，医护人员面临因见证太多痛苦而不堪重负的风险，这就是导致护士爱玛·埃德蒙兹（Emma Edmonds）心理崩溃的原因。她在美国联邦军队的服役结束得并不光彩，当时她因发烧而虚弱，又让致命的爆炸吓坏了，精神恢复力忽然消失。"我所有的军人品质似乎都不见了"，她沮丧地观察到：

> 我又成了个可怜、胆小、神经紧张、爱抱怨的女人；仿佛为了弥补失去的时间，发泄压抑了很久的情绪，除了一个钟头接一个钟头地哭，我什么也做不了，直到脑袋好像真变成了眼泪的喷泉，心变成了沉重的悲伤的负担。过去两年里我目睹的一切可怕场景，此刻都清晰逼真地出现在面前，我什么别的都想不起来。[36]

她领到了"残疾证明"，不再从事军队医护工作。

相对而言，埃德蒙兹遭的罪还不算太严重。有人因目睹痛苦而心碎至死。第一次世界大战期间，在伦敦救护队工作的年轻护士观察到，一位上了年纪的随军牧师被他在前线见证的苦难压垮了。他不断呻吟："啊，这些可怜的孩子。上帝，他们遭了什么罪。多么了不起的英勇……噢，恐怖的屠杀……它太可怕了。"人们没法安慰他，不久以后他就"死于心碎"。[37]莱瑟姆承认，"疼痛会杀人"[38]——它摧毁了目击者和受苦受难者。

疼痛故事的这种离奇特征要怎么解释？说法有三种。第一，目睹别人的痛苦会唤起观察者自己的疼痛记忆。1842年有人对一次特别痛苦的拔牙的描述："我可怜的小女仆贝蒂（Betty），听到对这次糟糕手术的描述就开始尖叫，物伤其类，她回忆起了曾经在牙医手底下吃的苦头。"[39]作家简·卡莱尔（Jane Carlyle）试图解释为什么没提到一场让她陷入"前所未有的剧痛"的事故时，给出的也是这个理由。1863年10月20日的一封信里，她告诉姑母，在街上滑倒以后，她承受着"长达数月的痛苦"，而且说她担心"伊丽莎白、你和安，你们有过类似事故的可怕经历，所以可能为我感到震惊和忧虑，超出了（我希望的）必要程度"。[40]因为她们有遭受类似伤害的第一手经验，卡莱尔试图保护她们免受自己事故的影响，害怕唤起她们痛苦的回忆。

第二，仅仅凭着想象的力量，听说别人的痛苦就足以让见证者感到不安，无论他们是否能回想起经历过的类似苦难。我们已经看到，这是亚当·斯密的观点。诗人威廉·考珀也提到了疼痛故事的这种特征。1792年，他的密友玛丽·昂温（Mary Unwin）中风了，考珀坦白道："我在精神上遭受了几乎和她身体上一样的残疾。"他承认，"所有学习研究能力，所有关于荷马（Homer）跟弥尔顿（Milton）的想法都被远远赶开"，他现在"什么也做不了，除了看着我可怜的病人"。[41]一位论派（Unitarian）传教士西奥多·克拉普（Theodore Clapp）更进一步。回顾在19世纪30年代黄热病流行期间救助新奥尔良垂死市民的努力时，他承认："异常痛苦的"死亡的"恐怖画面很长时间里一直困扰着我，不管是睡是醒。"几十年以后，克拉普依然声称："几乎每一夜，我在梦里都会或多或少为扭曲的面孔、尖叫、抽搐、呻吟、挣扎和恐惧所苦。"他饱受折磨的想象力可能异常敏锐，因为眼睁睁看着两个心爱的小女儿在疫病中痛苦万状地死去。[42] 作家爱丽丝·詹姆斯（Alice James）被诊断出乳腺癌，1891年她直言不讳地说出自己的担忧："悲伤都是为了 K. 和 H.，他们会**看到**一切，而我只会**感觉到**。"[43]

疼痛的这方面特征在贫困家庭中格外明显，患者更可能紧紧挨着亲朋好友。那些观察工人阶层家庭中疾病状况的人就持这种看法。例如，19世纪末20世纪初，同格拉斯哥癌症医院相关的管理者和慈善家一次又一次报告：

> 看到所爱之人死于无痛的癌症，是件可怕的事——说它可怕，是因为无助感；然而当这种疾病伴随着极度疼痛——疼痛如此剧烈，凡人几乎无法忍受——时，就可怕多了。如果说这在富裕或殷实家庭中是糟糕的，那么丈夫或妻子跟孩子住在同一个房间里的情形下，状况又要严重多少？[44]

贫困的患者更可能一直跟亲人距离非常近，这加重了后者的痛苦。

第三，还有不同领域的其他观点，如21世纪时，神经学家猜测，目睹他人的疼痛会给观察者带来痛苦，因为共情可以调动神经过程。关于"镜像神经元"，科学上有很多争议，[45] 不过在第8章里，将讨论目睹疼痛会产生的影响这一方面。

由于表达疼痛经常会伤害别人，疼痛中的人有强烈的动机去压抑呻吟，他们不想伤害人。例如，1811年范妮·伯尼在接受乳房切除术之

前, 确保她丈夫被叫走。根据她的回忆, 当看到告知她几小时后要切除乳房的便条时:

> 我装出一副要花很久读那张**便条**的模样, 好争取时间制定某些计划, 我害怕将 M. d'A.[伯尼的丈夫]牵扯进来, 让他目睹我不得不经历的一切, 徒劳而凄惨, 它击败了其他所有人, 给了我一种力量, 让我表现得如同在指挥另一个人。[46]

另一些人只是压抑自己的剧烈痛楚。这看上去是蕾切尔·贝茨做出的决定。在1834年的回忆录里, 贝茨描述, 自己承受着"极度疼痛", 之后她观察到姊妹在哭泣。贝茨感到羞愧, 承认"我忍不住要表达, 自己的痛苦多么巨大", 因为发泄出来"好像是种解脱"。然而, 她补充道:"我不希望让你难过。"一小会儿以后, 妈妈问她"有没有好点", 贝茨轻声喃喃道:"挺好的。"[47]

这是个在疼痛叙述当中反复出现的主题, 并不局限于贝茨这样的虔诚者。一名机械师在1856年11月的日记里承认, 他"不敢给密友写信, 因为疼痛实在太巨大了, 我害怕会不自觉地表露出来, 让她担心, 这没必要"。[48]护士德·特拉福德(De Trafford)在一名士兵身上也观察到了这种不让亲人"担心"的愿望。那人名叫泰特(Tait), 肠子被射穿了。她报告说, 泰特"非常凄惨地呻吟着, 有时还会哭泣和抽噎", 然而他恳求他们, 别叫他母亲来, "希望母亲不要来——看到他遭罪, 她会难过的"。他们无视泰特的恳求, 尽管他"害怕疼痛会开始……当她在那里的时候", 他保持着坚忍的模样, 她离开以后没多久就去世了。[49]承受痛苦的男男女女经常试图向所爱之人"隐瞒"自己"处于巨大疼痛当中"的事实。一名丈夫跟护士解释为什么要让妻子出去办事:"[我]疼得厉害, 然而我不想毁了伊丽莎(Eliza)的圣诞节。"[50]事实上, 20世纪

90年代的一项研究表明，接近三分之二的转移性癌症患者承认，他们试图掩饰疼痛，免得让所爱之人"难过"。[51]

疼痛叙述的危险

到目前为止，我已经讨论了传达疼痛时面临的一部分困难：它们是生理挑战（包括对黑暗和睡眠的需求）与主观障碍造成的。例如，疼痛状态可能让更高级的感官钝化，而且将智识能量完全转移到令人不快的肉体上。此外我认为，疼痛的叙述可能反弹到疼痛者和目睹她痛苦的那些人身上，产生负面的影响。

不幸的是，传达疼痛的感觉状态还包含三种"伤害性后果"：第一，它们可能是羞辱性和被污名化的；第二，它们可能是对护理质量不满的控诉；第三，它们自见证者那里得到的回应可能并非所望。在讨论的时段内，这些"伤害性后果"反复出现。对疼痛体验而言，第一个问题是基础性的：承认自己经历了不能"好好忍受"（换句话说，会引起口齿不清的嘶喊、尖叫、脏话）的疼痛，是非常屈辱的。例如，19世纪40年代，一名海军军官在没有麻醉的情况下动了手术，这期间"屡屡尖叫"。随后他"面容憔悴、浑身颤抖"地去找医护人员，为没能在体验"无法忍受的疼痛时控制表达"而道歉。[52]与之类似，美国南北战争期间，1862年8月29日的第二次奔牛溪战役（Bull Run Battle）中，一个当过墙面板粉刷匠的人负伤了，他后悔没能在胳膊开刀时"克制自己"。[53]在另一场战争背景下，这就是为什么一名战友暗示说，詹姆斯·希克斯（James Hicks）"有一丁点害怕"去看牙医时，他"自然觉得遭到侮辱"。在《非裔美国人》1951年对他的报道当中，希克斯承认，他"在朝鲜半岛面对过朝鲜排，在北卡罗来纳州和南卡罗来纳州面对过满怀敌意的白人，像个有胆量的好汉"，然而"把最大的勇气，留给了面对牙医椅子的那一刻"。[54]

以上表述一次次重申, 在痛苦中保持沉默非常可贵——这就是为什么人们试图掩饰自己最剧烈的疼痛。玛丽·罗斯利（Mary Roesly）在19世纪60年代经历了许多次手术, 一点点截掉手臂, 这也正是她故事背后的意义。她回忆道:"疼痛非常折磨人, [然而]我从来没喊过一声, 或者流露出任何痛苦的迹象, 这让看到手术的医师和学生多少有点吃惊。"几年后, 罗斯利又需要动手术。用她的话来说:

> 我坚强地挺过了这次手术, 因此几位医师说我"勇敢", 可读者会理解, 这样的话通常是为了让有时胆小的人变勇敢, **沉默**的痛苦对我来说却糟透了。[55]

玛丽·罗斯利能够忍受——并且因做到了而自夸, 那些做不到的人则背负着被描述成孩子或动物的额外耻辱。19世纪90年代,《密友》杂志的编辑说, 男人甚至会听到自己"像婴儿那样痛苦嘶喊"。[56]半个多世纪过去, 一名在心脏手术以后必须摘掉引流管的医师也表示了类似的羞耻感。"我依然能在想象中听到自己发出的那声有失尊严的喊叫", 他还说听到"自己在剧痛中大喊大叫是种有损人格、紧张不安的体验"。[57]或者, 就像20世纪60年代时一名患者坦白的:

> [我]感觉自己像个婴儿, 尖叫。我头一回碰上这样的事……感觉糟透了……那里有不少人。这就是为什么我感觉很糟——有我认识的人和所有其他人。[58]

他无疑输掉了对男子气概的"考验"。

更多情况下, 疼痛者会感觉他们被人类驱逐了, 扭动、猛然倒下、辗转挣扎、在地上打滚, 就像"低等造物", 失去了对身体的控制。有个人因牙疼而"一头扎到"床上，"像是青蛙游泳"（19世纪30年代）；[59]男子由于吞下樱桃核，"绞痛痉挛"，倒在地上，"跟受伤的动物一样翻滚"（1851年）；[60]不小心碰了患有痛风的脚趾，会让人"像被割伤的虫子那样痛苦蠕动"，发出的"噪音比任何低等造物的残废样本都要大得多"（1884年）。[61]跟被绑在活体解剖台上的狗一样，患者将"饱受折磨的棕色眼睛"转向护士，露出"狗的眼神……未成形的哭喊"。[62]人们经常采用极不寻常的类比，像这个案例——19世纪末，一个肾病患者承认，"极度疼痛"让他呻吟得"比垮掉的骡子还厉害"。

> 他小跑着，踱着步，像跳狐步舞，抱着床柱躺下，跟一百美元的马一样在地板上打滚。[63]

在这些描述中，疼痛意味着失去控制，被"无情地抛到痛苦之海里"（1911年）。[64]或者用1937年时阿尔巴尼亚裔美国人涅奇米叶·扎伊米（Nexhmie Zaimi）的话来说，"无形的狂热火苗……蹑手蹑脚地绕着她转"，让她在床垫上"翻来覆去，就像船底的一条鱼"。[65]自人类的领地给撵出来，他们喘着粗气，嘶叫着，发出可怜的呻吟。他们的孤立无援显而易见。

疼痛中的人被猛地丢进耻辱深渊，不只是由于他们表现得有多好（或者反过来）。毕竟，特定疾病蒙受着**固有的**污名。要总结关于特定病痛（包括梅毒、癌症、艾滋病）污名化影响的大量复杂文献，[66]这里不是合适的地方，然而**疼痛本身**（同**疾病**相对）就带着自己的耻辱。20世纪70年代晚期的一次患者调查中，超过三分之一的进行性疾病（例如癌症）患者承认，他们不喜欢谈到疼痛，因为它会导向"负面的社会标签"。他们"很少讨论［疼痛］，除非有人问我。我不是那种疑病症患者"，而且"没谁喜欢总是抱怨的人"。[67]

对慢性病的污名化甚至更加明显。正如20世纪80年代时一名慢性疼痛患者所言：

> 要是你抱怨一大堆，必定会招人烦。有时候那个人会对你说，"我知道你疼，但是闭嘴，别再絮叨了"。[68]

所有处于疼痛当中的人里，这些患者可能是被污名化最严重的（除了那些性病导致的疼痛）。他们的剧痛不符合"真正"疼痛的概念范围，所以让看护者困惑、沮丧、恼火。他们的疼痛行为让人厌烦，原因是没有任何可见的"迹象"和"诡诈的"特征。身心二分法在西方文化里根深蒂固，因此这种慢性疼痛经常被看作应受谴责、具有破坏性的东西。[69]这类患者选择沉默，有什么好奇怪的？

对患者来说，他们的疼痛之所以蒙受污名，可能是由于它同他们积极否定的活动或身份存在联系。这种否定可能相对肤浅，正如第四代切斯特菲尔德（Chesterfield）伯爵菲利普·多默·斯坦诺普（Philip Dormer Stanhope）在1765年抱怨的，"我的腿、屁股和胳膊都疼"。他承认"是痛风还是风湿，天知道"，不过"我希望是可以公开宣布的痛风，那是绅士病；风湿就是出租马车夫的病……他们不得不在任何天气、任何时间都出门"。[70]

对性病的污名化严重程度是指数倍的，这让患者宁可忍受极端不适，也不愿承认医师的诊断——至少在痛楚转变成酷刑之前。劳伦斯·斯特恩（Laurence Sterne）在1767年写给伊丽莎白·德雷珀（Elizabeth Draper）的信，是这种现象的一个特别生动的例证。斯特恩一上来就点明，他觉得"某些东西好转了"，所以总算有了"力量和**精神**，拽着我的笔一路写到信纸最下面"，尽管还得卧床。他指出，"我着凉了，身体受到的损害……你要知道，它落在了可能的最坏之处——**人体**

　　　　　　　　　　　　　　　2　疼痛为何难以言说？

最痛苦、最危险的地方"，亦即他的性器官。所以他找来了外科医师和内科医师"检查这场灾难"，结论却是"这是性病"，他必须接受水银疗法。斯特恩轻蔑地回答：诊断出了错，"因为我和**性**完全不沾边——这**15年**里……哪怕跟妻子都没有"。他的医师回答："不管是我多好的朋友，你都xxxxx［原文如此］……或者说，世界上没有这样的**案例**。""活见鬼！"斯特恩大喊，"根本没碰过**女人**。"然后他发誓，宁可"先丢掉性命"也不同意诊断结果，情愿"相信**自然**，相信**时间**——或者更糟的是，相信**死亡**"。因此，带着"一些愤慨"，他将医师打发走了，"决心承受所有折磨……宁可十倍于此，也不肯屈服，在我表现得如同**圣徒**的地方，被当成**罪人**来对待"。然而，"恶作剧之父——羞辱正直良善之人的乐趣对他来说无与伦比"另有计划。

> ［医师离开后没多久，他的］疼痛开始以一种无法表达、无法承载的猛烈方式爆发。——每个钟头都比前一个更难忍——我卧床不起——大喊大叫、胡言乱语一整晚——起身时已经奄奄一息。

他的朋友吓坏了，把医师们叫了回来。再次坚持［以斯特里克（Strick）家族的荣光起誓］自己不可能染上性病以后，他同意接受治疗。"虽然他们的理由是错误的"，他心不甘情不愿地承认，"却可能采取正确的行动"，减轻他的"痛苦"。尽管斯特恩表示抗议，却还是屈服了，"被当成罪人来对待"。[71]

斯特恩的煎熬异常难忍，所以同意接受自己觉得荒唐的疗法，他的剧烈疼痛却得到了缓解。还有一些人由于担心负面的社会后果，设法压抑了哭嚎。例如，癌症患者害怕承认病痛以后可能被孤立。1893年，格拉斯哥癌症医院的工作人员报告说，尽管"穷人通常对彼此相当友善"，可当那种病是"普遍畏惧的"癌症时，情况就不一样了。由于许多人相信癌症疼痛可能传染：

> 患者遭受了非常无情的待遇，甚至是孩子对父母。一个案例中，邻居吓得都不敢跨过门槛，那个完全卧床不起的可怜女人整天被孤零零地留在家里，她丈夫早上去工作，到晚上回来。[72]

这个"可怜女人"或许会希望更加有效地将自己的痛苦隐藏起来，不让外界知道。

如果说传达疼痛的第一个"伤害性后果"是它的污名化特征，那么疼痛者很快面临的第二个困境是，他们不间断的煎熬可能被解释成对家人、朋友和医疗服务提供的救助的不满。第一次世界大战期间，亨利·杰维斯（Henry Gervis）医师甚至宣称，表达疼痛本身就是一种不爱国、部分程度上背信弃义的行为。一名年轻中尉在包扎严重伤口时崩溃了，杰维斯声称，其他患者的尴尬显而易见。

> 疼痛那样剧烈，[中尉]开始像孩子一样哭泣。他朋友躺在隔壁床上，自己也不过是个孩子，向中尉倾身，痛苦地轻声恳求道："别那么干，老家伙，打起精神来，想想兵团吧。"[73]

有时候，处于剧痛当中的人会觉得大声尖叫是合理的，然而大多数情况下，吵闹的抱怨会被看作违反了礼仪规则。"好患者"必须默默忍受疼痛，为了不让照顾他们的人丢脸或尴尬。在第6章里，我会更加详细地探讨这个方面。

疼痛叙述的最后一个"伤害性后果"是，见证者对交流行为的回应可能并非所望。前面已经提到，爱丽丝·詹姆斯担心，她即将进行的乳腺癌手术可能让朋友难过，他们"会**看**到一切，而我只会**感觉**到"。不过，她选择同朋友分享自己的感受，相信他们会以"无限的温柔和耐心"来回应。然而，她对"可怜的亲爱的威廉"态度不同：他对"苦难的夸张同情"意味着"在整件事结束前，什么都别让他知道"。[74]威廉的"夸张"回应本身就是疼痛的。

更糟糕的是，见证者的回应可能是蔑视或恐惧，而非同情。负面回应不一定意味着蓄意伤害，就像19世纪20年代时，大卫·洛夫（David Love）带垂死的妻子去济贫院：他回忆道，她因"极度疼痛而缩成小小一团"，"人们都不敢看她"。[75]第一次世界大战期间，护士萨拉·里士满（Sarah Richmond）震惊地发现，她有多么厌恶伤兵，那些人被疼痛逼得精神失常。士兵们"像动物一样尖叫"或者行为"如同可怜的野兽，被无法忍受的疼痛搞疯了"，令她恼火。他们"尖叫、吐口水、又打又撞、咒骂"，因此需要大量关注。这位平素心地善良的护士坦白，一名伤兵在换药时不得不被按倒，这让她感觉非常"羞耻"，因为"哪怕怜悯都不能克服我对他糟糕透顶的厌恶"。[76]

悲剧性的案例里，哪怕面对处于疼痛中的家庭成员，人们也会扭头走开，而非转向患者。弗朗西斯·班尼特（Francis Bennett）医师的自传里有个不同寻常的坦率例子。讲到他第一次世界大战以前在坎特伯雷（Canterbury，位于新西兰）的童年，班尼特承认反感他病入膏肓的母亲。她饱受折磨的身体击退了他；她的眼泪惊吓了他；她的软弱是一切女性特质的缩影，因此威胁着他新生的男子气概。他回忆道，母亲绝大部分时间躺在床上，"有时会看到她哭（'因为疼'，父亲解释道，用了个还不在我们词汇库里的说法）"。

　　要是他或兄弟姐妹靠得太近，母亲可能要求我们亲吻她，我们不情愿地这样办了，如履薄冰地弯下腰，免得碰到她疼痛的胳膊。我们知道，她是我们的母亲，无论这意味着什么……自她那里，我们学到了关于女性的东西。

然而他们学到的是，"所有女性都久坐不动、以泪洗面、要求苛刻，通常效率不高"。与之相反的是：

> 他们的父亲是上帝……全能的行动之神。他能驯服小马，宰羊，无畏地大步穿过放牛场，射死一只鹰，砍树，把母亲抱在怀里，送她上床睡觉。这些是对男子气概的真正考验。[77]

对年幼的班尼特来说，目睹母亲的疼痛、听到她求救的哭泣是对她漠不关心的理由：她疼痛中的身体代表着他所拒绝的一切。

无论是孩童班尼特，还是护士里士满，甚至街上那些一看到洛夫痛苦的妻子就退缩的人，都不是故意残酷无情的。还有更糟糕的情况：事实上目击者可能乐于看到痛苦的面容。正如哲学家亨利·西奇威克（Henry Sidgwick）在 1882 年指出的，观察他人疼痛的人可以"自对他人痛苦的叙述中获得纯粹愉快的兴奋"。[78] 看到陌生人在交通事故中哭泣而产生的窥视快感，不应该和施虐者在制造伤害时的喜悦相提并论。然而，它们都指向了人类文化当中的残酷元素。

最后，对疼痛的表达可能会被故意消音，这常常是由医护人员进行的。例如，1895 年，《护理记录与医院世界》比较了两名患者——"非常耐心"的阿佐琳娜（Arzolina），和"可怜的老内拉（Nella）"，她"一直不停呻吟"。

> 护士问内拉是否觉得阿佐琳娜——很明显，她的痛苦最严重——这样做不好：保持静默，不让别人担心或打扰别人。内拉似乎认为，她同样会努力。

护士们收到提醒，"没有自控能力的患者对他人的影响相当可怕"，对她们的告诫是，要展示"权威"，让呻吟者安静下来。[79]

当患者是战斗人员时，护理的规训功能得到了强化。因此，身负重伤的士兵呜咽道："很疼，先生，很疼。我会拼命试着忍住的，我会尽力的——但就是疼，先生。"医师可能只是不耐烦地厉声说："振作起来，现在。爷们点儿！看在上帝的份上，闭嘴。"[80]

疼痛创造团体

人们一直努力把和疼痛事件有关的感知、情感、信念用语言表达出来，这很难让人安心——这种困难不是疼痛独有的，在生活许多其他领域都存在。然而疼痛事件的确具有生理、情感和人际关系方面的特征。

这种负面图景只是故事的一部分。在收尾的这节，我想简要提醒大家贯穿全书的一个主题：疼痛事件本质上是社会性的，因此对**创造**团体不可或缺。事实上，我们有可能将本章到目前为止的论点颠倒过来。正是**由于疼痛表达能够复活痛苦的记忆、引出富有想象力的身份认同形式，冒着面临极端回应的风险，它可以同样深刻地影响和促进社会互动**。例如，我们听到考珀在1792年直言，朋友玛丽·昂温的痛苦让他承受了"在精神上几乎和她在身体上一样的残疾"时，他指的并不是和这位疼痛者的**距离**，而是由于目睹所爱之人受苦导致的**亲密感**。[81]见证疼痛的人可能觉得，对自己来说这种经历特别痛苦，但这可以是一个寻求与患者**更加**亲密（而非疏远他们）的理由。

通过交流，疼痛中的人和目睹他们疼痛的人可能重新确认宗教团体和社群。一位论派传教士西奥多·克拉普也意识到了这点，他绘声绘色地记录了自己关于19世纪30年代垂死者"扭曲的面孔、尖叫"的痛苦记忆。他问，这些痛苦记忆有什么积极作用吗？是的。尽管"对患者的同情在任何时候都是种痛苦的情感"，他认为，这却是人类本性中"神圣"的一部分，不光"激励我们做出慷慨宽宏之举和英勇牺牲"，而且能让人们奇怪地"开心"——也就是说，并非由于他们的痛苦，而是由于可以伸出援手。[82]1852年《生活、睡眠、疼痛……随笔》的作者表述稍有不同："爱，基督之爱（agape），仁爱，伟大的施惠原则……'通过苦难才能变得完美'。没有苦难，就不会有同情；所有更美好、更神圣的人类纽带都将不复存在。"[83]或者，在19世纪30年代的另一个版本里，"上帝将这种能力锻入了我们的灵魂：接纳他人的欢乐或者悲伤"，旨在"让我们和同胞更加真诚地团结在一起"。没有疼痛，"在上帝宇宙的任何一个角落，我们都会是孤寂悲伤的"。[84]至少，疼痛暴露了我们和别人的脆弱联系，提醒我们需要他者。

疼痛事件可能让大家不愿意给朋友和亲人写信，它们的影响却可能恰恰相反。1864年6月，蒙特利尔的爱尔兰移民理查德·罗思韦尔（Richard Rothwell）致爱尔兰的萝拉·罗思韦尔（Rora Rothwell）的信就说明了这一点。他记录道，一块铁砸到了指头上，"我受了好多罪"，而且"过去一两天里，我头疼得厉害，今天早上胃里满是胆汁，没去上班，所以很享受给你写信的时间"。[85]

对疼痛的基本社会属性，我们不应该吃惊。在引言里，我从哲学角度探索了这个方面。这里我指的是一些更基础的东西：疼痛者在他们共享的场所里过着苦难日子，包括家庭和公立医院、诊所和收容所、工作场所和济贫院。在早期，疼痛的亲密感更加明显，那时候，疾病高发加上大多数医疗护理是在家庭环境中进行的，这样就大大增加了可能目睹他人痛苦的人数，也增加了目击者同患者关系密切的可能性。这种亲密增加了对疼痛者的压力，迫使他按照认可的剧本行事。正如"一位母亲"在《关于幸福来源的暗示》（1819年）里给孩子们的忠告，要是忍受"肉

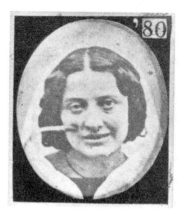

图2.2 《电流在人脸上诱发的交感面部表情》。Guillaume Benjamin Amand Duchenne de Boulogne, *The Mechanism of Human Facial Expression* (1862), ed. and trans. R. Andrew Cuthbertson (Cambridge: Cambridge University Press, 1990)，惠康收藏馆，L0040121。

体煎熬"的人能举止得当，她会激起见证者的"怜悯、爱慕和尊敬，或许永远将他跟这位受苦受难者绑定"。[86]此类指示隐含着这样的假设：如果处在疼痛当中的人能够遵循预先定好的某些行为准则，心怀同情的群体就会出现。

神学文本里，这样的信念也司空见惯：苦难可以加强社交纽带。在《自然神学》（1802年）里，哲学家威廉·佩利（William Paley）解释说，"在二十四小时身体舒适的状态中，忍耐几个小时温和的中断"对人有好处。这一定程度上是因为，受苦受难者会体验到"对造物主和他们镇痛工具的满意与感激之情，比任何由其他类型的好处激发的都要强烈"。[87]

对像佩利这样的虔诚评论者而言，疼痛有两个相互矛盾的目的：它将人类共同体当中的大家团结起来，然后又打破这些纽带，旨在让疼痛者和他们更高的精神家庭融为一体。法国作家路易·贝特朗（Louis

Bertrand)在《受苦的艺术》（1936年）里探讨了这种张力。他认为，受苦是一种"慈善形式"。它将基督徒引向"更大的爱，让他和其余受苦的人融为一体"。可它同样鼓励疼痛中的人弃绝"此世"，激发"回归上帝"的想法。这一世里受苦之人形成的群体，最终会在下一世里蒙受恩典：疼痛中的人"重新攀上了我们第一对父母（亚当和夏娃）坠下的高度，自低等生活拾级而上，转向蒙受恩典的生活，那才是真正的生活"。

> ［疼痛中的人］可能在他的身体里继续受苦，然而灵魂异常欢悦，他感到，受的罪越多，就离下界的生活越远，离上帝越近。[88]

贝特朗将疼痛的两种功能结合起来。更常见的是强调第一点，也就是说，苦难是一种让**此世**的基督徒更加团结的机制。基督徒团体是在疼痛的熔炉里锻造出来的。例如1840年，曼彻斯特皇家医学与外科学院的学生们收到提醒：

> 疾病降临是上帝的明智安排，旨在让心灵谦卑、精进、改善；它的有益影响超出了患者，一直延伸到那些以帮助患者为目标的人；拉近情感纽带，鼓励大家履行这些美德——本质上既对人有益，又令神喜悦。[89]

他指的是基督教对医师的慈善要求（第8章里会探讨这个主题），不过同样适用于**所有**目睹苦难的人。《疼痛的平衡》（1877年）一书的无名澳大利亚作者在诗中更加简洁地阐明了这一点：

> 忍受煎熬和每一个阶段的

悲伤或考验,岂能不将它
当作新礼物来称颂,让我们可以感觉
和某些伙伴更加亲密无间?

诗人继续道,就连基督都必须:

行过尘世生活的一切弊病,
才可能在爱中理解和同情
终有一死的可怜孩子们。[90]

基督承受的折磨是"作出牺牲的受苦受难者"这一角色的例证,为了同别人实现更大程度的共享而放弃了生命。19世纪80年代,甚至《小伙伴》的年轻读者也收到了这样的教导:疼痛让我们学会"同情,也就是对别人感同身受的力量"。[91]

美国南北战争期间,护士爱玛·埃德蒙兹的一名患者给她讲了个(或许是杜撰的)疼痛故事,这诠释了在心怀同情的群体形成过程中,关于疼痛的交流是怎样帮上忙的。此人在战场上严重挂彩,虽然"非常渴,遭了大罪",离一滩脏水只有很短距离,却根本动不了。他回忆道:"我从来没有这么强烈地感觉到,失去了一切尘世祝福。"他躺在"黑暗田野"上,夜幕降临,身边别人也在"疼得直打滚,或者失血过多,昏迷了"。他开始想到:

了不起的上帝,赐其子基督痛苦万状地死去,为了我。上帝在我双眼仰望的天堂里,在那苦难景象和灿烂星辰之上。我觉得要赶快回家去迎接上帝,在那里赞美上帝。我觉得应该赞美上帝,哪怕当时在战场上受了伤。

思索了苦难是怎样无情地引领他走向天堂里的崇高团体以后，他开始大声唱歌给自己听：

> 当我清楚得知确信
> 天堂有我住处，
> 我就消除一切恐惧，
> 擦干一切眼泪。*

"我附近灌木丛里的一个基督徒兄弟"跟着唱了起来，"更远处另一个［士兵］，又一个，接上了词，让歌声在可怕的战场上四处回荡"，这让他又吃惊又开心。[92]认为自己被遗弃在战场上的伤员，在由同病相怜者组成的基督教团体内部得到了安慰，无论是今生还是来世。充满希望和正义的共同体被打造出来，取代了痛苦、孤立的凄凉之感。这名内战士兵并未明说，跟他一起唱赞美诗的那些伤员是为北方联邦还是南方邦联而战。这无足轻重：共同的疼痛体验让来自不同军队的人们在上帝恩典之下团结起来。

后来的战争中也有类似的例子。比如说，第一次世界大战期间，护士克莱尔·蒂斯德尔（Claire Tisdall）承认，她一直被"在伊珀尔（Ypres，比利时城市）失去深爱兄弟的剧烈痛苦煎熬着"，所以她"对他们［德国人］的感情相当负面，不像基督徒理应的那样"。然而有一天，她领到了照看一批德国战俘的活儿，那些人正要去医院。一个"非常年轻、脸色苍白的男孩"腿上受了伤，仰望着她，喃喃道："疼，疼。"她坦白："当那个脸色惨白的德国男孩仰头看我，说出'疼'这个英文单词的

---

* 英格兰公理会执事艾萨克·瓦茨（Isaac Watts，一译以撒华兹，1674—1748，被誉为"英文圣诗之父"）创作的赞美诗。

　　　　　　　　　　　　　　　　　　　　2　疼痛为何难以言说？

时候, 我心里仇恨的寒冰有一丁点软下来, 融化了。"[93]

在更加平淡无奇的层面上, 疼痛是家庭领域内"同情和自我牺牲的基础"。[94]回忆亲密的家庭关系时, 大家常常会想到和安慰的交流有关的记忆, 频率高得惊人。例如, 哈丽雅特·马蒂诺在晚年依然能想起来, 她小时候经历的严重耳朵疼痛。她回忆道, 母亲将她抱在膝上, 把她的耳朵"贴在温暖的怀里"。这件事过去几十年, 马蒂诺依然记得, 自己"非常开心", 希望"可以不用动了"。[95]别的例子里, 父亲强烈地认同他们妻子的痛苦——在产翁习俗中最明显不过, 丈夫会体验怀孕妻子的不适, 甚至分娩疼痛。一份重要文献解释了产翁制出现的可能原因, 包括丈夫建立父权的愿望、婴儿需要和谐地融入家庭与社区、父亲责任的刺激, 然而丈夫"模拟分娩阵痛和产妇疾病"的功能之一, 是锻造稳定、幸福的家庭。[96]关于疼痛的交谈可能创造高度性别化又非常团结的群体（比如核心家庭）。

最后, 在20世纪晚期和21世纪早期, 由同病相怜者组成的团体获得了互联网支持。事实证明, 经历各种疼痛的人都非常欢迎社会媒体与虚拟社区, 它们建立在共享经验的基础上。对许多患者来说, 当觉得自己的体验难以表达时, 这种交流和团体建构形式给了他们一条（对自己和别人）谈论疼痛的途径。这是"简"的看法, 她是WITSENDO（一个子宫内膜异位症患者的线上讨论组）成员。简回忆道, 她无法向爱人表达自己的痛苦, 直到有一天, 她在电脑前的时候, 他开始"从我肩膀上看过去", 读到其他患者写下的东西:

> 让他惊呆了。有很多事我不能自己用语言表达, 但另一个女人在写。我想: 这是我的故事, 那个也是, 那个还是, 加上这个的这部分……当那里还有别人的时候, 就多多少少证明这点是真的。然后他更理解了。有时候这挺让人沮丧的, 但有时候它就是两个人交流

的方式。[97]

对简来说，WITSENDO实现了三个功能：给了她一种语言，她能够借助它，勾勒出自己的疼痛；让她可以向爱人表达疼痛；还提供了一个团体，在其中她能够感到被认可。"身体朝向（Bodying forth）"[由心理治疗师梅达特·鲍斯（Medard Boss）创造的术语][98]进入网络空间，能够让疼痛的身体跳出地理、医疗力量和社会污名化的限制。

在玛格丽特·埃德森的戏剧《才智》中，维维安·贝尔灵对关于疼痛的语言感到绝望。对她来说，"今天感觉怎么样？"这个问题是种侮辱：她的剧痛不可言传，顶多招来些陈词滥调。然而，贝尔灵是埃德森文学想象的虚构。对许多疼痛中的人来说，恰恰是疼痛语言的熟悉感——它们平凡而家常——确保了交际价值和安慰属性。不过，传达疼痛是要付出代价的：可能需要很大努力，来唤起必需的能量；可能冒着让别人遭受痛苦的风险；目击者对它的回应甚至可能并非所望。然而对许多疼痛中的人来说，益处超过了这些负面可能性。疼痛叙述在受苦受难者和目击者身上会引起痛楚，这并不意味着它们应该被消音。事实上，就像我在此处（整本书里都会）提到的，疼痛最典型的方面之一是，它在多大程度上通过归属感的纽带让人们团结到一起。事实上，正是因为关于疼痛的交流如此**有效**，它们才既能诱发强烈的负面回应，又能引起强烈的正面回应。

3 "仿佛电流正在劈开身体"：疼痛的隐喻

几乎所有语言都是形象化的……炎症和发烧包含着**灼烧**和**沸腾**的画面……然而这是让某个事物的名字代表它的一部分；因此在我们头脑中占主导的甚至可能是名字，而非事物本身。这难道不是事实吗——关于治疗炎症和发烧，现在盛行的观念旨在灭火和降温？

——彼得·梅雷·莱瑟姆，1862 年[1]

当我们试图向自己和别人传达不愉快的感受时，形象化语言不可或缺。莱瑟姆敏锐地观察到，我们选择的隐喻对我们**感受疼痛**、对待疾患的方式有着深远影响。如果我们想了解过去的人们怎样受苦受难，就需要关注他们牢牢抓住的语言——目的是克服我在上一章里讨论过的，表述疼痛面临的某些障碍。关于疼痛的言辞充满了隐喻、明喻、转喻和类比。我提出疑问，为什么这类语言手段对疼痛体验那样重要？对疼痛形象化语言的探索能让我们推测疼痛**感觉**的历史变化吗？

我们将会看到，某些宣称自己的痛苦"难以言表"或"绝对转瞬即逝"的人，继续详尽地表达他们的煎熬。尽管弗吉尼亚·伍尔芙因疼痛"语言的匮乏"而哀叹，她却同样观察到，疼痛能够鼓励互动，而非让大家彼此疏远。上一章末尾简短地探讨了这点。试图向朋友、家人和医师传达自己的痛苦时，人们的口才不同凡响。因为伍尔芙观察到，"没有什么现成的语言"。

> [疼痛中的人]被迫自己创造新词,一只手里是疼痛,另一只手里是团纯粹的声音(巴比伦的人们最开始或许就是这样),来将它们压到一块儿,最后掉出崭新崭新的词汇。[2]

创造疼痛词汇的这一过程并不是孤立的:人们掌握着大量神学、医学、哲学、艺术传统,因此得以传达自己和别人的疼痛。就像维特根斯坦想象出来的群体——每个人都拥有"盒子里的甲虫"——那样,大家热情地向任何乐意倾听的人讲述自己的主观体验,尽管谁都不能确定,别人的疼痛(或者甲虫)是否和自己的一模一样。虽说存在这种不确定性,疼痛却照样可以无限分享。试图传达疼痛的努力并非全然无望。

形象化语言

在更加详细地分析疼痛者运用形象化语言的方式之前,大致简单介绍一下它们或许有所助益。形象化语言是运用联想、比较或者相似的修辞手法,对两个事物进行类比(例如"疼痛啮咬着他的胃")、明喻(例如"感觉疼痛就像只老鼠,啮咬着他的胃")、转喻(例如"啮咬在继续")。为简便起见,我会用"隐喻"一词来指代所有这些修辞手法。

亚里士多德在《诗学》里说,隐喻"就是赋予事物一个属于其他事物的名字"。[3]语源上,"隐喻"(metaphor)来自希腊语meta(转移)和pherin(超越)。通过隐喻,一个概念被转移到通常不会出现它的语境里,扩展了它的含义。隐喻让人们能够将一个主题(此处是处于疼痛中的实践)由尚不完备变得完整具体。因此,隐喻不光是交流的点缀,正如认知科学家雷蒙德·吉布斯(Raymond Gibbs)观察到的,它是

"特定心理映射，对日常生活中人们如何思考、推理和想象影响深远"。[4]
抽象的隐喻性概念产生于身体经验以及与环境的互动。身体积极参与
构成疼痛感觉的形象化过程和社会互动，文化也协同创造了生理身体和
隐喻体系。正因如此，在疼痛的身体和社会背景下对形象化语言进行分
析，可以让我们了解过去人们的**感受**方式。[5]

哪怕再粗略不过地观察人类语言体系，也会发现它们充满了隐
喻的修辞手法。实际上，这无法避免。因此，苏珊·桑塔格（Susan
Sontag）在《疾病的隐喻》（1978年）里提出的著名论断——隐喻本质
上带有污名性，在疾病叙述当中必须避免——是不可能的。她书里满是
丰富而优雅的隐喻，这颇具讽刺意味。[6]

当人们试图传达最难以言表的经历时，隐喻格外好用。此外，由于
对疼痛的叙述往往支离破碎，而非详尽的表达，对研究疼痛的历史学家
来说，分析隐喻可能大有收获。难以想象，没有这样的拐杖，人们怎么
（向自己和别人）传达疼痛的感觉和意义。以疼痛作为一种外部因素的
隐喻性联想为例，"感觉就像有一颗钉子扎进了我脚底"。伊莱恩·斯
卡里观察到，尽管钉子"和疼痛的感知体验并不相同"，因为钉子这个隐
喻"有形状、长度、颜色"，它"可以被描绘成存在于……身体的外部边
界上，它开始客观地外化，并使原本内在且不可分享的体验变得能够分
享"。[7]对目睹疼痛者的那些人来说，这个隐喻至少表明了她感觉的某些
成分。

至关重要的是，通过使用隐喻将内心感觉带入一个可知的外部世
界，承受煎熬者试图给他们的经历强加（和传达）某种秩序。这就是桑
塔格在1964年发表的有趣的短篇小说想要表达的内容。故事里，"疼痛
的人"尝试用各种各样的隐喻来描述他的痛苦，想要说清不容置疑的事
实——他正在疼。他以"疼痛是伤口"的隐喻开场。如果他的疼痛是伤
口，那么一定有人弄伤了他。然而是谁造成的呢？哪一个隐喻最能表达

他受伤的感觉？"疼痛的人"思忖道：

> 伤口要么是合同（那样的话就有终止日期，所有义务都取消了），要么是遗产（那样的话一直是他的，直到能够将它遗赠给别人），要么是承诺（那样的话必须遵守），要么是任务（那样的话他可以拒绝，尽管会被炒鱿鱼），要么是礼物（那样的话他必须珍惜它，直到交换出去），要么是装饰品（那样的话他必须看看是否合适），要么是错误（那样的话他必须查出谁犯了错，可能是自己也可能是别人，然后耐心解释这件事），要么是一场梦（那样的话他必须等着，直到醒来）。

他选择的隐喻——"不管是合同、遗产、承诺、任务、礼物、装饰品、错误，还是一场梦"——给了他理解、应对、表达疼痛的方式。[8]此外，他的选择提供了重要的线索，能够揭示他难以言说的疼痛的意义。

桑塔格的故事清楚地表明，这些隐喻性线索往往极端复杂。（例如，当一个人用"尖锐"来描述自己的疼痛时，她的意思是"范围狭窄、高强度、持续时间短"吗？）[9]它们同样常常让人困惑，特别是照字面意义理解的话。例如，说疼痛"像蓝色的火焰一样"，是什么意思？[10]一名男性说："我真的感觉肚子疼。我的意思是，生理上的疼痛——就像大象在踢我肋骨。"我们该怎么办？[11]不光肚子和肋骨之间的生物学距离很好确定，读者也可能会问，他怎么知道"真正"被大象踢可能是什么感觉。1845年，一名女性抱怨道，膝关节"就像三叉神经痛（原文为法语，tic douloureux）"，她是什么意思？[12]19世纪30年代，一名牙痛患者声称，自己"下巴有痛风"。[13]反过来，其他患者表示，牙痛出现在身体若干不同部位。直肠溃疡就像"钝钝的牙痛"（1871年）；[14]1909年，一名前奴隶写道，他"屁股上有牙痛，大概六英寸长"；[15]上腹部（epigastrium）的疼痛被描述成类似"胃里有牙痛"的感觉（1910年）；[16] 在第一次世界大战中腿被截掉的男性抱怨"我的腿有牙痛"；[17] 从脚手架上摔下来的泥水匠体验到的疼痛"像是右腹股沟里牙痛"；[18] 两次世界大战之间的几年里，有个人在蒸汽拖网渔船上干活，他回忆道，觉得"背上咔咔作响"，就像"背上有牙痛"。[19] 更让人一头雾水的是，1959年，有名教师将自己的下背痛描述成"像剧烈的牙痛——有时又像什么东西在移动，或者爬下我的腿"。[20] 背部疼痛的感觉可能就像爬行的牙痛。关于牙痛，显然存在某种富于交际性（和普遍性）的东西，所以在表达疼痛时，它如此容易引起共鸣。

神学家阿里埃尔·格卢克利希（Ariel Glucklich）在一篇题为《神圣的疼痛与可感知的自我》的深邃文章里，阐述了隐喻的这种神奇特征。格卢克利希指出，我们将疼痛描述成枪击、挤压、啮咬、灼烧、穿刺，然而我们当中有多少人真正经历过此类折磨？我们当中谁真正被"（老鼠）咬过"，那么我们怎么能知道它是什么感觉？不幸中枪的人描述，感觉就像"挨了一拳，然后是高热"，而神经痛患者抱怨说承受着"枪击般的"疼痛时，并不是这个意思。换言之，被步枪击中的疼痛和"枪击般的"疼痛之间似乎没有直接关联。[21]

首先提出这一看法的并非格卢克利希。1957年，伦敦国立医院的一名医师也观察到：

> 说"如坐针毡"时，我们明白，这种描述对应的共同经验和连续被"真正"针扎的实际感觉不一样。"灼烧"和"撕裂"的疼痛显然和被灼烧或撕裂的感觉不同。[22]

或者正如精神病学家乔治·恩格尔（George Engel）两年后所言：

心肌梗塞的人可能说，**感觉像是**胸膛给压扁了，尽管他或许从未体验过真正的胸部压迫，要是体验过，他就会发现，这和心肌梗塞的疼痛一点都不像。[23]

此类思考并非哲学家和医师的特权。1961年，东伦敦圣约瑟临终关怀医院（St Joseph's Hospice）里的一名老妇人试图描述自己的痛苦时，就提到了以上谜团。

快到打针的时候，我感觉好像被揍了，我是说，并不知道被揍是什么感觉，然而我就是感觉好像被棍子揍了，还有之后的感觉，你懂的。[24]

而且有趣的是，我们**的确**似乎明白她的意思。

我们怎么解释，"灼痛"和将手伸进火里之间缺乏任何直接感官联系？格卢克利希的思考能派上用场。他指出，"隐喻的选择"似乎"基于和工具或武器对人体影响的延伸完全不同的原理"。相反，隐喻本身就是个类比，主要基于视觉和时间上的联系。

要是某种疼痛体验具有忽然开始、忽然结束的时间形式，且在空间上局限于一小片区域，我们就叫它枪击般的疼痛（闪痛）。它类似枪击的"视觉形式"，而非枪击后果的疼痛特性……"锯割"般的疼痛将锯割的短期结构（有节奏、重复、具备频繁的峰谷）投射到锯子的视觉特征上。

被描述的是"感觉的时空模式"。[25]就理解人们体验自身世界（包括疼痛）的方式而言，身体和隐喻之间的对应关系非常重要。

1895年，精神病学家亨利·莫兹利（Henry Maudsley）提出了类似的看法，尽管方式稍有不同。他在思索人们描述那些似乎要吞噬自我的疼痛时面临的困难。"在绝望中"，莫兹利认为：

> 患者被逼采用最极端的夸张表达：疼痛就像一千把刀插进他脑子里，或者有锯子不断切割，他的神经就像烧得通红的铁，脊髓里有蒸汽在沸腾，腰和腿里有无数细金属丝在燃烧，仿佛电流正在劈开身体。

这些疯狂的描述事实上抒发了患者的疼痛。类似"绝对、无限、永恒"之类的词汇，它们标志着"清晰概念的否定和思想的无能"。它们反映了疼痛对患者最基本自我的"极端致残效应"。也许更重要的是，采用无节制的描述是这样一种尝试：

> 在他人心中激起相称的感觉，奇怪而让人迷惑的感觉，带来实在无法形容的痛苦。这些努力传达的不是思想，而是难以言表的感觉。[26]

因此通过语言，患者不光试图令自己的世界没那么混乱，还设法伸出手去，寻求他人的帮助和同情。富有讽刺意味的是，我们在第5章里会看到，不少医师相信，这些多彩而包罗万象的描述恰恰证明，患者在说谎或者夸大其辞。

司空见惯的隐喻

疼痛中的人会向目击者伸出手，试图表达自己的煎熬。他们运用了哪些形象化语言？这些语言又告诉我们，人们赋予自身痛楚怎样的含义？

展示这些主要隐喻之前，必须指出，具体化事件（包括关于疼痛的那些）例行公事地考验着常规语言的极限。它们常常通过发明和实验，以古怪的方式出现。谁会想到，头疼就像"一碗'Screaming Yellow Zonkers'在我额头后面拼命蹦跶"？——然而有名患者就是这样描述的。她显然很熟悉这种20世纪60年代的小零食，是用爆米花做的，裹上了金黄色的糖浆。[27]20世纪70年代，有名截瘫患者声称，感觉就像"一窝蛇在屁股里扭动"。[28]还有名患者将疼痛描述成"就像女王陛下税务稽查员的要求"。[29]一名有幻臂痛的女子则说，感觉就像"香槟气泡和水泡"。[30]而一名为慢性背痛所苦的男子表示："我的背太疼了，感觉自己后背曲线上压着一个大西柚。"[31]

在诗歌和文学当中，这类富有想象力的表达疼痛方式最常见。以《神经痛》（1809年）这首诗为例，疼痛的下巴被塑造成钢琴，"有些恶魔抓住了它／在上面演奏扣人心弦的乐章"。它将他脸上的每一根神经都

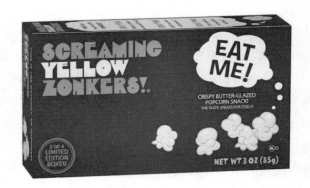

图3.1　一盒"Screaming Yellow Zonkers"，20世纪60年代流行的一种"松脆、有薄薄涂层的爆米花"，康尼格拉食品公司（ConAgra Foods）提供。

　　　　　　　　　　　　　　　3　"仿佛电流正在劈开身体"

变成了"被打红、蠕动、跳里尔舞（一种轻快的苏格兰或爱尔兰舞蹈）的毒蛇"，这是"残忍的酷刑"。[32]亨利·索尔·佐林斯基（Henry Saul Zolinsky）的诗《疼痛》（1921年）也用音乐来类比疼痛。

> 降临的寂静
> 当尖叫的弦，绷紧，
> 忽然断裂！——然后
> 回弹。[33]

从每个案例中，我们都能立刻辨认出，意象是会唤起疼痛的，然而所有离散元素的编译方式都非同寻常。

不过，过去人们试图传达自身疼痛时，有套形象化语言反复出现。这些隐喻自18世纪一直沿用至今。我接下来要讲的就是它们。可是后面的章节里，我们会看到，尽管有些隐喻一直有人在用，其他的却戏剧性地出现和消失。这两种类型的隐喻告诉我们，人们**感知**与**理解**自身世界的方式出现了转变。

疼痛言语当中，最常见的隐喻是将疼痛具体化为独立的实体。这么一来，疼痛是种对非参与（non-participating）身体的攻击；它或许无所不能，却照样可以在保持"自我"完整无缺的情况下与之对抗。例如19世纪末，写到自己的肾脏感染时，比尔·阿尔普（Bill Arp）将疼痛设想为颇具男子气概的敌手。用他的话来说：

> 毫无征兆，无情的疼痛天使忽然降临，抓住我左肾，就像他想要摔跤那样，在底下狠狠捏了捏，猛地将我抡了一圈，我疼得几乎喘不过气。他不断揉我，一路捧我回家，把我丢床上，我大喊大叫。[34]

叫作**疼痛**的这个独立存在也可以被概念化为具有女性特质的。例如19世纪中期，著名长老会牧师托马斯·史密斯写道，疼痛是个伴侣，他"童年起就认识了"。他描述了"我们怎样手挽手前行，住在同一幢房子里，是同一具肉身内的寄居者，睡同一张床"。他的疼痛是性别化的实体。

> 她就像变色龙，有各种颜色，又像普罗透斯（Proteus，希腊神话里的海神，以容貌变幻无常著称），有各种形状，通常像彩虹女神，是许多物质融为一体的结果。她有时沉闷而钝重，有时恒久不变，有时善变而稍纵即逝，——有时尖锐，然后又平缓——然后像光那么快，或者……拖着她缓慢的身躯。[35]

通过赋予这个名叫"疼痛"的独立实体性别，阿尔普和史密斯提供了许多信息，关于他们截然不同的感觉。对史密斯来说，疼痛是一个女人，他逆来顺受地和她共同生活；和其他女人一样（他暗示道），她善变、尖锐、沉重。反过来，阿尔普同他富有男子气概的敌手摔跤；他的痛苦囊括了同更强大对手的殊死搏斗。

将疼痛具体化为实体的举动，不一定都这么绘声绘色、引人共鸣。疼痛可能被简单地描述成"坏脾气的访客"[36]"怪物"，[37]或者就像第一次世界大战期间，有名年轻患者对护士说的那样，"别走开"，然后指着房梁喊道："疼，在那里！"[38]这名年轻患者将疼痛设想为独立的实体，第一次世界大战期间被榴霰弹严重击伤的吉卜赛人也是如此。一名冷酷的美国医师问他："喂，孩子——你怎么了？那该死的绷带下面是什么？"他回嘴道："下面有些疼，所以你碰我的时候留点儿神。"[39]对这男孩和士兵来说，疼痛是活跃的实体，在病房里徘徊，或者藏身于绷带下面。对其他人来说，这种独立存在可能无所不包。M女士是1961年圣约瑟临终

关怀医院里的绝症患者。她将自己的疼痛想象成独立的东西,完全包围了身体,就连别人靠近都会唤醒它。她说:

> 它——我要说,疼得太厉害了,我害怕任何人碰我,有谁敲我床或者靠近我的时候,我对他们说的第一句话就是"请别碰我。请别挪动我"……一定程度上,它是种迷恋,因为它环绕着我。

她用了强效镇痛剂来缓解这种压迫。镇痛让她觉得"真的非常舒服"。"似乎……我和疼痛之间有什么。像是美好的东西,包裹着我。"[40]

将疼痛设想为独立的实体,有助于对那个让人不快的实体发挥力量。比如说,我们刚刚看到,通过隐喻,M女士将止疼药想象成一种"层",在她和她的恶魔之间竖起屏障。哲学家弗里德里希·尼采或许正是这么做的——他打趣说,"我给自己的疼痛取了个名字,它叫'狗'",并且"和任何别的狗一样忠实,一样冒失而不要脸,一样有趣,一样聪明"。[41]这是个恰当的类比,它提供了一种外化的方法,从而对野兽般的疼痛进行某些控制。

这个比喻的扩展版本将疼痛设想为身体**内部**(相对于外部)的独立实体。《[阿德莱德(Adelaide)]广告人报》以轻松的方式运用了这个隐喻:"疼痛是内部实体。"这个小品——题目直截了当,《疼痛》(1927年)——描绘了一名"焦虑的母亲",她问儿子:"你脸色不大好,约翰尼,你处于疼痛当中吗(Are you in pain)?"约翰尼回答:"不,妈妈,疼痛处于我当中(The pain's in me)。"[42]这个说法相当滑稽,约翰尼坚持说,他不是自愿进入疼痛世界的;它是股侵入性力量。

在现实生活当中,患者并不觉得疼痛的这个方面好笑。人们可能想象,疼痛在患者体内**移动**。1777年,有名马车夫抱怨,他的疼痛"有规律地抽动和疾冲,就像什么东西正穿过它"。[43]或者说,头疼的感觉——正如爱丽丝·A. 在1901年经历的——可能仿佛"大概一英寸长的什么东西在她嗓子里动来动去，她的头顶似乎被刺痛，上下移动"。[44]或者说，它是个吞噬血肉的独立实体，疼痛咀嚼着患者的内脏，这是种"痛苦，**吃人的极度痛苦**"（1895年）。[45]这是个引人共情的隐喻，让人立刻联想到可怕的画面：被一种全能的生物自体内朝外撕咬。

重要程度排第二的隐喻——疼痛是某种撕裂、粉碎、扯破身体的东西——同这个隐喻相关联：疼痛是自在之物（存在于体内外都有可能）。在这第二种概念化当中，提及疼痛时用的是类比：它是伤人的刀、咬人的狗、燃烧的火焰。根据20世纪60年代的一项研究，医疗诊所里，接近60% 患者用暴力隐喻来描述他们的疼痛。[46]考虑到创伤和疾病往往是由身体完整性的破裂引起的，这不足为奇。

通常情况下，人们会指认出一种具体的暴力行为主体。这往往是动物——像尼采的狗。1875年，一名患者说，胃癌的感觉就像"雪貂上蹿下跳"。[47]1945年，《匹兹堡信使报》上的一篇文章里，作者这样描述阑尾炎的剧痛：感觉就像"我和体内的四只野猫'激战一场'"。[48]

没这么严重的疼痛包括类似刀割的那些，神经痛就被描述成"像一把加热的刀……刺透或者旋进血肉"，或者如同"炽热的钳子……将血肉自骨头上扯开、拧下"（1816年）。[49]19世纪50年代，一名患有乳腺癌的女性抱怨道："似乎每喘一口气，就有刀子将我扎个透心凉……似乎有个非常沉重的东西压在我胸口。"[50]1862年8月29日的第二次奔牛溪战役中，有名士兵吃了枪子儿，用他的话来说，这就像"粗糙的铁棒在指关节之间来来回回地戳"，同时"红热的铁块"灼烧他的手掌，手指上的皮肤给"刮掉"了。[51]1888年，一名非裔美国人说，疟疾是"大脑底部最暴烈、迅疾的疼痛，如同壮汉拿根钢丝一捅，左耳朵进右耳朵出"。[52]这跟"用烧红的打蛋器搅拌"和"烧红的匕首刺入我全身"差不多（1890年）。[53]还有个患者是这样描述他心脏病发作的：那是种"撕心裂肺的疼痛,就像刀子插进我胸膛,往上一直划到喉咙"。[54]

锤子也被认定为破坏身体完整性的武器。1894年,一名工人阶层女性描述,"有时候我感觉就像锤子在敲肚子……我没法形容"。[55]1962年,C女士在圣约瑟临终关怀医院里声称,她的疼痛既是锤子,又是毁灭性的老虎钳。

> 它要多糟就有多糟。我吸不进气……也呼不出气……什么都带不上来,什么都逼不下去……就像我在老虎钳里面,被压碎……主要的麻烦……是肩胛骨后面的疼痛……它总是有规律地抽动,就像有谁用大锤子敲。[56]

用来描述疼痛的武器不光是刀、锤子和老虎钳。20世纪初,鼻窦疼痛的感觉就像"烧红的圆锯"切开患者脑袋。[57]束缚绳也可能是破坏身体完整性的罪魁祸首。1811年,"心窝处的剧烈固定疼痛"让一名患者觉得,自己"像被绳子捆了起来"。[58]1869年,苏珊娜·穆迪(Suzanna Moodie)抱怨说,她为此所苦:"憋闷的痉挛似乎将我往上拉,如同紧紧捆在下半身的绳子,经常让例行排便非常艰难和痛苦。"[59]它还可能是扰乱正常身体功能的什么东西,就像19世纪90年代,有人将消化不良描述成"感觉胃好像松开了"。[60]

疼痛体验越复杂,患者所使用的隐喻就越精微,指认出的行为主体也越有可能不止一种。因此,腹部的剧烈疼痛不光被描述成"灼烧",还有"扯裂和啮咬"(1876年)。[61]安妮·桑德斯(Anne Saunders)女士"几乎一直为恼人的刺痛所苦"(1877年)。[62]19世纪70年代,伦敦医院收治的一名裁缝主诉"双肺下部有啮咬痛和闪痛"。[63]19世纪90年代,对神经痛的描述是"刺痛、拧痛、灼痛";[64]一名患有腹部肿瘤的女性将它描述成"刺痛、割痛、闪痛";[65]而格拉斯哥癌症医院里的患者说,

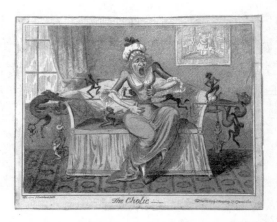

图3.2 《为胆酸之痛所苦的女人》，乔治·克鲁克香克（George Cruikshank）的彩色蚀刻画，根据弗里德里克·马里亚特上校（Captain Frederick Marryat）的原作，1819年，惠康收藏馆，V0010874。她觉得自己的腰被绳子捆住了，被恶魔勒紧到无法忍受的程度。其他恶魔用长矛和干草叉戳她。她身后墙上的画里是一个酗酒的女人。

他们的疼痛是"剧烈的刺痛……割痛……啮咬……尖利……下坠……闪痛"。[66]

再一次，我们发现，人们所用的隐喻是高度性别化的：痛苦越"男性化"，特定的武器就越强大。看看分别用于表述风湿和痛风症状的形象化武器，就能说明这一点。《痛风的长处》（1859年）里的描述如下：

> 将你的脚趾塞到老虎钳里；拧动螺丝，直到再也忍受不了疼痛，这是风湿。多拧一圈螺丝，这是痛风。在所有方面，痛风都占优势。就像从语法上讲，阳性比阴性"更有价值"，而阴性比中性更有价值（我想是的）！[67]

就连讽刺诗都强调这种性别差异（顺便说一句，还有阶层差异，因为众所周知，痛风是种"富人病"）。所以，《痛风，一首十四行诗》（1875

3 "仿佛电流正在劈开身体"

年）将痛风患者称作"不在乎封邑和王座的人"。而风湿则不同：

> 风湿病最严重最严重的老婆子，
> 弯着腰，膝盖几乎碰到肩膀，
> 会相信她的疼痛和煎熬是一件宁静的乐事
> 和那些得了痛风的凡人要承受的相比！ [68]

第三常见的隐喻提到了它的温度。疼痛是热量：它是火焰或太阳；它烧焦、煮沸、燃尽。1884 年，贝尔维迪尔发热医院（Belvidere Fever Hospital）收治的小男孩说，肚子里疼得"像烧烤"。[69] 疼痛是个移动的子宫，"不管她走到哪里，都像火一样"（1933 年）。[70] 如同闪电，它骤然来袭，让血肉焦枯。[71] 牙医在没有任何麻醉止痛剂的情况下给一名年轻墨西哥移民治疗，让他的牙齿"冒烟"（他父亲却只是咆哮道，"爷们点儿，该死的"）。[72] 1937 年，K 女士将她的风湿病描述成"炽烈的岩浆"，或者"就像热铅倾泻进她的手掌"。[73] 1960 年，一名终末期患者也提到了灼热的疼痛，他哀叹道，自己"因疼痛而不得安宁，就像坐在滚烫的炉子上"。[74] 或者正如当代美国偏头痛患者的简洁叙述：

> 我脑袋疼得发烫，
> 留下烧焦的痕迹
> 在雪白枕头上。[75]

尽管隐喻让疼痛具体化为独立的实体——最重要的是，某种撕裂、粉碎、扯破身体的东西，或者燃烧的东西，不过也有其他的，包括将疼痛想象成重量或者颜色。疼痛是一种难以忍受的重量，反复将人们"击倒"，它源自这个事实：疼痛者会撤回床上。[76] 或者，它"像影子一样落

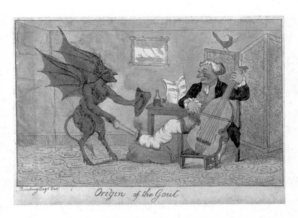

图3.3 《痛风之源》，彩色蚀刻画，根据亨利·威廉·本伯里（Henry William Bunbury）的原作，约18世纪80年代至1800年，惠康收藏馆，V0010848。痛风（由过度饮酒引起）被描绘成一种燃烧的疼痛，是恶魔用烧红的钳子造成的。黑鸟预示着更加糟糕的事情在后头。

在我们脚上"。[77]一抹色彩可能划破疼痛的灰暗：疼痛是红色或者紫红色的（"一口涌动着红色剧痛的水井"，或者"黑色圆形铁球，是血渍般的铁锈色，长满尖刺"）。[78]生理上的痛苦让身体沦为一团血肉糊。

隐喻的多样性：理论问题

要是我对深陷疼痛者所使用的形象化语言的分析始于那些几百年里保持不变的隐喻，并以此结束，那么它就是不完整的。毕竟，许多其他研究疼痛的人已经观察到，疼痛者在试图向别人传达自己的煎熬时，会使用形象化语言。[79]然而，只关注连续性是种误导。接下来的几节里，我会探索疼痛交流的创造性和多样性。自18世纪到现在，描述疼痛的形象化语言有什么**改变**，关于昔日人们实际上体验疼痛的不同方式，这些改变又能告诉我们哪些内容？我们会看到，新的隐喻应运而生，其余

　　　　　　　　　　　　　　3　"仿佛电流正在劈开身体"

则被悄悄抛弃。这些观念变化的原因可以归纳成三大类：生理学肉体观念的变化、外部环境的发展、意识形态改变。

　　为了理解隐喻使用方面的改变，有必要后退一步，简短探讨隐喻最早是怎样出现的。在《我们赖以生存的隐喻》（1980年）里，语言学家乔治·莱考夫（George Lakof）和哲学家马克·L. 约翰逊（Mark L. Johnson）主张，隐喻基于体验。[80] 在《心灵中的身体》（1990年）里，马克·约翰逊观察到，现实是"由我们身体运动的模式、空间和时间定位的轮廓、同物体的互动形式塑造的"。[81] 莱考夫和约翰逊的《肉身哲学》（1999年）里，更加简明地表述了以上观点。"我们的心灵，"他们坚持认为，"体现在这个深刻的意义上：我们思想的结构源自我们身体的性质。"[82] 雷蒙德·吉布斯也利用了身体和语言之间的辩证法，他声称人们的"体验导致了对抽象概念的隐喻性建构，这反过来限制了说话者对语言的使用和理解"。[83] 基本的身体动作，例如"推、拉、抓、站、走、同物质环境的互动"提供了"更基本的知识形式"，精神病学家劳伦斯·基尔迈尔（Laurence Kirmayer）解释道，"更加抽象的概念建立在更加简单的隐喻'脚手架'之上，反过来，后者又可以追溯到感觉运动的意象图式（sensorimotor image schemas）"。借助这种方式，隐喻"在身体赋予和文化形构的社会世界之间架起了桥梁"。[84]

　　鉴于疼痛感知影响自主神经唤醒（像"战斗或逃跑"状态）、心血管反应、感觉和运动功能的方式，这不足为奇：基于身体的图式是疼痛语言的核心。我们已经看到，这是许多长期存在的疼痛隐喻——也即疼痛作为一个独立实体，或者破坏身体完整性的东西——的背景。在那些例子当中，身体不光是感觉和行动的容器，也是一种思维方式。借助此类方式，自主神经唤醒、心血管反应、感觉运动运转影响人们的思维方式：身体给所采用的隐喻提供了可能性（包括限制条件）。对这类概念性隐喻的分析阐明了人们通过感觉运动经验思考的某些方式：我们的心灵有着具身性。用吉布斯引人共鸣的短句来说："认知是身体跟世界相遇时发生的事情。"[85]

这些关于隐喻和身体的思考方式颇有助益，然而它们遇到了一个重要问题。上述模型难道不会带来这种威胁吗——让疼痛描述"扁平化"，让身体普遍化？生理学身体难道不是哪里都一样吗？要是如此，世界各地的隐喻难道不应该非常相近吗？语言学家於宁（Ning Yu）相信，这两个问题的回答是"对"。她指出，尽管存在"人种或民族特性"，人们却"有着同样的基本身体结构和同样的一些身体经验与功能，这从根本上将我们定义为人类"。因此她推断，这"也说明我们的身体……可能是隐喻性映射的普遍来源领域"。[86]换言之，若隐喻是自生理感知当中提取的，那么它们必然超越历史和国界。

表面上，这貌似言之成理。然而哪怕只是草草浏览一下世界各种语言，都会发现数量惊人的非通用隐喻。麦吉尔疼痛问卷（McGill Pain Questionnaire，一份浩大的疼痛描述语清单，是20世纪60年代在美国开发的）并不总能直接翻译成其他欧洲语言。两位芬兰专家报告说：

> 将此类专业词汇翻译成其他语言，却不丧失有效性，这是不可能的。原因在于，就类别/强度而言，没有一本词典包含可靠而有意义的相应表述。[87]

事实上他们发现，问卷里"惩罚的"这个类别，在英语当中同"对某些罪恶（可能真实存在，也可能基于想象）的惩罚"这种想法有关，讲芬兰语的人却完全无法理解。"是由于芬兰的文化背景不能将疼痛和惩罚联系起来，还是仅仅由于所给的词汇和它代表的情感没有联系？"他们发问。[88]

当他们转而观察亚洲和印度的疼痛表述时，发现差异倍增。例如，

3 "仿佛电流正在劈开身体"

萨哈林岛（Sakhalin，也叫库页岛）上的阿伊努人（Ainu）会抱怨"熊一样的头痛"，它就像熊的沉重脚步；"麝一样的头痛"就像鹿跑起来的步伐，更加轻快；"啄木鸟一样的头痛"就像啄木鸟一下下敲树皮。关键在于，这几种头痛不会出现寒战。会出现寒战的头痛要用水生动物来打比方：例如，"章鱼一样的头痛"有吮吸动作，"螃蟹一样的头痛"则具备独特的针刺感。[89] 在印度，不光用火焰和燃烧的煤炭来形容疼痛的灼热，还可以说"炒焦的鹰嘴豆"；它的重量被比作"一堆谷粒"。和许多其他国家一样，在印度，关于疼痛的日常语言并不区分身体难受和情感煎熬。[90] 在关于诊断的第5章里，我会更加详细地探讨这些差异。分析了英语、泰语、日语里的疼痛表述以后，法布雷加与泰玛观察到："一定程度上，文化和语言事实上可能影响感知、思维和认知，那么相同程度上，它们也可能影响疼痛的实际体验。"[91]

值得注意的是，对于为什么普遍的人类生理机能并没有导向普遍的隐喻这个问题，有另一种回答方式，即质疑我们所说的生理机能的含义。这并不等于说不同文化或不同历史时期的人以独有的方式**评估**生理机能。例如，於宁承认，文化"在观察身体及其给隐喻打基础方面，具有解释功能"。相同的身体部位或生理过程对不同人群意义可能不同。所以她指出，这并不奇怪："不同文化和语言当中，会选择不同身体部位或身体经验，来映射和构建同样的抽象概念。"[92]

我同意於宁的观点（将在后面进一步讨论这些选择过程），然而我觉得，她的论点还不够深入。在她的模型中，重要的是不同文化对身体部位和过程的**诠释**或**评估**。这些评估上的差异当然存在，并在解释不同的隐喻性映射方面起到了重要作用。可是对於宁来说，人类生理本身始终是给定的事实，而我要论证，生理状况深受文化和隐喻影响。

第一，哪个生理学家都不会否认这种说法：个体有着微妙的生理差异。许多生理事实都是关于概率的。不使用的肌肉会萎缩；得到"锻炼"的神经官能和被忽略的那些以不同方式发展。个体生理状况都是独一无二的，受不同DNA和分子结构、反馈系统、条件反射等因素影响。英美社会里，对所谓"普遍人体"的预测，通常是基于男性样本和骨骼、组织、肌肉、体液、脂肪的**特定**位置。然而，人类生理就形态和功能来说，要比这一模型假定的丰富得多（男性/女性、健全/残疾、娇小/肥胖）。并非所有人在生理上都能来月经、梦遗、经历临产阵痛、哺乳、长胡须（仅举几例）。不同身体有着不同的生理状况，因此**感觉**不同。我们期望看到反映这些差异的隐喻。

第二，值得一问："生理"是什么意思？没有谁会怀疑，人体是实在之物，由体液、脂肪、组织、肌肉、骨骼构成，都包裹在皮肤里，而且实用地以头发和指甲点缀。不管你是谁，血液都会"循环"；神经都会"激发"；神经元都会"活跃起来"。然而这些认识生理"事实"的方式都基于隐喻。仅仅这么说是不够的：取消了隐喻，血液还会循环，神经还会产生交感反应，神经元还会传递信号。关键在于，人们和文化隐喻性地塑造生理的方式会对"什么是生理"造成深刻影响。唐娜·哈拉维（Donna Haraway）正确地指出，个人身体"存在于名为'人类劳动'的自我创造过程之外，就这个意义而言，它并非自然的"。[93]生理学肉体并非免受文化影响的客体。在每一点上，生理事实都被赋予文化意义，这些意义并非什么存在于前社会宇宙中的东西，而是生理组织中不可分割的一部分。换言之，情形并没这么简单：文化将什么东西"铭刻"在"自然"的前社会生理上。生理过程和赋予体液、脂肪、组织、肌肉、骨头、毛发、皮肤的各种文化意义无法拆分。讲得直白些，18世纪的体液生理学和维多利亚时代的解剖学家，甚至21世纪的神经学家描绘的不一样。这并不是否认，所有人类的大脑活动（试举一例）都牵涉受体、离子通道、核酸、酶之间的复杂相互作用。然而在社会和环境背景下，这些相互作用才有意义。问题变成了：要是一个社会不存在血液循环的概念（像

17世纪时），血液会循环吗？会，然而不是我们所知道或——重要的是——所经历的。显然，血液做着什么：例如，它在按照天上的行星运动，但这完全是另一回事。关键在于，对形象化语言的**选择**讲述了它自己关于生理根本观念的隐秘故事。身体的生理模型将大家的注意力引到某些东西上，而不是别的，从根本上影响着什么会被**注意到并**被赋予意义，以及什么会被认为次要。生理学肉体是由将肉体带入世界的形象化语言构成的。形象化语言"揭示"了这个世界里我们的存在。

隐喻的多样性和生理学肉体

这一点可以通过回顾昔日人们对生理学肉体大相径庭的观念来说明。然而，要是昔日人们概念化生理"事实"的方式全然不同呢？过去几个世纪里，人们用以构建生理学肉体的隐喻当中，最显眼的一组源自体液理论——在19世纪以前的大部分时间，它占据主导地位。就肉体和它运作方式的概念化而言，这种转变显著影响了受苦受难的人们用以传达疼痛的隐喻。

后面某章里，我会探讨18世纪的交感神经系统生理学，它催生了自己的隐喻。[94] 尽管对生理学思想来说，交感神经系统是个重要贡献（至今还在使用，虽说只是打比方，像"她同情他"），19世纪以前的大部分时间里，体液理论都稳占上风。根据体液理论，身体由粘液、黑胆汁、黄胆汁、血液这四种液体组成。个性类型（粘液质、忧郁质、胆汁质、多血质）同这些体液相关。还有三种作用于体液的精神：自然、生命、动物。不同于到20世纪60年代才占据主导地位的生物医学模型，在这个模型当中，肉体、头脑、灵魂之间的区分并不明晰。疼痛是失衡或者不平衡的结果。疾病不光是生理紊乱的结果，也是关系紊乱的结果。按照历史学家尤林卡·鲁布拉克（Ulinka Rublack）写一名16世纪患病使节时的说法：

身体本身并没有被看作一个整体、一个界限清楚的实体，而是……被理解成什么不断变化、吸收和排泄、流动、出汗、被放血、做吸杯治疗、净化的东西。它显然处在这样的环境下：同世界的关系不断变化，其确切效果向来不稳定也不可预测，所以人们只能屈服——让血液冻结的恐惧、突如其来的颤抖、出血、排尿，正是这些绊住了布舍克（Bushecq）大使的脚步。[95]

因此，关于疼痛体验的起伏涨落，体液理论提供了丰富的形象化语言。约翰·赫维（John Hervey）在1731年这样描述他姐妹的病痛：

[她]让黏液哽住了，被无休止的咳嗽折磨，胃一直难受，四肢剧痛，突发歇斯底里，脖子和关节处一节一节肿胀，还有各种紊乱，这是由于变质的黏稠血液太黏也太弱了，无法正常循环，在每一段狭窄通路停下来，导致全身所有细小、发炎、肿胀的血管剧烈疼痛，在那些最容易伸缩的部位产生肿瘤，让胃肠不断堵塞、绞痛、费力地运转，由于缺乏力量——产生应有的分泌物、通过身体自然渠道和皮肤毛孔排出，可以随汗水排出的物质倒退回那里。[96]

这段记述当中，疼痛是自然血流堵塞。它渗入身体所有部位，不仅仅是特定器官。1755年，托马斯·格雷（Thomas Gray）描述，自己的疼痛在"身体"里"漫步"，直到它们"转变为痛风"。[97]对爱德华·扬和他的医师来说，疼痛会循环：从一个部位赶出去，它就会迁移到另一个。1762年，他描述说：

我受**风湿痛**折磨已经快三十年了，现在它们早已完全停止。医师们告诉我,**老天**将一切**伤害**都扔到了我的**眼睛**和**头**上。我已经承受了,而且还在承受严酷的处罚,却没什么目的。[98]

霍勒斯·沃波尔(Horace Walpole)在1765年写道:"6月底,一只脚得了痛风,很快另一只也得了,痛苦不堪,然后它就不会从我的脚、头、**胃**、两边手腕和两边肩膀上消失了。"[99]乔治·切恩(George Cheyne)将疼痛描述成这样的结果:"原先松弛的**膜**和**血管**塞得[太]满,有些破裂,强度和弹性不足以将可以随汗水排出的**风**和**蒸汽**挤走,它们滞留在**膜**上,造成危害。"[100]1811年,伦敦诊疗所一名患者使用的语言也是如此,她描述说:"肚子的疼痛,飞到了脑袋上;疼痛一开始似乎……更像是停滞。"[101]

鉴于这类理解身体的方式,区分肉体和精神上的疼痛就没什么意义了。18世纪时,在评论者看来,疼痛受"动物精神"的流动(个体内部和人与人之间都有)、行星排列、人际关系、饮食、天气影响。一个人的性情、饮食、气候、和别人的关系都会影响到他的疼痛。所以在1776年,大卫·休谟(David Hume)的医师发现了"**我心烦意乱的原因**":"**肝脏**里的**肿瘤**……差不多**鸡蛋**大,又扁又圆。"医师建议他"**运动和锻炼**,甚至长途**旅行**"。[102]这和现代对"实体解剖"和"器官相互产生生理作用"的迷恋相去甚远。[103]有了细菌理论,隐喻就让位于某些更加机械论、侵入式的东西。体液生理学的消失,也导致了身体疼痛的意象更加个人化:身体更加受限、更加孤立。

隐喻的多样性和环境背景

对生理学肉体理解的变化,是关于疼痛的不同隐喻的主要来源。可是,它们并非唯一随时间推移而发生巨大变化的隐喻来源。社会和物质环境也需要考虑进来。本章前面我提到过，假定身体（因此还有隐喻）具备普遍性，这是错误的。虽然我主要聚焦于身体和隐喻之间的对话，当转向批评关于人体生理学普遍性的假设时，我却必须留意社会和环境相互作用的影响——不光在**表现**身体上，还在**创造**身体上。下一节将阐明这个论点，强调上述相互作用的影响。换言之，到目前为止，我的模型主要涉及两个方面：隐喻和身体。然而现在，我要转向第三个方面：文化互动。创造了语言和隐喻的身体是一个社会实体。身体和语言的纠缠只出现在社会情境当中。正如我在第1章里援引的：维特根斯坦观察到，"心理语言之所以意义深远，不是由于它能够揭示、标记或描述心理状态，而是由于它在社会互动当中的功能"。[104]疼痛感受出现在环境内部复杂交互的背景下——包括同物体和他人的互动。[105]

例如，许多疼痛隐喻都来自平日碰到的东西——袜子、橡皮膏、啼哭的婴儿、非处方药品。比如说，在1799年，疼痛"似乎离我而去，就像我把它和长裤一起脱掉了。它降得越来越低，直到最后，我好像将它从脚趾上抖了下来"。[106]19世纪30年代，一名牙痛患者将自己的疼痛描述成"脾气不好的婴儿"，他试图通过"前后摇晃身体"来让它平静。[107]19世纪90年代，43岁的汉娜·D.（Hannah D.）在皇家自由医院（Royal Free Hospital）抱怨道，疼痛就像"非常强力的橡皮膏，将血肉从骨头上拽下来"。[108]1899年，在伦敦医院，有人听到另一名患者如此描述她的疼痛：

> 啊，姐妹，我头疼得厉害，快冒泡了，我吃了塞德利茨（Seidlitz）粉，它嘶嘶往上蹿，更糟糕了，现在粉沉在我眼珠子后面，特别不舒服。[109]

从日常接触的实物（像塞德利茨粉或者橡皮膏）中提取的隐喻是高度易变的：它们来自不断变化的商业、广告、家用技术。还有其他更加明显的方式——环境改变导致了可用意象的巨大变化，让疼痛变得越发具体可感、能够传达。

试举一例，战争提供了丰富的形象化词汇，可以用来形容疼痛体验。当然，将疼痛想象成对身体发动战争的侵略者，这由来已久。例如，它出现在约翰·但恩（John Donne）的《紧急时刻的祷告》（1624年）里，疾病本身被描绘成王国之间的激烈武装冲突。[110] 然而，随着19世纪六七十年代疾病细菌理论的发明，这种隐喻才一飞冲天、占据优势：疾病（还有与之相伴的疼痛）和细菌之间的关系，很容易被概念化为战争术语。就这样，疼痛状态的**普遍**体验通过隐喻和军事侵略联系了起来。例如在1875年，《伦敦新闻画报》宣称，老年人应当熟悉这些：

> 飞逝的短暂剧痛，意味着血液里潜伏着某些敌人，要是不用恰当且强有力的药物与之战斗，早晚会发展成严重疾病。

作者继续写道，"类似的事情在国家中可能经常观察到"。毕竟，对身体的威胁（就像来自敌国的）可能逐渐出现。它"通常事先低语"，然而这种"剧痛"是"可怕现实的前兆"。[111]《"镇痛剂"评论》（1887年）的作者采用了相近的修辞手法。他援引了莱瑟姆的名言："所有人通过自己的感知经验都能明白无误的事情，无法用语言表达得更清楚。因此，让我们简单地将疼痛说成疼痛吧。"然而他接着写道："每个英格兰人心中都潜伏着强烈的渴望：知道他要对抗的敌人的外形和模样。"因此，疼痛在器官或神经开始肿胀时出现，对别的身体部位造成"不公平的侵害"："出现病理性战争时，健康状态下以国际礼让共处的器官"开始"高声呼喊"。

> 疼痛是新的好战敌人，而且一定是死对头。当敌人以明显神经

痛的形式到来时，我们好像在跟他近距离搏斗。[112]

这些军国主义隐喻对受苦受难的男孩和男人特别管用，因为它们以男子气概和军人英勇的修辞掩盖了疼痛。工人阶层男孩彼得·马歇尔（Peter Marshall）就是这种情况，他回忆了胳膊骨折住院一阵子以后回家时的感受。用他的话来说：

> 我是从光荣战场上回来的负伤战士；我的胳膊，僵硬而骄傲，是勇气和苦难的象征——我会将它展示给那些满心羡慕的朋友们看，向他们讲述那些黑暗而陌生的地方，疼痛司空见惯、平平无奇，男孩们坐着睡觉，好像这是世界上最自然的事情。[113]

肉体痛苦和战争之间的这些常规类比，经常提及具体武器。例如，较早的战争隐喻会将疼痛形容成"装备了长矛或箭袋的袭击者"，[114]而更新的隐喻会认定，武器是炸弹、机关枪、火炮攻击。根据1900年的一份记录，"剧痛，如同被装填立德炸药（lyddite）的炮弹击中"，压垮了摔跤手，当时英军引入这种炸药仅仅四年。[115]疼痛是毁灭性、可怕、无法预测的；它"像手枪开火一样猛击"（1869年）。[116]脊髓痨（Tabe dorsalis, 由未经治疗的梅毒造成）会引起疼痛的"尖锐闪光"，"如同机关枪开火"（1952年）。[117]三叉神经痛的来临被描述成"一连串短暂而尖锐的瞬间发作，就像电击或者机关枪开火"（1968年）。[118]

战争隐喻在20世纪越来越突出，这一定程度上是英国和美国社会越来越军事化的结果，不过也可能是对引入更有效的镇痛剂（像阿司匹林）的反应。毕竟，这些止痛药本身的营销就咄咄逼人，运用军国主义术语。尽管"止痛药（字面意思'杀死疼痛'）"这个词第一次在英语中出现是1845年——和专利药品"佩里·戴维斯（Perry Davis）止痛药"有关，[119]《泰晤士报》上的镇痛医疗广告第一次使用"杀死"这个术语却是1941年。上下文是这样的：顶着"Genaspirin能迅速止痛——及时行动！"的大标题，一名女性上班族声称，她"不能浪费时间头痛，现在我们人手短缺"，所以她吃了两片Genaspirin（一种阿司匹林），疼痛很快"被消灭"了。[120]第二次世界大战期间，这类广告对癌症的描述也第一次运用了军国主义术语。1940年的一则广告宣称，"击败沉默的敌人"：皇家癌症医院需要捐款，来"加快对**癌症**的攻击，不管它在哪里昂起面目狰狞的头"。"癌症不宣战就会来袭"，这让人反感。[121]

人们不再将疼痛设想成必须被动忍受的实体。相反，它是一个要与之战斗、最终打败的"敌人"。当药物根除急慢性疼痛的可能性有限时，忍耐可以被判定为美德：有效的镇痛手段（至少针对急性疼痛）引入以后，被动忍耐变得有悖常理，而非精神可嘉。后一种情况下，患者和医师都有责任解决疼痛问题，火力全开。

或许这就是军国主义隐喻在当代疼痛叙述里异常突出的原因。在一个很多人都不相信"自我"会在肉体死亡以后幸存的时代，疼痛是对个体最基本身份的攻击。它是终极"敌人"。因此，在2002年一系列对大肠癌患者的采访当中，最常见的说法是这样的：疼痛是"侵入我身体的敌人"；它"显然是敌人……难以置信……没有理由……为什么这会发生在我身上"。这些患者抱怨道，他们身体的完整性被"想伤害我"的"恶毒"敌人侵犯了。癌症是一种痛苦折磨，"必须解除……必须处理"。[122]或者，用一名女性谈到她肿瘤时的话来说，"觉得它是我身体里的不速之客，我开始这种细胞毒性治疗时就想，现在这是给你准备的"。[123]

军国主义隐喻的用途不仅是理解疾病和疾病造成的疼痛，而且正如文化评论家斯科特·蒙哥马利（Scott Montgomery）的中肯表述，到19世纪末，它们"被迅速采纳为所有疾病的科学指导模型"。[124]

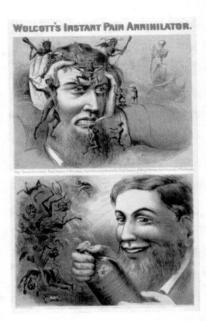

图3.4　沃尔科特的瞬间止痛剂(约1863年),对它的营销是,一种武器,可以杀死敲打和刺穿患者头部的恶魔,五个恶魔是黏膜炎、神经痛、头痛、神经衰弱、牙痛,它甚至让死亡本身落荒而逃。这种药的确切成分不详,然而包括乙醇和鸦片。图像引自:http://www.opioids.com/pain-demons.html. Prints & Photographs Division, Library of Congress, LC-USZC2-36。

许多病志(指专注于疾病的记录)都起了"私人战斗"(1979年)或者"赢得化疗之战"(1988年)一类的题目。[125]蒙哥马利甚至阐明,以上隐喻盛行到了这种程度:它们也渗入生物医学反对者的话语当中。[126]

　　就用以表达疼痛的形象化语言来说,如果第一个同环境有关的重要变化是军事隐喻的增加,那么第二个重要变化就是引入了关于铁路的隐喻。19世纪中期的特点是对铁路的迷恋,这个比喻几乎立刻进入了关于疼痛的隐喻语言。或许这并不奇怪,因为铁路本身特别适合活灵活现

　　　　　　　　　　　　　　3　"仿佛电流正在劈开身体"

地描述循环系统、神经和血管，铁轨对应钢铁材质的疼痛神经，火车头对应悸动的炎症。

很容易将疼痛描述成铁路事故，19世纪中期，这种现象在大西洋两岸都引发了大规模恐慌，不光催生了大量关于死亡的报道，还发明了一个崭新的诊断范畴，叫"铁路脊柱"（今天所理解的心理创伤的前身）。疼痛叙述很快将铁路事故的具体意象转移到完全不同的语境当中——比如说，神经疼痛。用1862年瓦伦丁·莫特（Valentine Mott）医师写到神经痛时的话来说：

> 承受剧烈神经痛的时候，我见过最勇敢、最刚毅的男人像孩子一样淌眼泪。就像在强有力的发动机里，负责人拧动小钥匙，怪兽立刻被唤醒，沿着道路猛冲，在它威严的力量中尖叫，喷出火焰，所以百战英雄要是神经纤维偶尔给压到了，就会剧烈痉挛，挣扎着逃避无法忍受的严重创痛。[127]

莫特利用了工业和战争富有男子气概的意象。对他来说，疼痛是一头机械怪兽，让战争英雄沦为孩子。它是一声尖叫，就像火车鸣笛。它是燃煤的火车头散发的灼热。就像在铁路事故当中，它随机冲向某个人（偶然落到某个特定的人头上），灾难的原因可能简单而微小，它或许不过是压到了一根"神经纤维"，然而是万能且无法逃避的。

莫特写下这段话差不多一个世纪以后，铁路事故依然是疼痛隐喻的重要来源。对这种隐喻图式的详尽阐述，可以在20世纪中叶采访一名美国患者时看到。他相信疼痛是一种警告信号。因此，在作出准确诊断之前服用止痛药是危险的。他表示：

> 在出现你不了解、不知道它源自哪里的疼痛时吃止痛药，就和

铁路上的工程师是一样的。他来找信号,然而不确定那个信号是什么样子,所以摆弄着他的测量仪器,没看它就走过去了。行吧,没事儿。一段时间里也许不要紧,可有时信号会变红,他可能发现铁轨上有东西,然后可能是吓人的撞车事故。

担心铁路和神经疼痛之间的隐喻关系还不清楚,他详尽阐述:

> 现在——嗯——这种疼痛……我认为是心理因素引起的。但是这里有个小警告,我下得有点太深了。我最好放松点。现在要是我继续用止痛药来消灭它,我的警告就没了;我会继续挖掘自己的储备,直到有一天——可能我会遇到意外或其他需要利用储备的事情,我却什么都没有。[128]

疼痛是警告体系,就像铁路信号:忽略了它,可能有致命后果。

火车头和事故是工业时代可以有效传达疼痛感觉的许多比喻之一。通常情况下,人们谈论疼痛的身体时,就像它是一台出了毛病的机器,医师就像一种机械师,工作是"修理"机械装置。1939年,一名评论者说,风湿痛"阻塞了(机器的)活动部件"。[129]

毫不奇怪,机械隐喻同颇具男子气概的职业有关,更可能是男性(而非女性)将自身疼痛概念化的方式。正如某些男性患者所言,疼痛是"神经周围生锈""滚珠轴承有问题""韧带扭曲"导致的。[130]有些男性甚至利用了机械工程方面的个人经验。其中一位在20世纪60年代是这样描述神经痛的:

> 那是——那是我的神经——很重要。神经是至关重要的东西。我不是傻瓜——你知道的,我能不打折扣地理解。我知道怎么修汽

3 "仿佛电流正在劈开身体"

车,你要是知道怎么把它修好,你就挺聪明的,不会是傻瓜。我知道
神经至关重要。你可以把神经切断——那根神经就完了。你可以
把腿截掉,换一条木头的,可是神经不能换。[131]

就像一辆坏掉的汽车,可以给某些身体部位找到备件——例如四
肢,而别的部位,比如说神经,是不可替代的。

电是另一种迅速进入疼痛语言的技术。自19世纪早期起,它被广
泛运用于疼痛隐喻。就传达疼痛感觉而言,它可能是个特别恰当的隐
喻——不只是由于它具有出其不意来袭、力量引人注目(和闪电有关)
的特质。此外,疼痛和电之间的隐喻联系可能同这一事实有关:它开始
扮演重要角色,充当针对疼痛的治疗手段(跟之前讨论过的阿司匹林一
样)。例如,自19世纪50年代起,大批量生产的"Pulvermacher"止
痛药承诺,电流可"迅速缓解剧痛"。[132]

19世纪开始,和电相关的隐喻在疼痛话语当中越来越常见。例如,
1878年时一名男性形容道,他的疼痛"就像双腿遭到电击"。[133]1893年
时有人说,神经痛是某种形式的"极度痛苦",可能"跟电击一样突然出
现"。[134]20世纪30年代,一名50岁的女性描述说,"左上肢灼痛"就像
"辐射性电击"。[135]正如20世纪60年代一名三叉神经痛患者所言,"我
的疼痛是两根神经短路引起的——就像电。要是你把两根神经放在一
起,它们相碰,就会形成短路,这是我疼痛的原因"。[136]以这种方式,隐
喻反映了物质环境的具体变化,可以用它们来描述没那么直观的感觉。

隐喻的衰落

尽管军国主义、机械化、工业化的隐喻层出不穷,其他隐喻却在慢慢
走下坡路。有时候这可以从教育角度来解释:随着古典教育(包括拉

丁语和希腊语）退场，自古典著作里提取的隐喻消失了。拿《格列佛游记》作者乔纳森·斯威夫特在1740年描述自己痛风的方式来说，"这两天我是多么凄惨，承受着多么残酷的折磨，简直没法想象"，他对表亲玛莎·怀特韦（Martha Whiteway）抱怨道"昨天一整夜，我都特别难受，就像给塞在法拉里斯（Phalaris）的铜牛里，大声嚎叫了八九个钟头"。[137] 如今几乎没人用法拉里斯［阿克拉伽斯（Acragas, 位于西西里岛）的暴君］下令制作的铜牛来形容身体的剧烈痛苦，此人会将敌手塞进铜牛肚子里，活活烤死。

与之类似，虽说在任何时期，将疼痛称作酷刑都司空见惯（例如1862年的一份材料形容的，"那些可怕的风湿酷刑"），[138] 可是在酷刑成为司法现实的时代，关于酷刑的隐喻不光更加常见，还更加复杂详尽。例如在1751年，《巴斯居民》的作者反复用这类术语描述他所治疗的那些人的疼痛："**酷刑**""**拷问**"，"**刺痛**几乎成了一种**酷刑**，他恨不得把**脑子**颠倒过来……**宁可死掉**，也不愿生活在这样的**痛苦**当中"。[139] 1756年，托马斯·格雷描述，约翰·丘特（John Chute）"在**痛风**的这五天里，经历了严重的疼痛和不适，程度前所未有"。他还说，40个钟头里，"**人类的所有煎熬似乎都比不上这个，他躺在那里尖叫，像刑架上的人一样。折磨太酷烈了。**"[140] 对受苦受难者和目击者来说，提及酷刑的隐喻都活灵活现、真切可感，当时这类司法惩罚广泛施行，公众可以围观。

本书讨论的时段内，利用自然和乡村生活来形容疼痛的隐喻也减少了。血"慢吞吞地向前滚，或者说像**羊毛包**"（1810年）；[141] 头痛有时像"片状闪电"，有时像"普通的分叉闪电符号"（1878年），这些说法都不怎么能听到了。[142] 例如，虔诚的托马斯·史密斯在描述自己的疼痛时，经常拿自然打比方。对他来说，疼痛是女性化的："她在肉身的所有肢体、所有纤维中开展曲曲弯弯的折磨，消解郁结的情绪，收集苦涩的云，将它们变成倾盆泪雨。"也有时候, 史密斯观察到, "她是那种消极形式的闪电, 安静、沉闷、单调, 偶尔的活泼闪光刚好能引起注意、激发想象力"。[143] 与之类似, 说疼痛像"狗……咬了他"(1778年), [144] 这种隐喻什么时期都有, 然而在越来越城市化的环境中, 频率没那么高了——城市里的狗更接近养尊处优的宠物, 而非工作犬或流浪狗。同样, 当主要照明形式是蜡烛或油灯时, 像它们一样"忽隐忽现"的疼痛更加常见。乔治·里斯(George Rees)医师也提到了疼痛的这个特点, 1811年, 他治疗了一名35岁的患者W女士。她"抱怨道, 非常虚弱, 体内往下沉……有时剧烈**痉挛**, 几乎让她停止呼吸, 自**心窝**里直接喷出来"。他注意到, 她的症状包括"胃里(疼痛)扑棱棱的"。然而, 里斯在"扑棱棱"这个词后面加了条脚注, 指出"扑棱棱"这个词是"老百姓经常会用的"。它是"一种很容易理解的拟声词, [所以]我使用它, 是为了尽可能以患者的语言来表述病例"。[145] 随着电灯泡出现, 这种疼痛隐喻慢慢消失了, "电击""冒电火花""保险丝烧断"取代了"扑棱棱"或"油星喷溅"。

不过, 经历了大规模衰减的隐喻当中, 最大的一组是同宗教有关的。在早期, 疼痛被形容成魔鬼或恶魔的可能性要大得多, 它将受苦受难者推进地狱之火。例如在1767年2月22日的日记里, 伊丽莎白·哈珀(Elizabeth Harper)描写道, 之前两天, 自己"被**肚子绞痛**搞得一塌糊涂"。她报告说:

> 今晚六点我向上帝鞠躬祷告, 将自己献给他……我剧痛的时候, 仇敌猛刺我, 然而我一刻也没有屈服。[146]

对读者们的期待是, 跟哈珀一样认识到, 要是想成功击退魔鬼的刺, 就必须全身心献给上帝。1816年, 一名疑病症患者觉得自己"肚子里有七个魔鬼"。[147]1818年，有人告诉我们"那个叫牙痛的魔鬼，不请自来"。[148]牙龈病被描述成"殉难"，当"死亡结束了他的痛苦"时才会告终。[149]在《牙痛》（1833年）里，那颗牙"一直疼，疼，疼，就像有魔鬼用看不见却让人痛苦万状的锤子，在神经上敲来敲去……魔鬼还在敲，敲，敲，不留情面，不屈不挠"。[150]1878年，对一名农场工人来说，幻肢痛（因为他的手指被"农场主罗宾逊家的机器"扯掉了）不光让他"肚子空空，要被逼疯了"，还带给他"地狱之火般的疼痛，在手指原先的位置"。[151]1881年，《体育时报》甚至将神经痛的特点说成"患者可以用营养丰富、充足、有益健康的饮食"（对此的描述是，包括"大量美味的汤、牡蛎、牛臀排等，用上好的黑啤或波特酒佐餐，**不能喝烈酒**"）"赶走的恶魔"。[152]

有趣的是，宗教隐喻的衰减也导致关于疼痛的**正面**意象数量的减少。下一章会更加详细地展开讨论，然而整个世纪里，基督徒都坚信，

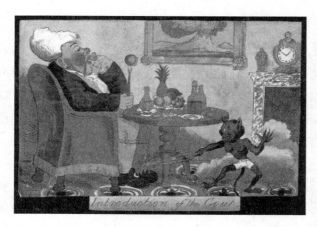

图3.5 《患有痛风的放纵者》，乔治·克鲁辛格（George Cruikshank）的彩色石版画，根据Captain Hehl的原作，1818年，惠康收藏馆，V00108501818。痛风是恶魔造成的，是对过度饮酒、暴食和吃太多"外国"食物（像菠萝）的惩罚。正如带框的那幅画所示，它是种爆炸性的力量。

"痛苦的生活"是"整体上让灵魂最幸福的生活"。[153]这些正面意象当中，最常见的是，肉体剧痛是天使或上帝警觉的卫兵。用《对人类和天意的振奋看法》（1832年）作者的话来说，"如果没有这个机警的哨兵，这套上帝安排到脆弱肉体里的严厉戒律，谁能预料随之而来的自我毁灭有多严重呢？"[154]1854年，另一名作者得出结论，疼痛是"神经为健康血液而发出的祈祷"：它是"**造物主**安排的，这终有一死的躯体仁慈的守护者，常常是让你警醒的朋友，而非复仇天使"。[155]就像几年后，题为《天使》的短篇小说所主张的那样，疼痛是"警告你危险"的天使。这是天使的提醒："轻率"（在这个案例中指晚上穿得"太薄"）会"带来对自己的惩罚"。作者接着写道：

> ［疼痛是］善良、明智、有爱心的天使……一直想办法救人。没有敌人——无论是肉体还是灵魂的——能靠近生命堡垒，却不触发这位忠实哨兵的明确警告。[156]

甚至这种观念也逐渐衰落了，即认为疼痛是**自然**的（和"是上帝的"相对）哨兵，它"纠正我们的行为，一直是'我们恶习的哨兵'"，[157]或者"伸出的一根示警的手指，阻止我们走向最糟糕的危险"。[158]疼痛不大可能被设想成一种达到目标的手段、一段旅程、一场考验。它不再被描绘成自今生到来世的通路，或者让人提升自我、为来世做准备的实体。疼痛变成了需要与之对抗并最终征服的东西。[159]它不再是一种惩罚，旨在向人们传授宝贵的教训。1976年，《慢性疼痛的言辞》的作者正确地观察到，"几乎没有患者使用恐惧或惩罚范畴，这暗示着他们对约伯（Job，《圣经》里的人物，在受到考验、贫病交加时，依然敬畏上帝）遗产的排斥"。[160]事实上，认为疼痛可能"抑制我们的过度行为"，这种说法已经不合时宜，因为有点像是将疼痛者的不适归咎于他自己。

群体多样性

正如我在上两节里讨论的，就建构生理学肉体而言，形象化语言相当重要。我用体液生理学的形象化语言这个例子，说明18世纪时的疼痛身体**感受**和现代人不同。用体液来理解身体，这种形象化语言揭示了存在于世的不同方式。就提供语境（可以通过类比，用它们指代疼痛经历）而言，环境也有很大影响。

因此毫不奇怪，隐喻的使用也因群体而异。形容疼痛的隐喻因个人特征（如性别、种族、宗教信仰）、自然环境、社会背景、权力关系而不同。前面我们已经看到了这种例子：比如说，教育程度让人们能够自更加广泛的文学意象当中汲取灵感。职业身份让工人能够自劳动当中提取形象化比喻，就像1890年时，一名水手这样描述自己患上的流感：觉得"要把他的头顶卸下来"。[161] 差异也同年龄有关。例如，只有处于疼痛中的孩童会将疼痛描述成"淘气的小妖怪，埋伏以待"。[162] 敌人类型说明了疼痛的特点，它选自特定环境当中。因此，印度癌症患者经常说，疼痛像是"一只蝎子不停蜇人"[163] 或者"一千条眼镜蛇咬人"。[164]

性别是另一个重要变量。例如，男性更倾向于运用机械隐喻，而女性用分娩来描述自身疼痛的可能性要大得多。1935年时，关于接受针对肿瘤的"X射线放疗"，N写道："就像生孩子的痛苦，我躺在那儿，早晚各一个钟头，所以和每天每夜生两个孩子一样。"[165] 根据2002年卡萝拉·斯科特（Carola Skott）的记录，疼痛患者所用隐喻类型的性别差异，可以通过观察体验癌痛的男性和女性所用的形象化语言来阐明。虽然她并未明确指出这类差异，然而值得注意，女性患者采用的形象化语言来自家庭领域，而男性采用的来自战争。斯科特采访的一名45岁女性说：

3 "仿佛电流正在劈开身体"

> 我把它[癌痛]想象成跟你在圣诞节前大扫除差不多的东西，你非常认真地擦洗，一直搞一直搞，可能打坏一些罐子，擦掉家具上的油漆，你后悔了，觉得稍微掸掸灰没准就够了。

另一名女性将肿瘤描述成"像颗大蒜，很多根须绕着它转"。与之相反，和斯科特交谈的一名30岁男性觉得，癌症是战斗，而非家务。他说：

> 它是我身体里某种外来的东西，我们要击败和杀掉它。所以现在派出士兵，他们会尽可能把它赶回去，让它待在合适的位置……我是说，你有跟战争差不多的事，然后有了联合国——你可以把它看成联合国。[166]

性别差异不过是能够识别出多样性的领域之一。数量可观的研究识别出了隐喻的种族与宗教差异。移民将自己的疼痛隐喻带到了新环境当中。例如，一名研究者发现，明尼苏达州圣保罗的赫蒙族（Hmong）移民更倾向于用和农业有关的隐喻来描述自己的疼痛，而非更具有战争导向的生物医学隐喻。[167]

20世纪40年代，马克·兹博罗夫斯基（Mark Zborowski）追溯了这十年里"老美国人"、爱尔兰人、意大利人、犹太人在运用隐喻上的差异，他的成果相当著名。同意大利人、犹太人相比，他发现"老美国人"和爱尔兰人"较之别人，更倾向于用刺戳和尖锐来描述自己的疼痛"，而且他们更可能通过类比来说明（他们的疼痛"像被刀割""像被针扎"）。[168]

20世纪60年代，医疗社会学家欧文·肯尼斯·左拉（Irving Kenneth Zola）得出了类似的观察结果。他注意到，意大利裔美国人和爱尔兰裔美国人讲述疼痛的方式明显不同。爱尔兰患者更有可能否认疼痛是他们疾病的一种特征。哪怕左拉只选择完全一致的失调（控制变量），情况也是如此。事实上，当被直接问及疼痛时，爱尔兰患者"闪烁其词"，会说"它更像是悸动，而非疼痛"或者"不是真正的疼痛，感觉更像沙子进了我眼睛"。他得出结论，这样的评论"暗示着患者表达的不只是对他们身体状况的客观反应"。相比之下，意大利患者更可能对自己的症状进行冗长描述，而且抱怨说，疼痛已经对生活的其他方面造成了不利影响。他们将自己的痛苦戏剧化了。左拉引用了路易吉·巴尔齐尼（Luigi Barzini）的话，表示赞成。后者在《意大利人》（1965年）里写道，意大利移民"热爱自己的表演"，这有助于"驯服和美化野蛮天性，让生活对他人和自己都可以忍耐、有尊严、有意义、愉快……他们这样做，是为了报复不公平的命运"。[169] 左拉将这一点同爱尔兰人对比：

> 然而如果说意大利人的生活观是通过节庆来表达的，对爱尔兰人来说，就是通过斋戒。对他们生活的描述是，一段漫长而单调的日常，然后是狂野的冒险插曲，性和婚姻的喜悦被推迟了很久，点缀着打架和痛饮作乐之类短暂的即时满足。

他们的疾病行为同"罪恶和负疚意识形态"有关，或者说，他们遭受痛苦，一定是由于做过的什么事。[170]

最后，医学文献里的隐喻使用传统发生了改变。哪怕在有限的时段、同一本教科书内，疼痛语言都变得更少隐喻性，更具科学性。威廉·库尔森（William Coulson）《论膀胱和前列腺疾病》的不同版本就是一个例证，此书初版于1838年，之后出了一连串新版，直到1881年。有些改变相对微小，像在1838年版里，B女士的疼痛被描述成"迅

猛的闪痛"，而在第六版里只是"闪痛"。别的却显眼得多。例如，1852
年版告知读者：

> 马车的颠簸对他来说难以忍受……由于病魔越来越强大，排尿
> 变得越来越频繁和痛苦；随这一举动而来的疼痛非常严重，患者扭
> 动身体，在剧痛中咬牙切齿。

然而到1881年，这段文字明显更加缓和。它写道：

> 马车的颠簸加重了他的症状……随着结石增大，排尿变得
> 越来越频繁和痛苦，而且阴茎末端的疼痛或不适变得更加持久、
> 严重。[171]

　　更早的那一版里，焦点明显是患者的痛苦，而非"症状"的增加；
"病魔"变成了"结石"，排尿这一"举动"变成了阴茎疼痛。疼痛本身甚
至降级为"疼痛或不适"。此外，患者不再"扭动身体，在剧痛中咬牙切
齿"，只不过阴茎更疼了。
　　这并非是独一无二的例子，后来的版本在其他方面也有所缓和，语
言没那么引人共情，更加冷静客观。较早的版本里，对膀胱黏膜急性炎
症的描述是导致"枪击般的、一跳一跳的疼痛"，而且"患者经常将排出
几滴［尿］的疼痛比作熔化的铅流过"。到1881年的第六版，没有提及
"枪击般的、一跳一跳的疼痛"，也没有提及熔化的铅自阴茎里淌出。取
而代之的是这样的描述：

> ［患者］首先体会到一些疼痛……频繁且不可抗拒的排尿欲望很
> 快随之而来……这两种症状迅速增加，达到让人非常痛苦的烈度。[172]

就完成"描述痛苦"的任务而言,对"烈度"的强调几乎不可能跟"熔化的铅"这个意象一样成功。

疼痛破坏了身心二分法:"疼,**这里!**"的哭喊既是在身体上确定疼痛位置的断言,又是关于无定形痛苦的证言。上一章里,我提出了若干原因,说明为什么交流疼痛状态可能带给患者特殊的困难。这一章里,我转而探索人们为了克服这些障碍而抓住的语言。这么做的时候,我不仅表明存在广泛共享的疼痛语言(例如,作为独立身份、一件武器、火、动物),还存在流动、富有想象力、异常丰饶的修辞,人们经常用它来向自己和别人表达疼痛事件。

关键在于,这些语言有着自己的历史。正如我在本书引言里所主张的,身体、语言、文化互动之间的关系是动态且相互作用的。身体不是纯粹的"躯体",而是由社会互动和语言过程建构的。在知识生成中,感官知觉至关重要。对人们用来表达疼痛的形象化语言,社会环境和生理机能产生了很强的映射。文化力量把自己的逻辑强加给身体和疼痛叙述。因为隐喻有助于建构经验,而且试图传达那些最难以言表的经验时,最常用到它们,所以关于未说出口的意蕴,它们提供了重要线索。事实上,由于疼痛叙述往往是支离破碎而非详尽的表达,使用隐喻特别能引起体验的共鸣。

思考疼痛和它在过去的传达方式,这种方法有效地搅乱了身心二元论。它的动态结构让研究**不同身体**(男性、女性、粉色、棕色、黑色、娇小、肥胖等)变成了可能,对我的项目至关重要的是,它为探索疼痛感受随时间变化的方式开辟了空间。人们的身体经验是被环境背景和文化过程塑造的,包括语言和方言、权力关系、性别、阶层和文化期望,还有赋予宗教、科学、其他知识的权重和意义。身体不光是等待社会铭刻的实体(就像"身体即文本"这个隐喻所暗示的),也是活跃的行为主

　　　　　　　　　3　"仿佛电流正在劈开身体"

体——在创造社会世界和反过来被创造两方面都是。人类经验"源自我们身体的存在于世（being-in-the-world）"。人们生在并非自己创造的世界里：他们必须在这个世界里航行，这么做时不仅运用了既有的隐喻工具，还有从身体经验中富有想象力地创造其他概念领域的能力。这些隐喻不只反映了疼痛，对在充满互动的社会语境中构成它也至关重要。

4　试炼与指引：疼痛的精神作用

> 疾病的极端情形可能减轻甚至完全消除痛觉……当然，这里面的仁善之意显而易见。死亡之路通常比生活之路更加平坦；(有理由相信)肉体的深痛巨创很大程度上不怎么会进入消亡过程。
>
> ——彼得·梅雷·莱瑟姆，1837年[1]

19世纪早期，约瑟夫·汤恩德(Joseph Townend)在兰开夏郡的棉纺厂里辛苦劳作，度过了童年。疼痛持续出现在他的生活中，潜移默化地进入精神和物质世界。对汤恩德来说，肉体的痛楚是慈爱的天父赐予他的礼物。它的功能是，教导他在今生和来世都要服从和遵循权力层级制度。

1806年10月14日，汤恩德生于约克郡冷清的康隆尼(Cononley)村。他"贫穷却虔诚"的父母有十二个孩子，都被当成循道宗教徒*抚养。他的四个兄弟姐妹夭折时，汤恩德的生父虔诚地回应道："感谢上帝，**又一个安全着陆了！**"汤恩德三岁那年，几乎跟随兄弟姐妹去了**另一个世界**。他从锅钩上拎起水壶时，围裙着了火。他记得"被放平在地板上，伤口浸透了糖蜜，好去除火苗"，然而他右边躯干和手臂的烧伤面积太大了，医师建议他父母让他静静"安息"。汤恩德对死亡也梦寐以求，

---

*　Methodist，又译卫理公会。

声称"酷刑……持续着",康复用了十二个月,几乎无法忍受。出不起医护费用,已经过度劳累的母亲承担了照料汤恩德、让他恢复健康的任务。这个挑战实在太大了。汤恩德回忆道,"许多次痛苦的失败尝试——让胳膊不粘在躯干边——以后,我放弃了挣扎,胳膊一直到手肘,长在了我躯干边。"这必然也是"上帝的旨意"。他后来宣称:"上天一定会补偿我们的疼痛。"

上帝会对他要求更多。他们一家穷困潦倒,迫切希望在环绕曼彻斯特的新工厂里找到一份活儿,于是搬去了伯恩利(Burnley),然后是罗滕斯托尔(Rawtenstall),自七岁起,汤恩德就在那儿的棉纺厂里打工,每天十三四个钟头。十八岁那年,在梳棉间整理棉花纤维(工厂里地位最低的活儿之一)时,他扭伤了手腕。汤恩德没法工作,又穷得看不起病,于是长途跋涉去曼彻斯特贫民医院,那里的外科大夫决定不光要治好他的手腕,还要将他的手臂和躯干分开。

五周以后,一名男性护工给汤恩德眼睛上裹了厚厚的绷带,带领看不见的他穿过一条小径,来到手术室。后来汤恩德发现这个房间像"小教堂",里头挤满了医学生,一名外科医师粗暴地警告道:"现在,小伙子,我告诉你,要是你一感觉到刀子就抽搐,甚至稍一动弹,你会没命的。"氯仿之类的麻醉剂再过23年才发明出来,也没给他镇痛剂(像威士忌或者鸦片酊)。汤恩德能指望的只有锋利的刀子和外科医师经验丰富的双手。

"一切都静止了",汤恩德回忆道:

> 一只手牢牢抓住了巨大的[皮肤]网,使劲将拇指和其他手指靠近我身体,使劲一扎,刀子穿过去,尽量贴着腋窝,靠近我身体,锋利的刃向下;我清楚地听到了器械推进的声音。

疼痛"无比剧烈"。

包扎"冒烟的伤口"时，汤恩德试图通过想"家和远方的朋友"来分散注意力。医师给了他"一剂让人恶心的通便药"，让他躺到床上，一个人反省"过去的疏忽和邪恶，抗拒圣灵"。他后悔没有按时去教堂，他承认"没有改变信仰"，"痛哭流涕"。接下来几个星期，他卧床"哭泣"，唱赞美诗，给其他患者读《圣经》，"期待着我的双脚重新站在锡安（Zion，指耶路撒冷，也象征着教会或上帝的居所）城门里的那一刻"。从始至终，他"打定主意，回家时心会完全属于上帝"。哪怕临近生命尽头，他都致力于"记录我对全能上帝的真挚感谢"，因其在这苦难时期的恩典。对汤恩德来说，疼痛既是肉体危机，又是精神危机。

汤恩德同样清楚，疼痛的功能是教会他服从权力层级制度，不光在**来世**，也在今生。右胳膊同躯干分离的手术几天以后，外科医师来到他床边，说："早上好，把手伸给我，先生。"汤恩德向医师伸出左手。他回忆接下来发生了什么。"你会把左手递给绅士吗？"医生对他大喊。

> 然后他抓住我的右手，将我从床上拖到房间正中。我向左边歪去，抬起右脚，试着叫可怜的胳膊坚持住。就在这时候，他狠狠打我，一拳在膝盖上，另一拳在手肘，严厉地大声说："**站起来，伙计；现在医生可不是你妈！**"我的腿和脚立刻沾满了血。我看到那张被解开的网变黑了：我可怜的那边身体浸在血里，像烧窑一样冒烟。

另一次，医师注意到，他的伤口发炎了。汤恩德被迫承认，他"跟别人一起喝了不少波特酒"，而且下了床。医师"非常伤心，他忽然往上一拽我肩膀，我疼得直冒汗，它裂开了，像手枪开火"。汤恩德对此的唯一评论是，"关于酒就讲这么多"——他的疼痛是对违抗命令的合法惩罚。

值得注意的是,汤恩德变成了禁酒运动者:他自传里这个故事涉及的不只是年轻时受到的惩罚。它同样是个警告:要是滥饮,会受到生活中**更高权威**的惩罚。汤恩德接着说,这名医师后来"无比轻柔地给我处理疮疡",而且"随和、善良、细心、健谈"。汤恩德将"第一次包扎伤口时的粗暴对待"合理化了,觉得那是由于医师"极端敏感",原因可能是贫民医院里的患者在同"绅士"握手时伸出左手,这是种社会性侮辱。[2]

汤恩德与"剧烈"疼痛的遭遇,具有丰富含义。他赋予自己苦难的不同意义对如何体验在没有麻醉的情况下动大手术的剧痛产生了深远影响。这些意义并非从生理中"自然"浮现:他对发生在自己身上的事情的解释,显著影响了肉体感受。他疼痛的意义也并非全然来自动手术的社会环境,还包括贫民医院的羞辱和他与医护人员不融洽的关系,尽管这些环境的确唤起了重要的情感。相反,他对疼痛的理解方式和他的整个"存在于世"密不可分。事实上,它延续到了手术以后,因为十多年过去,当他不再是棉纺厂里的赤贫梳棉工人,而是澳大利亚的循道宗传教士,他才坐下来书写他的痛苦。汤恩德同他疼痛的关系是一种后天习得的诠释。他的煎熬同身为循道宗信徒的成长经历密不可分。他关于肉体苦难救赎性的叙述和他的精神信仰密不可分。自婴儿期起,这些信仰就在他心中根深蒂固,随着他目睹家庭成员、朋友和邻居极度痛苦地生病、受伤、死亡,一次次强化。正如哲学家萨拉·科克利(Sarah Coakley)的观点,人们对疼痛的敏感和焦虑"不光是遗传、生理和环境的问题……我们诠释自身疼痛的方式对我们承受它的方式至关重要"。[3]对虔诚的汤恩德来说,肉体和精神上的痛苦是不能拆分的。

在英美社会里,为构建肉体疼痛的意义,宗教信条和实践提供了最有力的材料。尽管相当数量的犹太教、伊斯兰教、印度教和佛教社群在英国和美国存在了好几个世纪,然而传播最广的神学信仰是基督教的不同版本——天主教和新教。它们在处理肉体疼痛时,一直坚持不懈地认为疼痛有其神圣目的。搞清楚那个目的并非易事。几个世纪里，神学思想一直为肉体痛苦的无理性所困扰。就连最自信的高教会派（英国国教的一派）成员约翰·亨利·纽曼（John Henry Newman）也在1844年承认，肉体疼痛不光是各种形式的煎熬当中"最可怜和难受的"，也是"最神秘的"。他承认，"悲哀、焦虑和失望"虽然"或多或少和罪恶、罪人联系在一起"，肉体疼痛却会在最意想不到的时候来袭，它"很大程度上是不知不觉的"。它腐蚀了无辜儿童的生活，甚至对"粗野的动物"施加诅咒，尽管事实是，它们"对亚当的秉性完全陌生"（也就是说，没有犯下原罪）。[4]

差不多30年之后，坚定的不从国教者詹姆斯·辛顿（James Hinton）呼应了纽曼的困惑。在《疼痛的奥秘》（1872年）里，这名耳外科医师观察到，以下说法并非完全正确：疼痛是"对罪恶的惩罚，［所以］随着做错事而来"，因为疼痛经常"反过来，似乎专找好人！"他指出，人们努力确保肉体的痛苦并非没有意义。虽然人们能够忍受有理由的疼痛，却也努力去"容忍那些无理性、浪费、看似错误"且随机落到自己头上的疼痛。"当然，上帝不会轻视"人们天生渴望知道"为什么是我"？他思索道。[5]几个世纪以来，纽曼和辛顿的神学焦虑收到了忍受疼痛者的共鸣。夜里在床上辗转反侧时，疼痛中的人们常常想知道，"造物主将［疼痛］和生命联系在一起，是犯了多么可怕的错误呀"，正如1918年一名非裔美国浸信会教徒所言。[6]

对于公正的上帝为什么允许其造物承受如此严重的痛苦，进行过疯狂尝试想揭开迷底者代不乏人。自18世纪到现在（虽说没那么显著了），对疼痛的宗教解释一直在提供关于它的最重要形象化语言和观念上的正当理由。本章会探讨种种神学解释（疼痛是罪恶的结果、道德行为的指南、对个人发展的刺激、救赎的手段），也会分析基于个体受害者的圣徒传记。这些描述事实上是行为手册，旨在给更多"平凡"受难者提供虔诚的楷模。在我看来，虽然这些解释和劝诫是高度理想主义而且不切实际的，疼痛中的宗教徒却力图遵守它们的苛刻要求。

此外，对宗教隐喻的分析让我们能够推测"逆向投射"，也即在社会内部循环的隐喻是怎样映射回身体的。"逆向投射"是将人对自己身体及其运动的意识与形象化意象、意识形态信条及物质的人工制品相融合。正如引言里讨论过的，这些文化产品的确被身体感受和吸收了。我的意见是，宗教话语、仪式和人工制品被映射到肉体上，不光给疼痛事件提供了意义，还从根本上影响了人们实际**感知**体内这些事件的方式。近代早期历史学家珍妮·梅休（Jenny Mayhew）简洁地陈述了这一点：

> 宗教隐喻的频繁重复减损了《圣经》修辞的形象化特质，让它们看起来像是自然秩序的字面表达。一遍又一遍地听闻，他们正因对《圣经》的冥思而得到滋养，承受痛苦的读者就没什么勇气去抗拒这种比喻，也缺乏相信它、感觉到改变的明显动机。[7]

身体不光给疼痛事件提供了语言，对疼痛中的身体来说，形象化语言、意象、仪式也建构了现实。

在英国和美国，没有任何语言、意象或者仪式能比上帝在尘世的代表更强大、更复杂、意义更丰富。

罪恶

在基督教教义中，疼痛是罪恶的后果。《圣经》里的段落讲得一清二楚：自《创世记》3:16（宣称"你生产儿女必多受苦楚"*）到《民数记》

---

* 本书中《圣经》译文均参考中文版《圣经》和合本。

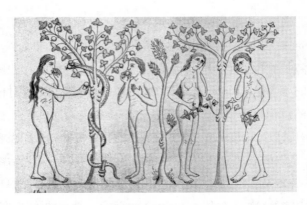

图4.1　《原罪和逐出伊甸园》，兰茨贝格的赫拉德（Herrade of Landsberg），12世纪，惠康收藏馆，M0005753。

12（将疼痛描绘成对邪恶欲望和缺乏信仰的惩罚），疼痛和越轨一直密不可分。[8]1747年，约翰·卫斯理（John Wesley，卫理公会的创始人）总结了基督教的立场。他解释说，人类被创造出来时是全然清白无辜的，"不知道罪恶，也就不知道疼痛"。然而，悖逆上帝以后，"不朽的会腐朽"，"虚弱和疼痛的种子"变成了"扎根于我们心底的实体"。[9]

　　就连工人阶层的基督徒也经常同意这种创世神话。以约西亚·阿特金斯（Josiah Atkins）为例，美国独立战争期间，他是康涅狄格第五团的一名列兵，去世前在军医院给医师当助手。他的日记里有许多经文、布道、赞美诗的词汇、修辞、文体。1791年9月10日的条目中，阿特金斯感谢上帝赐予他健康的身体，特别是同他病人的"疼痛和辗转反侧"对比，不过他意识到不可能永远保持健康。"这具肉体必然会消亡，"他承认，"那么，啊，请给我的灵魂找位医生。**在基列岂没有乳香？在那里岂没有医生？** *是的，有。"一星期后，他在夜里醒来，觉得

---

* 　出自《圣经·耶利米书》8: 22。基列（Gilead）位于约旦河东边，出产的乳香可以治疗伤口。

头"剧痛",坦白说害怕"公正的审判者不会容许周围的一切都感受到罪恶的可怕后果,让我完全逃脱"。罪恶的报应是死亡,几周后,这降临到阿特金斯头上。[10] 他承认,原罪预示着疼痛和肉体的消亡,持异见者威廉·斯旺(William Swan)也是这么想。1849年1月10日,斯旺在日记里吐露:"这个冬天,我的臀部比之前任何时候都难受……然而荣耀归于上帝,其做的任何事都很好,我感到的一切疼痛和悲哀都是罪恶的果实。"[11]

这种对罪恶的惩罚会降临到亚当的所有后裔身上。然而人们也会因自己一生中犯下的罪行而承受它。哪怕稍微违反上帝的意旨,也可能导致"弱视、风湿病、许多别的人类疾患",20世纪20年代,霍拉姆山浸信会(Mt Horam Baptist Church)牧师这样说。他详尽地阐述了这一点,承认"我甚至不应该戴眼镜读《圣经》,你也不应该疼痛"。[12] 关于个人引起(同原罪相对)疼痛的这类观念,和《箴言》3: 11-12一致,将天父定位成其任性孩子的惩戒者。"你不可轻看耶和华的管教,也不可厌烦他的责备,"所罗门写道并补充,"因为耶和华所爱的,他必责备,正如父亲责备所喜爱的儿子。"[13] 换言之,就像许多凡间的父亲,天父是严厉的,尽职尽责地惩罚孩子的缺陷。正如《疼痛天使》的作者在1915年对天主教友的提醒:

> 每个人都知道圣保罗的崇高话语,"因为主所爱的必管教,又鞭打凡所收纳的儿子。你们所忍受的,是神管教你们,待你们如同待儿子。焉有儿子不被父亲管教的呢。管教原是众子所共受的,你们若不受管教,就是私子,不是儿子了"。

接下去,作者主张,每个人的"缺点和错误",还有人类的"利己主义",都需要被"烧掉",以让他们"配得上,或者说没那么不适宜,行于上帝、天使、圣徒面前"。他不祥地结束了训导，警告读者"要是没有好好地承受疼痛，炼狱的净化之火就会开展可怕的工作"。他声称，要记住，"上帝的笞打是爱抚"。[14]不管罪恶是亚当后裔固有的，还是对个体不当行为的惩罚，基督徒都可以通过在这个世界，（对罗马天主教会来说）一个中间世界，或者永恒地狱世界的痛苦经历，来涤尽污点。为了避免后一种情况，有必要通过身体痛苦来实现净化。

精神指引

疼痛不光是为了提醒人们，需要净化罪恶的灵魂，好指望来世的精美"宅第"：它同样旨在给尘世基督徒的行为提供指引。肉体痛苦是一种让人生畏的教导手段。它传达的信息相当明确：疼痛告诉大家，他们违反了大自然母亲的法则，或者创生万物的伟大缔造者天父的诫命。这就是威廉·诺兰（William Nolan）《论人性》（1786年）的主题思想，他敦促神职人员去慈善医院看望贫苦病人，"劝告他们不要再重复那些违规行为，它们可能是当下疾病的根源"，并提醒那些人，疼痛是对"他们忽略宗教义务这种罪行"的"惩罚"。颇为讽刺的是，诺兰观察到，较之健康者，疼痛中的人"更倾向于听取和遵循良好建议"——这部分是由于疼痛就像熊熊燃烧的炉子。诺兰以丰富的形象化语言提醒读者，将金属暴露在高温下，会让它"呈现出新的或美丽的形态"，因此同样，"痛苦状态就是根据造物主的设计来塑造人类心灵的状态"。[15]

诺兰着重将疼痛视为一种教育人们改变任性习惯的方式。他认为，上帝在尘世的神职人员代表会提供指引（例如，看望贫苦病人）。19世纪的自然神学家相信，上帝并不总是需要这样的中介。上帝以这种方式"设计"人体，就给大家提供了未经中介的信息——他们应当怎样同自然世界互动。对这一信条的阐释中，查尔斯·贝尔在著名宣教文章《手：其机制和作为显示设计的重要禀赋》（1833年）里的论述最具影响力。贝尔既是哲学家又是外科医师，表达了对"**设计者**"的感激之情，原因是上帝创造了"美妙的"感知分布。贝尔观察到，皮肤"被赋予这种特质：对任何可能遭受的有害作用都敏感"。然而，上帝会区别对待。

> 要是上帝让这种、这个程度的敏感性……随处可见，我们在做一般的身体运动时就会遭受疼痛：仅仅是一个部位的重量压在另一个上，或者关节的运动，都会给我们带来痛苦，就像用发炎的肢体做事或走路那样。

反过来，造物主赋予身体所有部位适当数量与程度的感知。皮肤敏感性的特别"仁慈效应"向人们传达了应当怎样生活。[16] 在《解剖学与表达哲学论文集》（1824年）里，贝尔详尽阐述了这种观点，对疼痛"唤醒肉体和心灵能力，自休眠状态中赋予我们意识和真正存在"的方式感到惊奇。天国的造物主"将［疼痛］赐予我们，充当永恒的警卫，迫使我们不断关注身体的安全和生命的维持"。[17]

在《论痛觉的有益分配》（1857年）里，牛津气象学家乔治·奥古斯都·罗威尔（George Augustus Rowell）呼应了贝尔的主题（虽说没那么富有表现力）。在他看来，上帝的旨意是"任何生物的痛觉都不会高于其所属群体生存所必需的"。这是"造物主的意旨"，也是"仁爱慈悲设计的证据"。[18] 正如我们第7章里会看到的，上帝规定的**感觉之链**对某些造物（例如，动物和"野蛮人"）的怜悯要比别的少，而这有正当理由。一位匿名评论者概括道，罗威尔的主张是以这点为中心的：人的"存在依赖于我们对痛苦的敏感性"，因为"没有肉体疼痛，婴儿在经验能告诉他们危险之前就会残废或者死亡"。他声称，甚至有人建议父母"'狡猾地'用小刀划孩子的手指"，好让"那些小小的无辜者在能给自己造成更严重的伤害之前，就将痛苦和闪闪发光的刀刃联系起来"。[19]

这种看待疼痛的方式得到了广泛接受，不管是从字面上（神学家）还是从隐喻上（医师）。用长老会牧师查尔斯·伊利法莱特·洛德（Charles Eliphalet Lord）的话来说，疼痛"引人注目的特性"反映了"上帝的仁慈"。在《自然和启示神学的证据》（1869年）里，他观察到：

> 产生痛觉的神经大多存在于体表，刀子切口越深，痛觉就越轻。所以，在最需要的地方，我们会发现疼痛，而在没那么需要的地方，疼痛会比较少。最大的危险存在于体表，体表也需要更大的警告。[20]

造物主对肉体感觉和道德戒律的巧妙融合，就连非神学评论者也惊叹不已。1918年，《俄亥俄州箴言报》的编辑们就作出了这样的回应，例如，当时一名读者指控"造物主"犯了个"糟糕的错误"，容许人类躯体经历疼痛。编辑们急忙回答道，并非如此。

> 上帝建立了神经系统，它履行一种功能。疼痛由神经系统的某些损伤造成，就让神祇为疼痛负责而言，大概我们所有人的权限顶多到这里。[21]

世俗评论者从神学隐喻的角度来设想疼痛的保护功能，这更加典型。正如1884年时一名医师活灵活现的表述，疼痛是"无声组织的保护者"，它是"神经为健康血液而发出的祈祷"。[22]

造物主创造容易受伤的身体，目的不光是传达关于人类在自然世界当中互动的信息，疼痛在指导人们**道德**行为上的功能可能更加重要。《对人类和天意的振奋看法》（1832年）的作者惊呼："若不是因为不安的抑制或剧痛的折磨，我们会变成怎样的感官主义者？"由于"大自然这样下令他终止"，"粗野而诱人的口腹乐趣"和"过度的动物满足"才会受到约束。[23]

用1857年另一位评论者的话来说，要是大家感觉不到疼痛，就没有什么能够"控制和阻止人类的过度行为和激情"。[24]事实上，根据1869年《改革宗长老会和订约者》的说法，疼痛"意味着不完美"。作者举了两个生动的例子。他警告道，观察"那些'沉溺酒海'的人，颤抖的手，疼痛的头，溃疡的胃"。这些身体反应是"自然对杯中物的抗议，和自然对杯中物的惩罚"。与之类似：

> 感官主义者进入花天酒地的宅邸，对自己说，"我会在这里找到乐子"。然而严厉的自然说，"你不能，我会让你疼痛"，她用令人厌恶的疾患折磨他。[25]

反过来，放弃饮酒和堕落乐趣的回报相当丰厚。正如麦克斯韦（Maxwell）女士在1779年的日记里承认的，严重的"身体疼痛"让她得以真正"享受离上帝更近的感觉，得到更明智的慰藉，对公义的饥渴也显著增加"。[26]或者，正如一位老者1823年所声称的那样，他在"极度疼痛的几小时里"最快乐，那几小时里，他的心"因看到天堂的快乐而欢欣"，他能感觉到上帝的"微笑"。[27]

无数受苦受难者的历史，都煞费苦心地阐述了疼痛的这一功能：某种形式的指导，关于在今生（和为来世做准备）应当怎样行事。一个实例是1837年出版的小册子，详细叙述了威廉·布坎南（William Buchanan）的"痛苦"，他在一场事故中脊椎骨折。根据宗教书会（Religious Tract Society）的说法，肉体剧痛是上帝的"管用"机制，可以"唤醒［布坎南］，让他看到内心的腐败和堕落，比他以其他方式看到的更加强烈"。疼痛让布坎南"感觉到自己的卑劣"，摧毁了"他所有自以为是的骄傲自负和对神学律法的自信"。它造成了"深深的羞辱和自卑"。为了传达疼痛的真正功能，宗教书会转而采用跟农业相关的隐喻：布坎南的肉体剧痛在他的心灵土地上发挥作用，搅动它，就像它是"一片精心耕种的土壤，预备好了领受《圣经》的种子；上帝恩典的福音，赐予最邪恶的罪人慷慨的宽恕与安宁"。[28]

然而对许多信徒来说，上帝之鞭不是打扰那么简单，它会杀人。拿托马斯·布洛克（Thomas Brock）牧师的死亡叙述来说，它是1850年由亨利·凯里（Henry Carey）牧师撰写的。根据这篇圣徒传记，布洛克"有些神经质，天生对痛苦不耐烦"，然而上帝挥舞着鞭杖，来教导布洛克。上帝对布洛克的第一次试炼，是他四个月大的儿子（"性格最甜美、最可亲的婴孩"）之死；第二次试炼是让布洛克头疼难忍。基督徒可能会问，上帝为什么要让孩子死去？根据凯里的说法，孩子造成了精神上的风险。"从来没有孩子这样备受钟爱。"凯里写道。上帝"看到了其仆人落入的陷阱"。

> 上帝看到，这个孩子常常是罪恶的理由——精神目标遭到忽略，我们的爱一天比一天盲目、无度、**偶像崇拜**，褫夺或冷落了那些本应属于上帝的感情，上帝对此有独占权。

换言之，上帝嫉妒了。所以"出于对孩子（可能"因这种肉身的偏

4 试炼与指引

爱而受伤")和溺爱他的家人的同情",上帝"带走了他"。

然而为什么布洛克随后遭受了"异常剧烈……阵发的疼痛"？布洛克的头疼被看作"对〔他〕精神状况的考验"。值得庆幸,布洛克通过了多重考验:"他没有喃喃自语——他没有表现出急躁或恼怒的迹象。"知道"他在尘世的路快到头了",布洛克感到高兴,很快就要"抛开在尘世暂居的肉体",会被赐予聆听"永恒琴声"的"乐趣"。[29]

布洛克和凯里的天父,似乎是报复心格外重的大家长。与之相反,哈丽雅特·马蒂诺——作家,也是慢性疼痛患者——则将上帝描述得更和蔼。1844年,她指出,"无可置疑",疼痛是"天父的惩罚"。至少她相信,上帝保证疼痛会"有助于向善"。像这样仁慈的天父赐予疼痛,只愿孩子得到最好的。疼痛是种"祝福",虽然披着伪装。疼痛是"提出警告的朋友",按照马蒂诺所言,对它"做不到心怀感激的话,就应当平静地接受……像严厉天父的崇拜者那样高高兴兴"。[30]这些和天父上帝有关的隐喻可能基于大不相同的家庭模式,然而都需要天父让孩子遭受深重苦难,不管其意在惩罚还是保护。

最后,疼痛这种精神上有益的工作据说也会对**目睹**苦难者造成影响。在1871年一场关于威尔士亲王病体的布道中,公理会牧师乔治·马丁(George Martin)就是这么想的。他赞扬自己的教众"学到了〔疼痛〕旨在传授的那些关于智慧和真理的经验教训"。目睹亲王的"痛苦"会将"人带到上帝面前":"过去几天里,我们没听到多少所谓的哲学难题或'祈祷在科学上的荒谬'",他心怀嘲讽地观察到。肉体痛苦的"阴云"终于慢慢散去,是时候"坐下来沉思,问问自己,'它意味着什么?'因为我们不该像那些呼求解救、在得救以后却忘掉**拯救者**的人一样"。

毕竟,当"天父手持训诫棒,不是与孩子们逗着玩。人们会感觉到它的击打。训诫棒赐予疼痛,这也是其意旨"。

在"极度疼痛的时刻",上帝的意旨是让苦难者呼求,"主耶稣救救我,不然我会死!"上帝赐下疼痛,以教导苦难者和目击者在煎熬中"静下心来,辨认出这是上帝"。[31] 通过施加疼痛,上帝试图消除个人灵魂里的不完美,基督徒因顺服上帝的意旨而获得赞赏。**那就是疼痛的伟大启示。**

个人提升

苦难在促进个人和精神重生方面发挥作用。虔诚接受肉体疼痛,会获得增强道德品质和声望的回报。1742年诗人爱德华·扬说:

> 身体不适会软化心灵,让它更加高尚;令心灵谦卑,让它察觉那种情况下的祝福,之前这对我们来说平淡无味……它唯一的纪念品是……最管用的顾问,提醒我们在余生当中小心谨慎。[32]

慈善家约翰·布朗(John Brown)表示同意。他被脱缰的马和它拉着的运货车撞了,疼痛异常。1777年5月11日的日记里,他宣称:

> 啊,上帝保佑我!通过这疼痛折磨,愿我明白健康、轻松和舒适具有巨大的不确定性,我所有的源泉都在您那里——啊,我度过的那些痛苦而疲倦的夜晚,要是恢复健康,我会无比感激,对别人更富有同情,对上帝更全心全意。J. H. [33]

他希望(并且祈祷)自己的苦难会在内心点燃这样的火苗:对别人更富有同情,对上帝更全心全意。

在若干世纪以来的说教文本当中,这种信念得到了呼应。例如,19

世纪早期弗雷德里克·布鲁克斯（Frederick Brookes）的煎熬被描绘成这样的机制：21岁的他专注于"思考永恒和我灵魂的幸福"。他兄弟乔治描述了"剧烈的抽搐怎样折磨和扭曲他虚弱的身躯，表明它同死亡的冲突严重而痛苦"。然而弗雷德里克的煎熬是为了什么？对当代人来说，这听起来可能软弱无力，上帝传来的信息却是要求其信徒定期去上主日学校。剧痛当中，弗雷德里克"悔恨有加，他之前往往对主日学校、《圣经》和宗教书会的职责冷淡而漠不关心"。他确实因这一事实而悲叹："撒旦经常建议他，在学校里做早课就足够了。"肉体煎熬让弗雷德里克明白了参加晚祷和晨祷的必要性，反过来，弗雷德里克和兄弟也试图让读者对这一信息印象深刻。跟大多数虔诚的回忆录一样，弗雷德里克的记述也给目睹痛苦死亡者提供了指引。它告知读者，兄弟乔治"变得悲伤"，"采用了顺服的约伯的表达方式"，说："赏赐的是耶和华，收取的也是耶和华；耶和华的名是应当称颂的！"（出自《圣经·约伯记》1:20）。[34] 像我在本章开头提到的汤恩德之父，真正基督徒的痛苦死亡会让幸存者喊道："**又一个安全着陆了！**"

读者一次又一次被告知，极度疼痛会造就"高尚的品格"，对疼痛中的人和"他周围那些人"来说都是如此（1871年）。[35]

"要是身体不遭受疼痛，灵魂可能就无法成长。"1912年，某作者坚持道，尽管他同意，在"我们反宗教的"社会里，这个观点"听上去很无情"。不过（回到跟农业相关的隐喻），疼痛是"美德、耐性、顺服、坚韧、勇气、给我们变革力量信心的土壤"。[36] 打个比方，高尚特质给出的回应就像籽苗，一旦栽在苦难的沃土里，就会长得越来越大、越来越强健。

这并不让人吃惊：基督教医师格外直言不讳地坚决主张，苦难有加强人格修养的作用。例如，约翰·M. T. 芬尼（John M. T. Finney）

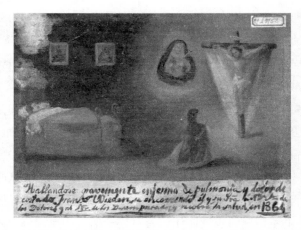

图4.2　无名西班牙画家的油画，表现的是弗朗西斯科·维登（Francisco Wiedon）和妻子祈祷治愈他的肺炎，疼痛就在他旁边（1864年），惠康收藏馆，V0017468。

不光是约翰·霍普金斯大学的杰出外科医师（他在那里专攻消化道手术），也是基督教长老会大会的副会长。1914年10月16日，在马萨诸塞州总医院的"乙醚日演讲"当中，他抨击了那种认为苦难者因疼痛而变得"愤世嫉俗，心肠冷硬"的悲观看法（或许他认为这是世俗的）。正相反，他坚持道，疼痛有"锤炼和使人高贵"的作用，促使那些"头脑和心灵品质更好"的人脱颖而出。他鼓励人们观察"某些承受苦难的患者面容"怎样"在疼痛磨炼下变得纯净而真正美丽"。[37]另一名外科医师推进了芬尼的观点，他主张，在苦难的严酷考验下得到净化的不只是个体，还有全人类。19世纪70年代，不信奉国教的外科医师詹姆斯·辛顿指出，疼痛超越了"承受者的利益"。疼痛是"跟人类利害攸关的东西"。事实上，没有疼痛，爱、快乐和幸福就是不可能的。考虑到疾病和混乱"影响的不光是个体，而是整个人类"，而"人注定需要恢复，完善其生命"。由于"人类秉性"根本上是"病态的"，它需要疼痛的恢复和补救作用。[38]

救赎

温柔、会施加惩戒的天父上帝，和加尔文主义疼痛叙述当中家长制、报复心重的天父，都渴望同其孩子恳谈。毕竟，当基督来到尘世，以死在十字架上的方式欣然拥抱疼痛，"疼痛就变成了爱的语言"，耶稣会神职人员J. 埃尔尼（J. Herney）在墨尔本圣帕特里克大教堂布道时是这么说的。[39]19世纪40年代的一场布道当中，高教会派成员约翰·亨利·纽曼主张，疼痛让罪孽深重的人类为天堂的荣耀做好准备。疼痛并非什么要被动忍受或"冷漠屈从"的东西，而是"福音的恩宠"，他坚持道。他提醒听众，"永远不要忘记，我们遭受的一切苦难……都是自身罪恶导致的"。

> 靠着基督怜悯，我们才获准列队站在同一边。我们是忿怒之子，因基督而成了蒙恩之子；我们的疼痛，本身不过是地狱的预先尝试，却因其所洒的宝血，变为升入天堂的准备。[40]

英国国教神学家威廉·罗曼（William Romaine）的观点也是如此。1839年，罗曼承认，肉体疼痛是"艰难的考验"，然而承受者总能自公正的裁判者（指上帝）那里汲取力量。不可否认，疼痛"本身并不让人愉快"，然而"它的果实有利可图"。在一篇对王室、父权制、药剂师的权威充满隐喻的文章里，罗曼劝告疼痛中的人，热切地服从上帝的"至高意志"。疼痛的"苦杯"是"天父有意赐下的"，为了"令汝谦卑，让汝体察自己为何，汝应得什么"。通过让病人"羞愧"，上帝会确保他们的信仰增强。"饮尽它"，罗曼命令道：

> 杯底有浓郁的甘露,其滋味会让汝心中充盈着对上帝的爱。快
> 乐的疾病,促进精神健康。受祝福的疼痛,好心的**医师**经常让它通
> 向愉悦,对,通向和上帝之爱的最甜蜜交流! [41]

或者,正如另一名宗教作家更加简洁的宣告,通过"伤害肉体",上
帝"可以治愈灵魂"。[42]

肉体疼痛是吸引人们投入上帝怀抱——为了确保救赎——的机制,
这个想法对虔诚的受苦受难者和神学家同样重要。就像玛丽·德拉尼
(Mary Delany)在1775年5月16日向约翰·迪尤斯(John Dewes)
透露的那样,她"可怜兄弟的不安稳状态是对他虔诚顺从的严峻考验",
然而伴随着"疼痛和悲伤",天父还送来了"慰藉,通往**永恒幸福**的神圣
希望"。

> 疼痛向我们表明,我们是多么不足以自助的生物;它让我们回
> 想起身体和心灵的弱点。它呼唤我们忏悔自己的罪行,向万能的上
> 帝祈祷,只有上帝能解救我们,其恩慈无穷无尽。[43]

不完美的人类必须投身于其无穷无尽的恩慈。不幸的是,对受
苦受难者来说,救赎可能意味着漫长的折磨。贵格会教徒蕾切尔·格
尼(Rachel Gurney)叙述她父亲漫长而痛苦的死亡时,观察到的就
是这一点。在1809年10月的日记里,她写道,父亲正在经历"阵发
的疼痛,伴随着巨大的精神痛楚"。想到违背上帝教导的那些时候,
她父亲格外"沮丧"。哪怕提醒他,耶稣已经承诺在天父面前给任性
的人类当"中保",也没能让他安心。格尼观察到,"他的命运是精神
上的深刻考验和肉体疾病带来的极度消沉"。然而就在死前,多次
"诚心向上帝祈祷以后……他蒙受了恩典和帮助"。格尼心怀感激地

记录道:

> 在生命尽头,父亲心灵闪耀着奇异的光辉,尽管他承受的疼痛痉挛让人烦心,恩典却似乎获得了胜利,他的精神好像自炽热的熔炉里升起,被**伟大的精炼者**净化了。[44]

事实上,被疼痛的"炽热熔炉"净化的这一过程常常被当成活得"好"和死得"好"必不可少的部分。正如我们在上一章里看到的,"火"是疼痛的核心类比之一,然而对虔诚的心灵来说,和"火"相关的不光是精炼过程,还有地狱之火。**今生**忍受烈火之苦的基督徒会在**来世**获得饶恕,这可能是个让人欣慰的信条。例如,1901年,医师约翰·布朗目睹了他深爱的母亲裹着带斑点的印度披肩,"脸色越来越苍白,后来我知道,那一定是剧烈的疼痛"。她死后,他靠这种想法让自己宽心:"自上帝手中,她已经为她所有的罪接受了双倍[惩罚]。"她的"仗打完了,罪得到赦免"。[45]由于苦难,她被送上了通往荣耀的"快车道"。

将罪人吸引到上帝的怀抱当中,疼痛的这一功能是以下现象的重要原因:疼痛**观察者**——无论是医师、家庭成员、牧师,还是陌生人——都收到劝诫,别过于慷慨地给予同情。向苦难者表露"基督徒的同情"时需要吝啬,关于这一点,利物浦大墓园的牧师约翰·布鲁斯(John Bruce)的态度相当教条。在《同情,或对哀悼者的劝告和安慰》(1829年)里,布鲁斯认为,面对承受严重痛楚的人们,"温和的面部表情……平缓的语调,还有……轻柔的举动"都是高尚行为。然而他警告道,行使**判断力**同样重要。当人处于疼痛当中时,"耳朵是敞开的,良知是醒着的,心灵是易受影响的"。疼痛中的人不禁怀疑,"上帝同他有争执,因此他罪有应得"。

这种怀疑不能靠该死的鸦片剂消除,它会让头脑麻木,让人意识不到真正的危险。不能告诉他,他心地多么善良;不能提醒他,他为人正直、性情温和、出手大方;他同样不能对上帝的宽恕确信无疑,除了基督的牺牲。

这些慰藉让患者感到荣幸和宽心,然而它们既不能"消除他遭受的精神疾患",又不能"让他恢复健康状态下的平静和舒适"。必须告诉疼痛中的人,"一切悲哀的根源都是罪恶;罪恶不仅是出于生理上的弱点——头脑不灵活,生命的虚弱,而是对上帝根深蒂固的敌意"。允许受苦受难者保留"精神错乱所产生的满足感",无异于"提纯了的残忍"。[46]布鲁斯坚持说,基督徒故意利用了患者的恐惧和脆弱,这看上去可能相当愤世嫉俗,却是由最好的意图驱动:毕竟面对在天堂里永生的应许,谁会犹豫推诿呢?

教导成年患者

所有这些关于虔诚受苦受难的叙述给读者的教导都是,疼痛时应当怎么做才合适。尘世和天堂两个方面的证人已经准备好宣判了。到目前为止,本章里读到的文本一定程度上都是"说明书"——它们是苦难者(或他们的记述者)的神学反思或描述,以教育人们疼痛意味着什么。其他教学文本路径有着微妙差异。这些文本力图直截了当地教导成年基督徒,疼痛时要怎样回应或行事。诚然,我前面已经讨论的文本里隐含了关于正确举止的内容(如果疼痛中的人相信,疼痛是罪恶导致的,是鼓励虔诚行为的方式,是个人成长的机制,或是皈依的道路,那么他们就理应屈服,或欢迎疼痛的折磨),然而在我接下来要讨论的文本里,这类教导占据了中心位置。我们会看到,成年基督徒被敦促着接受四条相互重叠的原则：极度疼痛是上帝的"礼物"，必须怀着感激去拥抱；应当有意将它用作精神重生的机制；为了让受苦受难者明白他们在今生的地位，这是必要的；受苦受难者如果能效法基督忍受折磨，就会蒙受祝福。

规则一：人们应当向不幸屈服，而且积极赞扬它。例如1791年刊发的约翰·威廉·德·拉·弗莱谢尔牧师的一封信，它旨在给承受巨大疼痛的循道宗教友树立榜样。在信里（1779年），拉·弗莱谢尔观察到：

> 一个不眠之夜和持续牙疼让我几乎什么都干不了，只能躺在十字架下，甘心受罚，希望在今生或来世处境更好，为此我感到欢欣。

一旦采取了正确的身体举动（"躺在十字架下"），拉·弗莱谢尔就开始在理智和情感上欢迎上帝给他施加"软弱和疼痛"的决定。"耶和华会挑选我，我全心全意服从其选择"，他发誓。这相当重要：

> 不在遭难的日子里灰心丧气。主试炼我们，我们的信仰可能因此除去所有任性的渣滓，并靠那种宽容一切、不存恶意的爱去行事。我们号召跟随耶稣受难，我们必须和耶稣同钉十字架，直到肉体和灵魂都清楚其复活的大能，疼痛和死亡都消失。[47]

就像那些圣徒通过严刑拷打被"试炼"，以显示他们对基督宝血救赎力量信仰的深度，基督徒也经受肉体痛楚的"试炼"，以净化信仰。矛盾之处在于，为了进入那个没有疼痛或腐败的更美好的世界，疼痛是人们必须承受的十字架。

和拉·弗莱谢尔不同，伊丽莎白·克拉克（Elizabeth Clarke）是贵格会教徒, 不过她同样表示, 上帝的"诫杖"给了她慰藉。1788年6月2日她去世以后, 丈夫约瑟夫·克拉克 (Joseph Clarke) 发表了一篇关于她怎样应对疼痛的文章。约瑟夫的记述用词规范、令人信服, 因此1858年(她去世70周年之际)在《朋友通讯员》上重版。约瑟夫希望他的记述"对留在这里的朝圣者和旅居者来说是安慰和启迪, 是一种让他们重新振奋的手段, 为了获得**王冠**! 我们毫不怀疑, 这是她的报偿"。他将妻子的煎熬放在这样的语境下: 生活是一场争夺永恒祝福的激烈竞争, 不可避免让人痛苦。然后, 约瑟夫描述了她对身体痛苦的反应。"疲倦的疼痛之夜"之后, 他报告道, 有人听见伊丽莎白大声说:"我一直热切寻找爱人, 一段时间以后, 我找到了灵魂所爱。"第二天, "肉体非常疼痛"时, 她恳求基督将她带离尘世:"来吧! 主耶稣!"她恳求道, "只要您乐意, 我就准备好了。"她紧接着声称:"要成全的不是我的意旨, 而是耶稣的。"对朋友们, 她承认, "我觉得要走了, 但这具身体可能还必须再衰弱一些。我不会因此世的任何东西改变自己的状态, 这些疼痛对我来说比珠宝还好"。临终时她三次喊道:"主, 来吧, 我是您的绵羊。"[48]疼痛净化了她, 让她同那些不信《圣经》的"山羊"分开了。* 就像上帝的羔羊(指基督), 为罪恶的人类而流血, 疼痛的净化之火让伊丽莎白·克拉克得以加入神圣的"羔羊"行列, 和天堂的荣耀相称。

这是贵格会教徒回忆录的共同主题。另一个著名例证是《蕾切尔·贝茨最后一次患病和死亡的回忆录》, 最初于1834年由贵格会出版。它的人气可以根据以下事实来判断: 36年间不断再版。贝茨漫长的死亡过程旨在告诉人们, 处理肉体疼痛时会面临哪些陷阱, 并且提供正确行为的说明。读者获悉, 有人观察到贝茨"啜泣", 原因是"痛

---

* 出自《圣经·马太福音》25: 31-46, 以绵羊代表蒙神赐福的行善之人, 以山羊代表会承受处罚的作恶之人。

苦和酸疼那么严重，让我害怕失去耐心"。换句话说，她的疼痛太剧烈了，因此渐渐对上帝安排的死亡时间不耐烦，更加倾向自己的意愿，而非上帝的。所以，贝茨面临的难题是要"有耐性"。贵格会宣称，"经历了许多磨难，义人才能进入天国"。贝茨需要学着赞美"救世主的良善"，"其不可言说的仁慈"会"在其自己定下的时间，将我带入其众多宅邸之一"。对疼痛中的人来说，正确的做法是热切拥抱疼痛，将它看成神祇的旨意。用贝茨的话来说，"当然，要不是上帝站在我这边，我［就会］在痛苦里昏过去了。愿我越来越深地沉浸在基督当中，我心中的一切都集中于'愿您的意旨成全'！"她承认，自己"非常感谢至慈的救世主赐予我一段安适的时光，我拜倒在其脚下"，然而她同样"祈求获得耐性和顺从，来承受基督认为适宜的痛苦"。临终前，她躺在兄弟怀里，"双手合十，仿佛在诚挚地祈祷，直到她宁静的灵魂毫不挣扎地从死亡的痛苦当中解脱"。[49] 努力，然后接受上帝的意旨、自其仁慈当中汲取力量，让贝茨得以善终。这篇回忆录的读者们也被鼓励如此。

与乔治·克莱顿（George Clayton）对1826年循道宗牧师约翰·汤森德（John Townsend）承受的"非常严重"的痛苦的叙述相比，贵格会对蕾切尔·贝茨痛苦死亡的演绎显然更具宗教性。一定程度上，贝茨和汤森德都表现出了"感激、谦卑、温和、听从神祇意志"，因此是"基督徒品格的有力典范"。克莱顿指出，汤森德"心灵的固定状态是忏悔的匍匐"。然而，贝茨承受的折磨让她放弃了自我，汤森德的疼痛却**改变**——而非根除——他的自我。汤森德一次又一次承认，"想到上帝为**他**做了那么多，他又为上帝做了那么少，就因羞愧而不堪重负"，觉得自己"不值得"。在一次"极度痛苦发作"时，他专心于殉道者所受的煎熬和基督在十字架上的苦楚，坚定地认为自己的疼痛和他们的一致。另一次他说，"我顺从地低头"，宣称"这些痛苦必不可少，为了松开我和心爱家人之间的坚固纽带"。[50] 痛苦涉及自我的转变, 而非抹除。

在传教士的文本当中, 这一观点表达得最为鲜明: 痛苦是来自全能神祇的"礼物", 必须接受。一个例证是1825年纽约宗教书会出版的《托马斯·哈米塔·帕图回忆录》。作者向读者介绍了安提瓜岛(Antigua)上一位改宗基督教的无名"黑奴"。基督的"鞭杖"代替了奴隶主的抽打, 对她的刻画是欢迎疼痛。小册子作者说:

> [这名奴隶]告诉我们, 她从头到脚都疼。没有人打过她, 没有人拿鞭子抽过她, 然而"主人耶稣"赐下了疼痛, 她为此感谢耶稣。

天国的主人代替了尘世的主人, 将这种虐待"自然化"后, 作者观察到, 她的死亡痛苦而漫长, 然而"祈祷和赞美"不断"自她双唇当中流出, 在她生命即将结束[的时候]"。"到最后, 她说救世主会在认为合适时让她轻松, 要不是现在给她, 就会在那边给, 她指着上面。"纽约宗教书会声称, 被上帝赐予疼痛的不光是这位女奴。另一本传教小册子里, 名叫戈科尔(Gokool)的"改宗基督的印度教徒"拒绝聘请"当地医师", 因为"他们的所有药物都伴随着异教化身"。别人问他, 上帝为什么会让他蒙受如此巨大的痛苦, 戈科尔回答:"我的苦难……是由于我的罪; 我的主作万事都很好。"[51]

疼痛是来自上帝的礼物, 这一主题延续到20世纪, 各种基督教传统当中都是如此。所以1915年时, 一名罗马天主教徒想象, 疼痛是携带礼物的"天使"。唉, 他感叹道, 有些基督徒不肯接纳这名天使, 或者在接纳时心怀"不满和抱怨", 而非"耐心地顺从"。因此, "他不得不悲伤地撤退, 留下了麻烦, 却没有解决办法和奖励"。有些基督徒拒绝将疼痛当成礼物来接受, 这证明他们对上帝的赐福视而不见。疼痛"是被赐下来承受，而不是谈论的"。那些"在疼痛之下坐立不安、桀骜不驯"的人只显露出，他们"没能认识到神圣之手，仅仅看到了工具，那疼痛的执行者"。他们"让入侵者进入了悲伤的秘密之地，疗愈者上帝就悲伤地离开了"。[52] 浸礼宗教徒也应和这一观点。例如，在19世纪70年代，马铃薯推销员兼民间诗人格怀尔（Gwyer）自称"尽管忍受着如此剧烈的疼痛，心境却是快乐的，完全依靠耶稣的功德，相信一切都会好起来的"。[53] 80年后，费城拿撒勒浸信会（Nazareth Baptist Church）的一名牧师"拿《圣经》当膏药"治疗胸痛。他"翻开《圣经》，解开睡衣衬衫的纽扣，将《圣经》贴到胸前，就在疼痛烦扰他的地方"。根据他妻子的说法，他立刻"感觉舒服了点"，躺下来听收音机里的赞美诗，平静地"咽下最后一口气"。[54] 换言之，通过祈祷、背诵宗教文本、身体上按照《圣经》的训词行事，虔诚的受苦受难者可以获得解脱。

规则二：处于疼痛当中的人必须善用自己的煎熬，作为精神重生的途径。这正是许多在规则一中讨论过的基督徒所做的事情，所以这里我只再举一个例子：查尔斯·邓斯登（Charles Dunsdon）。《查尔斯·邓斯登简记》由基督教公谊会书会（Tract Association of the Society of Friends）出版，也很受欢迎，1830年首版，到1856年已经发行了六版。1829年8月25日，邓斯登（被描述成"劳苦农民"）在他的马车和一堵墙之间被挤伤了。极度痛苦之中，他被送往科舍姆（Corsham，在威尔特郡）精神病院。有人问他，"肉体痛苦"是否"非常严重"，据说他回答道：

> 对，我的疼痛非常巨大，然而，啊！多么幸运，我的感觉那样清晰，我的心灵一直那样安静平和，哪怕我被挤在马车和墙之间的那一刻都是……我感觉到上帝存在，当时发生的一切上帝都知情和准许，关于结局的一切焦虑好像都从我身上消失了。我心满意足，上

帝的手与我同在，如果对方高兴，可以饶我一命，可如果对方认为拿走它是对的，我相信这会是对我可怜灵魂的慈悲。

邓斯登一直坚信，上帝准许他遭受疼痛，顺服其意旨会获得益处，尽管事实上当疼痛变得"非常剧烈"时，他会"有点坐立不安"。那些情况下，他只会喃喃自语，"现在让我们尽量安静点"。然后，邓斯登会"躺着一动不动，有时候一次15或20分钟，静静等着感受他精神力量的新生"。然后，"他会忽然显露出异常惬意的表情"，说：

> 啊！我们要面对的是多么仁慈的上帝，从来不辜负那些诚挚仰望、祈求帮助的人，知道我在可怜身体里所受的痛苦。哦！我感觉到的甜美平静；要不是这样，我怎么能忍得了？

对死亡的正确回应是"耐心，顺从，哪怕在承受最剧烈痛楚时，也从来听不到抱怨"。[55]

规则三：上帝赐予的疼痛应当提醒受苦受难者，他们在**此世**命定的位置。关于汤恩德的开场白里，我提到了疼痛的这一功能，此人在外科和内科医师手里吃的苦头教会了他，自己是卑微的劳动者，而医师们是"绅士"。这是虔诚的疼痛叙述当中经常出现的主题。在题为"自愿受苦"（1912年刊登在《哈珀周刊》上）的这篇文章里，能看到一个格外招人反感的例子。它写道，一位"少数族裔老妇"是"她种族里很不寻常的一个例子"，因为"她受过良好教育，聪明，很爱读书，喜欢旅行，而且，也许在她种族里最为罕见，是不可知论者"。痛苦会改变一切。

> 这位"少数族裔老妇"无法原谅命运将她捏成受轻视的肉体。

她憎恨自己的种族及其局限性，她憎恨自己的肤色和生活当中的地位；她桀骜不驯，渴求充实的生活和欢乐，然而没有希望……她从不顺应社交场合的氛围，生活在对宇宙格局的激烈反叛中，似乎总是扮演受害者的角色。

在这种叛逆和憎恨的心境下，她患上了一种造成长期痛苦的疾病，就连她的医师都希望安乐死合法。他关心的不光是她的煎熬，还有"照护此类病例涉及的开销和浪费的精力"。然而对疼痛的描绘有着积极作用，教会她接受自己在生活当中的位置。用作者的话来说：

> 叛逆变成了顺从和更深的理解，憎恨变成了耐心和感激。她的确慢慢看到了，柔情和爱意如此慷慨地倾泻在自己身上，对她诸多美德和能力的欣赏，是价值最高的礼物。此时，如果觉悟的确在肉体衰败时增长，那么这位少数族裔老妇的觉悟是比她经历的苦难更有用、更美丽的东西。[56]

"少数族裔老妇"知悉了她在充斥着种族主义的社会当中的位置；屈从于她在今生的位置，感激层级更高者的"柔情和爱意"，疼痛熔炉里锻造出了这样的态度。

最后，规则四坚持认为，疼痛是一种祝福，要效法基督来忍耐。极端情况下，同挚爱的基督承受一样的苦难，接近某种类似强烈性欲的东西。这一主题相当罕见，除了在某些罗马天主教修女的圣徒传记叙述当中。只举一个例子，降世的玛丽（Marie de L'Incarnation）院长嬷嬷痛苦的死亡（1901年出版）既强调了她慈善慷慨的品性（特别是她对美洲土著印第安儿童——或者，就像她对他们的称呼，"我的野蛮人"——的奉献），又凸显了她堪称典范的女性虔诚。尽管经历了"最剧烈的疼痛",她却"表现出了勇气,这给她的所有美德增添了新的光彩"。她的医师被迫"深深地切开她身体上的两个脓肿,非常痛苦"时,她"表现得出奇平静安宁,不允许自己有一丁点怨言——就像刀子落在别人身体上"。

　　她像祭品一样,将自己献给了基督无穷尽的仁慈——完全准备好忍受更多痛苦,直到审判日,为了让所有这些人都知晓、爱戴、赞美基督……她觉得自己被捆在救世主的十字架上,基督是她爱的唯一对象,始终同她保持交流,一起为这幸福而欢欣,说"我和基督同钉十字架"(Christo confixa sum cruci)——这个想法给了她说不出的快乐。

目睹她承受煎熬的人证明了随着疼痛加剧,"她的温柔,她的耐心,她的谦逊,她的慈善"也是如此。他们观察到:

　　生命最后几天里,她似乎处于一种甜蜜的狂喜当中;她脸上洋溢着喜悦,视线谦逊地低垂,或者转向她握在手里的十字架。

偶尔开口时,她"语调甜美,让人陶醉"。关于同基督联合和实现圆满的语言丰饶而浪漫,强调了"万事归于上帝,尤其是疼痛和苦难"。[57]
　　身为平信徒的男男女女也可以立志效法基督,虽然通常来说,他们和基督无法实现全身心投入的联合。1882年,耶稣会杂志《爱尔兰月刊》上发表了一首诗,其中写道:"疼痛多么可爱 / 主啊,我为您平静承受!"而且颂扬疼痛中的人,他们的眼睛"和您一道凝视髑髅地(Calvary,耶稣被钉上十字架的地方)……专注于耐心的狂喜"。[58]差不多五十年后,《爱尔兰月刊》还在重复这个主题。一首简洁明了题为

《疼痛》的诗写道，对于肉体痛苦，只有一种精神上的解决办法。根据诗人的观点，"整个慢吞吞的阴郁夜晚，我躺在/刺骨的剧痛之中。没有止疼药/能带来安慰"。唯一的解决办法是：

> 握紧神圣的十字架
>
> 主的血汗将客西马尼（Gethsemane，耶稣被捕的地方）染色！
>
> 主啊，原谅我，是我令您剧痛
>
> 千万次，听我苦闷的祈祷
>
> "十字架啊，愿您的，而非我的，意旨成全。"[59]

顺服和接受，是基督徒忍耐疼痛和最终死亡的方式。

基督教孩童的社会化

到目前为止，本章里我的重点都是基督教和**成年**患者。在讨论真正"有血有肉的"基督徒（同他们想象中的范例相反）应对剧痛的方式以前，我想简短地提及对孩童的教导。学习关于疼痛的理想脚本，这个任务始于摇篮期，并被编入儿童文学。让人震惊的是，过去几个世纪里，健康孩童被如此多关于难受的疾患和痛苦的死亡的叙述"轰炸"。自18世纪晚期起，一连串宗教组织（包括主日学校和宗教书会）试图鼓励孩童虔诚，在19世纪，它们出现了爆炸式增长。此外，有充分证据表明，孩童会重视宗教训词。例如，E. 布鲁克斯·霍利菲尔德（E. Brooks Holifield）对18世纪70年代到19世纪60年代美国孩童日记的研究表明，几乎全员参加了礼拜仪式，而且展现出"对布道的非凡关注"。[60]

同样让人震惊的是，这些叙述直截了当地旨在规范孩童的行为。疼痛中的孩童会有什么举动，这一点引起了相当大的焦虑，特别是在宗教界。20世纪中叶之前，就限制特定行为和鼓励其他行为的意义而言，浩如烟海的**宗教**文献聚焦于管理他们的反应。考虑到那一时期孩童居高不下的发病率和死亡率，这类文学作品数量如此巨大就不足为奇了。污水、明火、不良饮食、流行病都司空见惯。自18世纪中叶起，蔗糖的引入和廉价甜食的商品化（1770年时英国人消费的蔗糖，要比1710年时多五倍）[61]孩童的牙齿被腐蚀得越来越严重，蛀牙和随之而来的疼痛程度激增。通过以下事实，可以判断牙痛的潜在程度：蔗糖的商品化引入一个半世纪以后，针对伦敦小学生的一项调查发现，他们"几乎从不使用"牙刷。同一份报告里指出，应征参军的年轻男性当中，超过7%被拒之门外，原因是"多颗牙齿缺失或蛀蚀"。[62]日常生活里，孩童和年轻人也有遭受疼痛伤害的风险。乡村经济当中，哪怕很小的孩子都得干许多涉及反复无常动物的杂活；工业化早期，他们自10岁起（甚至更小）就受雇操作危险的机器。用1855年马萨诸塞州教育委员会秘书的话来说，需要"教导孩童无视，甚至蔑视肉体疼痛"，这样的话，面临日常生活里的疼痛时，他们就不会"焦躁不安和失去男子气概"。"刚毅和无畏"的特质对成年以后"履行职责不可或缺"。按照他的说法，对孩童而言，"对肉体疼痛敏感是丢人的"，因为等这些孩童进入成年期，它会"损害男子气概和坚定性格"。[63]

还有其他原因导致针对年轻人的文学作品充斥着关于痛苦孩童的叙述，并附带指导处于类似情况下小读者应该如何自处。需要教导处于疼痛当中的孩童，面临痛苦难忍的疾病、伤损、通常让人颇感煎熬的治疗、没有麻醉的手术时，平静顺从在**生理**和情感上的重要性。对任何人来说，这都不是什么"自然而然"的事情，更别提孩童了。"一位母亲"在《关于幸福来源的暗示，致她的孩子们》（1819年）里概括了这一点。她指出，和下面那种情况相比，"通过平静地顺服于痛苦，安

　　　　　　　　　　　　　　　　4　试炼与指引

静地给医疗救助行动留出时间"，疼痛中的人更能"让它的强烈程度减弱"：

> 相比她在我们的诊察台上辗转反侧，反复尖叫，描述我们的折磨，拒绝一切治疗而言，因为哪项治疗都无法瞬时完成。

事实上，"躁动"和"任性的不耐烦"在生理上是危险的，作者接下去写道，它们"产生热量和炎症"，因此"给予疾病力量"。这位母亲也强调了沉默忍受痛苦的公共功能。受苦受难者应当只说"安慰在场者，给他们以希望"的话，因为精神力量"胜过了肉体煎熬"的表现会引起目击者的共鸣。[64]

就算某个孩童自己设法避免了痛苦的疾病折磨，如何应对疼痛的指导也至关重要，因为所有孩童都会**目睹**其他孩童或者成年人的痛苦。他们会去看望住在慈善或者其他医院里的兄弟姐妹和朋友，许多情况下，他们在那里不光要面对其他孩童的痛苦，还有成年人的。毕竟直到20世纪，住院的孩童还跟成年人共用病房。在英国，伦敦病童医院［大奥蒙德街（the Great Ormond Street）医院］1852年才开张，而在美国，19世纪60年代晚期，马萨诸塞州总医院的患者当中有14%是孩童，他们却没有单独的病房或者分馆式病房。[65]加上许多孩童生活在拥挤的廉租房里，在过去，孩童接触肉体疼痛的机会可能比现在多得多。大量文学作品给孩童提供了详细的告诫，面临不管是自己的还是别人的肉体痛苦时，应当怎样行事。它们达到了非常有用的教学目的。

孩童得到了哪些指示？非常基本的层面上，大部分中产阶级孩童和来自虔诚工人阶级家庭的孩童都饱受《圣经》文本熏陶，其中很多包含了直接的训导：关于疼痛的意义和个人应当怎样对生活磨难作出反应。《圣经》的指示是孩童日常生活当中如此重要的一部分，所以假定他们迅速被同化，不至于和实际情况相去太远。回忆起满是疼痛的童年时，哈丽雅特·马蒂诺（19世纪杰出的社会理论家）正是这样想的。她追忆道：

> 小时候的虚荣心选择了对一个虔诚孩子来说意料之中的方向。我对疾病和疼痛相当耐心，因与众不同、得到上帝如此特殊的教导而骄傲；我希望并预期早早去世，直到哪怕去世也不能算早的年纪。[66]

小时候的马蒂诺充分吸收了《圣经》的教导：疼痛的宗教内涵不光强调了服从上帝管教的价值，还坚持认为，痛苦标志着上帝针对个人的恩典。

直接阅读《圣经》是一种领受训导、从而了解疼痛意义的方式。大量其他文献也致力于传递此类教诲。上述忠告大多是在基督教刊物上给出的。此类叙述当中，需要被规训的不光是外在行为，还有内在情感。换句话说，关于疼痛的规范性文献是更广泛的皈依叙事的一部分。这是更广阔圣徒传统（在维多利亚时代相当显眼）的一种，福音派女性（主要）用"小圣徒"的受难（他们面临着即将到来的死亡），将读者带往真正的信仰。[67]通过虔诚的表演，孩童成功应对了自己死亡的痛楚。他们令读者确信，要是顺服基督的意旨，自己也就能体验"善终"。

这方面的文献汗牛充栋，所以我在这里只能概述几个突出的主题。例如，许多叙述据说是母亲撰写的，受众是她们的孩子。莎拉·格拉布（Sarah Grubb）的例子就是如此。1818年9月16日写给孩子们的一封信里，她描述了几年前得过的一场病，它"伴随着巨大的肉体痛苦"。和其他虔诚的受苦受难者一样，格拉布追踪了她自绝望到献身的反应。她证实了，疼痛"很折磨人"，一连好几个星期没有缓解。她"热切地侍奉上帝"，而且"我心灵的言语"是"啊！我的天父，您何时乐意发话——'够了'？"就像伊丽莎白·克拉克，她学会了服从上帝的意旨。通过向"慈悲的救世主对我灵魂的爱"敞开心扉，她最终可以说："您的，而非我的，意旨得到成全。"[68] 那时候，上帝才认为应当将她自疼痛中解救出来。疼痛是一种皈依机制。

《基督教妇女杂志》[1834—1846年由福音派作家夏洛特·伊丽莎白·通纳（Charlotte Elizabeth Tonna）编辑，直到她死于癌症] 延续了类似的主题。在《母女对话》（1835年）里，作者想象出了这样的画面：母亲教导女儿，醒来时牙痛要怎么办，为此呈现了两种情境。其中一名牙痛患者对疼痛的反应就像"以她自己的本能力量——或者流于

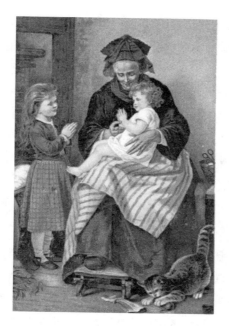

图4.3　R.埃普（R. Epp）《晨祷》，杰恩医师（Dr. Jayne）滋补药、驱肠虫药、祛风香脂、保健药丸的广告卡，约19世纪90年代，惠康收藏馆。

形式的宗教精神——履行职责"。她跌跌撞撞下了床,"非常恼火"。她一边穿衣服,一边抱怨"让人生气的牙痛",而且"为没做完的工作而哀叹"。朋友和家人都躲着她,由于她的"坏脾气",没有人"乐意给她任何帮助"。她"粗鲁的模样"甚至"把[其他]孩子吓跑了"。

反过来,作为"重要目标之一就是因信得生的人",另一名年轻患者的反应是这样的。一觉醒来,这个更加虔诚的孩子"发现时间已晚","脑海中浮现出自己没完成的工作",但是她没有口出半句怨言:

> 牙痛的妨碍不是自己造成的,它来自上帝。她习惯性地将之当成天父、朋友,振作起来,祈求上帝恩典,服从其意旨。

因此,她努力忽略自己的疼痛。她的"好脾气"意味着其他人乐意"帮她一点忙"。她致力于给心怀敬慕的孩子们背诵《圣经》故事,高效地干完了家务活。终于上床休息时,她"心怀谦卑的感激,享受了家人的陪伴,平静渡过了她的小小难关"。[69]通过勤勉、慈善、对她天父的沉默顺从,这第二名牙痛患者获得了丰厚回报——同情和陪伴。甚至她自己的痛苦都减轻了。

几年后,《儿童指南》将孩子们带到了一名六岁男孩的临终病榻前,他"以基督徒的耐性忍受着一切苦难"。尽管死期将至,当别人问到"肉体疼痛"时,男孩只是回答道:"约伯耐性很强,他受的苦没有耶稣一半多。"[70]这名男孩承受的痛苦想必至少相当于约伯的,甚至和神子耶稣的都能等量齐观。十年后,《青少年指南和主日学校蜂箱》刊登了达灵顿循道卫理协会(Darlington Wesleyan Methodist Association)学生安妮·勒温斯(Anne Lewins)临终前的回忆录。这篇文章的作者承认她"不得不忍受巨大的肉体疼痛",然而声称安妮"被她所依赖的全能之臂大力支撑着"。"她从来没发过牢骚",别人问她是不是"感觉很

疼"时,她会回答,"是,然而——"接着背诵查尔斯·卫斯理(Charles Wesley)的赞美诗:

> 我在这里所受的一切苦难又算什么,
> 主啊,如果您允许我碰触,
> 当那让人迷醉的圣体出现,
> 在您脚下敬拜? [71]

这篇文章敦促小读者,自基督的"全能之臂"汲取力量,期待着未来在天堂的极乐。

此类福音故事里给孩子们描绘的神祇可能报复心重,这就没那么让人高兴了。"任性的"孩子们,要当心。1865年时,《儿童指南》将"简"描绘成一个任性的孩子,上帝的教诲以一种格外悲惨的方式传达给了她。简从屋顶上滑下来,摔坏了后背。这就是上帝"将我带回其身边的方式,相当痛苦",据说简得出了这个结论,补充道:"我为此祝福上帝。"简承认,接受基督惩罚需要巨大的努力。她坦白,悲剧发生后的一段时间里,"啊,我是多么叛逆!"她甚至"喃喃抱怨,上帝的手在做这件事时是慈悲的,虽说我不知道!"然而渐渐地,"我恍然大悟,开始忏悔自己的罪恶生活,通过耶稣寻求宽恕"。上帝"仁慈地"原谅了简的罪恶。简教导她的小读者:

> 我肉体的痛苦相当巨大……然而,最严重的时候,感觉到耶稣和我同在,帮助我变得有耐心,其受祝福的圣灵将那样甜美的《圣经》诗篇放进我脑海里,夜晚都显得不那么漫长了……这种疼痛来临时,我想的是,救世主为我受了多少苦,就连我的这些苦难,也不过是为了确保肉体最终得以安息。[72]

换言之，需要提醒受苦受难的孩童，他们的煎熬是**有理由的**（即人类的堕落天性，加上他们自己的罪恶），背诵《圣经》和效法基督所受的苦难，能够让他们期待来世、实现净化。简虔诚地忍受肉体痛苦，直到早逝，然而在这个和大多数其他故事里，受苦受难的孩童获准抒发的情感范围很窄：坚忍，默默忍受痛苦，服从天父上帝。

努力

关于成年人和孩童应当如何忍受疼痛状态的训导——将它看作礼物来拥抱，当作精神重生的机制，确保人在**此**世的地位实现内化，和效法耶稣在髑髅地的方式来忍受它——都强调，这并非易事。疼痛状态下的理想行为被设定得如此之高，所以受苦受难的个体获准偶尔犯点小错：例如，邓斯登会"有点坐立不安"，贝茨会"害怕对上帝失去耐心"。精神意义上当个"好患者"，意味着名副其实地接受试炼。肉体的剧痛当中，哪怕最诚挚的基督徒，都可能因为观察到不敬神明的人格特质出现而感到沮丧。然而在这些规范性文本里，受苦受难者最终召唤出了足够的精神力量，来拥抱自己的不幸。

毫不奇怪，许多疼痛中的虔诚者发现，在最终进入天国的极乐冥想当中实践祈祷和顺服的理想，要比传统颂词里承认的艰难得多。19世纪中期，查尔斯顿第二长老会（Second Presbyterian Church in Charleston，南卡罗来纳州）的托马斯·史密斯坦白了当他努力应对难忍的痉挛性神经痛时，精神上的弱点。他的叙述当中充满了隐喻性联想——和上帝以及自己的卑劣本性角力。他承认，觉得"非常虚弱，甚至尖叫"，而这迫使他"思考我在写什么，还有我**真正的**精神和动机"。他意识到，上帝是位"心灵检查官"，所以需要"揭露一切，进行审视"。在日记的这一阶段，史密斯开始了同耶稣的热烈对谈。用他的话来说：

4 试炼与指引

> 我们聊了很多。我把一切都告诉了耶稣。我把一切都寄托在
> 对方身上，请对方指导我——如果我错了，或者想法不恰当，也要将
> 这启示我——赦免我隐秘的过错，让我远离狂妄虚荣和自私骄傲的
> 罪孽。我告诉耶稣，我是个可怜、糟糕、无助的受苦受难者——或许
> 是由于自己的轻率和过错，虽然我无法解释自己眼下的严重发作。

换言之，史密斯在小心翼翼地保持平衡。一方面，他需要表现出对前定命运的顺服：我们已经看到，罪恶的代价是疼痛和死亡。另一方面，他渴望让基督知道，不管他犯下了什么"过错"，都是"隐秘"的，或者说自己不知道，（他相信）这些和自己眼下病情的严重性不相称。他承认，耶稣可以赐予"其所爱之人睡眠"，然而他可能不配成为选民之一。史密斯唯一的救命稻草是不情愿地屈服，然而前提是为"其祝福"全力奋斗。史密斯承认：

> 我告诉耶稣，我感觉非常痛苦，在痛苦中挣扎——怯懦而缺乏
> 男子气概，而且乐意得到解脱。可是我照样觉得，同耶稣面对面、与
> 之角力以获得其祝福，这简直太好了，我是那样需要苦难耙下的屈
> 辱和伤痕。[73]

富有讽刺意味的是，长篇大论地祈求解脱以后，史密斯是这样收尾的：他下定决心"不请耶稣来拯救我"。

祈求上帝让他的身体剧痛暂缓时，史密斯几近绝望。一位只署名为"伊丽莎白，黑人福音牧师"（1889年）的女性也有这种经历。几个月来，她一直承受着坏疽性溃疡的折磨，自脚趾到膝盖都"露出了黑色的骨头"。对自己能否坚持正确的虔诚礼仪，她感到沮丧。她的贵格派

传记披露，"不可否认，在患病早期，她天生固执的性格和易怒的脾气，有时会显露出来"。伊丽莎白付出了巨大努力，才控制住脾气，偶尔会迸发出"用'以色列天国歌者'的话语强烈呼救"，然后"神圣而谦卑地承认，所渴望的力量，得到了主的赐予"。能听到伊丽莎白哭喊："啊，太疼了！这能赶走一切，除了圣灵；**这就是那力量**……啊！我不配拥有一切美好。"[74]

值得注意，受苦受难的人在努力时并不孤单：目睹苦难的那些人可能试图迫使他们虔诚。换句话说，不少苦难叙述有着胁迫成分。胁迫可能来自各处，朋友、家人、医师都不愿安慰叛逆的患者。他们甚至可能提醒患者，衡量一下这两者孰轻孰重：今生的难受和来世永恒的地狱之火。例如在 19 世纪末，一名耶稣会神职人员甚至吹嘘，自己在异常痛苦的临终病榻前使用了恐吓手段，他责备垂死者，因为疼得实在受不了时，那人就会哭喊出声。这名神职人员说：

> 垂死者快咽气时经历了剧烈疼痛，所以几句不耐烦的话脱口而出。我立刻制止了，告诉他，上帝讨厌他的急躁，他应当忍受此时的疼痛，将这看作对过去错失的补偿。他欣然接受了。

垂死者表示"为自己的轻率感到悲哀"以后，这名神职人员"给了他宽恕——那以后，他到死都保持平静，没有任何不耐烦的迹象，不管疾病可能让他多么痛苦"。这种信仰和勇气的表现得到了报偿，他去世以后，这名神职人员承认，"看到他离世时，我忍不住拥抱和亲吻他，我体验到的**欢欣**是那样强烈"。为什么高兴？这名神职人员不仅确定，此人已经进入天堂，而且坚信那一刻，他会"在上帝面前衷心为我祈祷"。[75]

不幸的是，有些虔诚的受苦受难者发现自己没法接受疼痛，**哪怕**在被胁迫的情况下。这些男男女女不能"让心灵随他们所愿，专注于天国的事物……他们不能热烈地祈祷，更不用说'在苦难中感到欣喜'"，著名的英国国教传道士亨利·梅尔维尔（Henry Melvil）观察到。梅尔维尔给这类信徒带去了安慰。1853年在苏塞克斯郡拉斯伯里（Lathbury）圣玛格丽特教堂的布道当中，梅尔维尔一上来就说，根据他的观察，疼痛是"最让人全神贯注的东西"。肉体剧痛的重压下，"灵魂被肉体吞噬了；因此受苦受难者似乎只剩下肉体，几乎意识不到永恒的准则依然在他心中跳动"。这就解释了"临终忏悔"为什么几乎不可能。

> 当人被"疾病折磨"时，灵魂的力量和影响都那么小……他的注意力都被肉体疾患占据了，虽然可能苟延残喘，而且在苟延残喘期间，他可以整天接受宗教训导，却几乎不可能振作起来，庄严地为审判做准备。他对自己肉体的感觉太强烈了，以至于显然无法感受到自己的灵魂。

"火辣辣疼着、辗转反侧的人感觉不到自己有灵魂！"梅尔维尔宣称。就连"义"人也可能觉得，尽管渴望"同上帝交流"，却"无法运用精神"。让他们更加绝望的是，害怕可能因为"在宗教问题上欺骗了自己"，在算总账时"被抛弃，沦入死亡"。这一点针对的是史密斯那样的信徒（信奉长老会），他们坚持预定论信条。不要绝望，梅尔维尔劝告，虔诚"并非根据疾病蚕食他意志力时的举动和表现来估算，而是根据精力充沛时的行为"。[76] 上帝是公正的。

神话和隐喻

稍后我会转而讨论18世纪末期到20世纪中期之间，针对主流神学观念（它将疼痛正当化、合理化）的批评浪潮。显然，赋于疼痛的意义越来越世俗化,这显著改变了疼痛中的人体验自身煎熬的方式。

可是在此之前,有两点需要说明。第一点是,关于"上帝之死"的传闻是错误的,至少是不成熟的。宗教和世俗长期以来和谐共处、各有独立势力范围。那个时代最杰出的科学家与医师经常认为,赞美人们在痛苦中向基督求助和开出强效镇痛剂,这两者之间并没有矛盾。包括《不列颠医学杂志》在内,富有影响力的医学杂志呼吁读者们记得,"宗教慰藉让人能够忍耐痛苦"(1867年)。[77]1910年,不列颠医学协会主席当选人吹嘘精神治疗的功效,牛津大学钦定医学讲座教授威廉·奥斯勒(William Osler)对以马内利(Emmanuel,耶稣基督的别称)教堂评价颇高,大家相信,在那里按手就可以治病。[78]罗杰·巴恩斯(Roger Barnes,1953年担任加州医学协会泌尿科分会主席)之类的医师敦促道:"信仰上帝、知道能够自上天获得帮助,对医患双方来说都大有裨益。"[79]

此外,在20世纪和21世纪,疼痛中的人里,挺大一部分依然自宗教角度看待疼痛,或者坚信自己的信仰中有缓解疼痛的元素。20世纪30年代早期,据估算,至少有300万美国人"对物质医学的方法和原理持怀疑态度"。

在教会的精神概念中寻找治疗逻辑。对他们来说,物质疗法是无神论,不管亲身采用还是允许自己的孩子采用,都是种罪孽。[80]

1956年,一名医师在《不列颠医学杂志》上宣称,"只有通过疼痛才能获得持久的快乐",因此疼痛中的人"不应该要求缓解疼痛,而应该以祈求恩典的方式去忍受它"。[81]埃德娜·卡赫勒(Edna Kaehele)就是这样做的。在她1953年的癌症回忆录里,卡赫勒坚持认为,上帝准许人们受苦,以让其"荣耀……得到彰显"。用她的话来说,"我谦卑地感到，出于某种无法理解的原因，我也领受了这种［受苦］特权……来彰显上帝的荣耀和良善，为了我同胞的利益。"[82]1974年，一项针对美国患者的调查表明，对大多数患者来说，苦难有着宗教意涵。典型的表达包括"帮帮我，耶稣"，还有祈祷和诗篇。[83]以宗教方式来理解疼痛，不一定是"机能障碍"甚或是"反治疗"。社会学家吉莉安·本德罗（Gillian Bendelow）正确地观察到，"这些信仰或许能够让患者保持一种自我认同感，面对医学可能强加的客观理性"。[84]

哪怕现在，承受病痛时，相当一部分人照样乞灵于宗教传统和礼仪，尽管他们不会自愿告诉医师这些信息。[85]就理解疼痛而言，由于移民，伊斯兰教、印度教、佛教（只举三例）传统增加了。

对疼痛的精神意义，以上（和其他）宗教团体成员态度不同，这显著影响着人们体验疼痛（在家庭和临床情境下）的方式。例如，根据伊斯兰教，忍受疼痛是消除罪孽的途径之一，借助这种手段，信徒可以提高自己在来世的地位。用先知穆罕默德的话来说："凡穆斯林遭受的痛苦，哪怕是被荆棘刺伤或更小的伤害，真主也会因此赦免他的罪过，如同大树落叶一般。"*[86]

显然，对疼痛的宗教诠释照样同今天英国和美国的数百万基督徒息息相关。世俗化在修辞上获得的尊重，比现实中更多。美国原教旨右翼的崛起，导致了用祈祷和信仰来回应肉体痛苦的疗法复兴。在英国，福音派的复兴也让许多基督徒回到福音书和圣礼，以诠释他们的疼痛、获得慰藉。当然，同一批人也可能会去诊所看病，然而这么做的时候，他们不会向医师提及自己处理痛苦的替代策略。[87]

我要说明的第二点是，哪怕在明摆着的世俗圈子里，以宗教方式谈

---

* 译文参照《布哈里圣训实录全集》（第四卷），［阿拉伯］布哈里辑录，祁学义译，商务印书馆2018年版，第1916页。

论和想象疼痛照样大行其道——尽管是用隐喻。关于疼痛的宗教语言一次又一次出现，特别是将疼痛概念化为一种惩罚。因此20世纪40年代，一位女性将分娩描述成和"地狱之痛"差不多，却不见得相信那个可怕的地方真的存在。[88]就连不信教的人也会烦恼，某位不知名的全能者或许有意惩罚他们生活方式上的错误，这种话经常能听到。2000年，一名"工作狂"癌症患者说：

> 朋友们说，这是上帝吸引我注意的方式：拿木板猛拍我的头，让我意识到，不能永远这么下去。[89]

关于疼痛的基督教概念深深扎根于我们的语言当中，痛苦不堪的时候，哪怕最顽固的罪人都会喊道，"啊，我的上帝！""基督！"或者"该死的地狱！"

世俗的反冲

尽管存在上述警告，关于疼痛的宗教诠释却越来越边缘化了，虔诚的基督徒和不可知论派都会这么做。求助于《圣经》里的苦难模式，也似乎越来越过时。因此，我们前面提到过，哈丽雅特·马蒂诺曾经主张，疼痛是"提出警告的朋友"，对它"做不到心怀感激的话，就应当平静地接受……像严厉天父的崇拜者那样高高兴兴"。随着年龄增长，她改变了想法。后来的回忆里，她这样贬低基督教："产生关于肉体疼痛的虚荣心和自我主义"。她说：

> 基督教关于肉体可鄙的本质，和它同灵魂对抗的迷信，让人震惊地扭曲了我们的道德，也伤害了基督教世界的健康，现在终于给

148   4 试炼与指引

科学让道了。

她痛斥"一切这样的书、小册子和叙述：将病房当作荣誉、祝福、道德安全的条件"，因为它们有助于"维持一种妄想和腐败，世界已经为此付出了过于高昂的代价"。[90] 马蒂诺的信条——仁慈的天父通过爱来惩罚孩子——已经被斥为妄想。取而代之的是，她拥抱科学（尽管是种非正统版本）。

像马蒂诺这样的受苦受难者厌恶关于疼痛的神学诠释（和规则），原因有很多。对不少人来说，麻醉剂的发明给了"疼痛在精神上有益"的信条重重一击。用《生理疼痛的功能：麻醉剂》（1871 年发表于《威斯敏斯特评论》）一文匿名作者的话来说，现在疼痛已经被麻醉剂变成了"可以选择的"，"对迄今为止道德家坚持的关于肉体疼痛目的的理论，需要进行全面修正"。存在"宇宙规划"的观念已经被这种认识悄悄破坏了："将忍耐力当成美德来培养"是无效的。作者接着写道，就连发现麻醉剂的方式都挑战了神圣秩序。没有什么"超自然的启示，明确宣称为了慈善目的"：麻醉剂只是"化学研究当中发现的，和漂白棉布的新方法在同一个层面上"。事实证明，镇痛剂对高尚和"邪恶"的患者同样有效。此外，"它们的应用模式"是"滑稽的"。"想象本身"怎么能"激起对这类东西的热情呢——湿漉漉的手帕，一根软管连着充了气的口袋，既不漂亮又不难看，只是跟所有别的盒子一样？"作者嘲讽，补充道，"将遗忘折叠进手帕里，或者通过橡胶管吸入极乐天国般的舒缓平静，这类想法都是荒谬的。"换言之，麻醉剂的发明"异常生动地"阐释了以下事实：科学跟宗教对话当中关于疼痛的"旧式英雄主义""完全不相称"。科学已经证明，"人类的真正理想是被看作不断努力，而非持久忍耐的生物"，消除了疼痛，人类就可以增进才智、拓宽"人性的理想"。[91] 对上帝赐予的疼痛百依百顺，这种态度可以抛弃了：疼痛是可以避开的。

在波士顿马萨诸塞州总医院首次公开演示手术麻醉15周年纪念日，著名神经学家西拉斯·韦尔·米切尔致辞时，以诗句表达了这一点：

> 它有什么目的？不，你的追寻是徒劳：
> 尘世没有答案。如果困惑的头脑
> 呼喊，"这是警告，是惩罚"——啊，忍住。
> 当孩子在外科医师手底下打滚时，
> 什么灵魂会希望能够理解疼痛？[92]

米切尔的哀叹不光质疑了"信仰"解释疼痛的能力，而且承认，"**科学**"在"无望的任务上"同样"踌躇不前"。就像我在第5章里探讨的，越来越多的人觉得，患者"我疼！"的哭喊没有临床价值。"处于疼痛当中"甚至连表明并非一切安好的"警示"都不算。"作为警示信号的价值已成往事"以后，疼痛照样长久持续。[93]正如1862年瓦伦丁·莫特——经验丰富的外科医师，据说做过一千多例截肢手术——所言，"牙痛的折磨和腹部绞痛对患者没有半点好处"。他认为，就手术而言，疼痛会导致"筋疲力尽"，延缓康复，增加"抑郁倾向"。要是"足够剧烈且持续不断"，疼痛实际上是致命的。[94]

上帝（或者"**自然**"）只是在开玩笑吗？1926年《不列颠医学杂志》上一篇文章的作者问道，对尼安德特人或者别的人类祖先来说，"龋齿暴露牙髓"导致的疼痛有什么用？在现代，它可能"刺激患者去寻求牙医帮助"，然而承受疼痛的尼安德特人并没有这个选项。仔细琢磨琢磨，作者冷嘲道：

肩胛骨疼痛对肝功能紊乱的人来说有什么用？胆绞痛的剧烈痛楚如何帮助患者解决胆管阻塞？实际上，牵涉性痛［即在不同于病变位置之处"感觉"到的疼痛］如何帮助史前人类自相关的各种患病状态当中解脱？[95]

就连始终认为疼痛给他们提供了关于患者病理的宝贵信息的医师也得出结论，应当赞扬他们的诊断技能，而非称颂上帝赐下"信号"。疼痛应当鼓励人们尊重医师、谦逊地对待他们，这是由于医师在诠释生理过程方面的专长，而非带领人们皈依基督。

更加重要的是，批评者有条不紊地出手，让关于疼痛有益影响的每一个神学信条失效。哲学家和医师越来越多地抱怨，**自然神学家**怎么能严肃地声称，"**设计者**"已然保证了对感知的"美妙"分配，身体的每一个部位都领到了程度精确的感知。[96]批评者发问，这难道不是明摆着的吗——最轻微的损伤可能造成难以置信的痛苦，而严重的疾病可能全无疼痛，直到死亡夺走那人的最后一口气？[97]1837年，莱瑟姆问道，面对脸被侵蚀性溃疡尽情吃掉（这毫不夸张）的"可怜患者"，谁能声称，上帝的"仁慈意图显而易见"？患者"呼唤造物主带走他；他的祈祷蒙上帝垂听，他的剧痛得以止息，**死神**欣然将他拉入了自己的怀抱"。[98]可是他为什么要吃这么大的苦头？

疼痛让个体变得高尚、提升人性，大家觉得，此类说法也难以置信。当然，这不是什么新鲜事。早在1744年，痛风患者爱德华·扬就喃喃抱怨，痛风是"**斯多葛学派观点最好的解药**之一"。[99]然而，他一直坚持信仰，哪怕有时捐弃了基督教斯多葛主义。不过到19世纪晚期，人们对这两者价值的怀疑越来越多。无数评论者抱怨，就连纯真的孩童都会因经历和目睹疼痛而变得意志消沉、心如铁石。约翰·格雷（John Gray）就是其中之一。20世纪初，他出生在工人家庭，因脊椎感染而在剧烈疼痛当中打滚时，有名护士劝他，"有了大写的**信仰，一切**皆有可能"。他热诚地"将一切交给上帝"，十多年来第一次，解开了被脓汁浸透的绷带，穿着宽松的睡衣裤上床。结果并不如他所愿。"我的信仰不可能足够强大，"他哀叹，补充道，"出于什么缘故，这个方子失败了。我的脊椎和之前一样，第二天早上，床和睡衣裤都泡在脓汁里。"主治医师来拿柳叶刀割开皮肤时，格雷回忆道：

> 我咬紧牙关，闭上眼睛，紧紧抓住身下的床垫。我记得，忽然感觉非常孤独，彻头彻尾的孤独……医师似乎象征着一个冷漠无情的世界，皮肤被割开时我发出的哭喊主要是出于怨恨，或者可能是对生命本身的狂怒，因疼痛而怒火中烧。[100]

他放弃了信仰——自己的苦难毫无公平可言，加上意识到神明或者抛弃了他，或者对他的苦难漠不关心。

在许多受苦受难者和照护他们的人身上都观察到了这种反应，疼痛可能在自己也可能在别人身上。例如，在《墨尔本儿童医院生活和人物速写》（1891 年）里，澳大利亚护士詹宁斯·卡迈克尔（Jennings Carmichael）看着病重的孩子"并排躺了几个星期"，同伴去世时，他们却没能表现出"一丁点悲伤"。对她来说，这进一步证明了任何接触过"真正"疼痛者的人都会"完全反对""疾病是道德和肉体的精炼器"这种理论。她总结道，和疼痛相比，"没什么能更快地让孩子丧失斗志"。[101] 或者，用在中国东北的工人吉姆·英格拉姆（Jim Ingram）回想自己跛足时的话来说，"有时候我觉得自己疯了，生不如死"：任何声称"痛苦让人高贵"者都"犯下了诡辩之罪；疼痛让生活变成地狱"。[102]

遇到炽烈疼痛会导致信仰丧失而非重生，这不光适用于孩子。19 世纪中期，一位在没打麻药的情况下截肢的无名信徒正是因此心神不

　　　　　　　　　　　　　　　　　　　4　试炼与指引

宁。得知需要动手术时，此人问能不能给他一周时间来"做准备"。他提出这个请求，并不是因为希望疾病会"在这段时间里好转"。他同样不相信"通过深思，对手术的预期会变得不那么骇人"。恰恰相反，如果死在手术过程中，他想让自己的灵魂为"那之后的事"做准备。然而像格雷一样，上帝的存在并未因剧烈疼痛而获得肯定，反倒幻灭了。截肢过程中，这位信徒经历了疼痛的"空白旋风"，随之而来的并非同上帝的亲密感，而是强烈的"被上帝和人抛弃之感"。[103] 伦敦医师艾萨克·伯尼·约（Isaac Burney Yeo）简明扼要地总结道："我不怀疑，有些人的性情会被疼痛软化，然而许多人会因此心如铁石。"[104]

剥去了神秘主义和它在强迫人们行为更加高尚方面的功能，疼痛的正面价值就被清空了相当重要的一部分。它本身可以被具象化为一种邪恶，在人群当中分配得不公平也不公正。这是最让批评宗教者大发雷霆的地方。一名医师生气地观察到，疼痛的折磨是随心所欲的，"义人和不义之人"都会遭到攻击。事实上，他在1879年哀叹：

> 如果说疼痛有什么偏好，那就是弱者和无知者，而非肆意妄为的恶人……难道有谁会嘲笑正受癌症剧痛折磨的可怜人，让他确信这是对罪恶的惩罚吗？或者说，另一方面，难道有谁会当着那些老当益壮者的面支持这种观点，夸耀说他们"过好了每一天"？这通常意味着，他们不拒绝任何快乐，无论合法还是非法，也没有遭受任何痛苦。[105]

就连疼痛**道德**功能的责任，也自全能造物主那里转到了全科医师手中。对身体来说，医师是看门人或者道德上的守护者。本章前面，我们听到了，19世纪时身着黑袍的耶稣会神职人员怎样运用恫吓来加强虔诚。在20世纪，穿白大褂的男人（渐渐也有女人，速度相当缓慢）夺占了他的位置。1930年,《不列颠医学杂志》提醒读者,医师有时候需要直接告诉患者他们在道德上的缺失。作者举了个例子:"被宠坏了的……上流社会女性",她"习惯于充分享受生活乐趣",因此患上了心痛病。医师直言不讳。他告诉她:

> 你正承受疼痛,你料想是由于心脏,没错。我也许能给你些缓解疼痛的东西,然而不打算这么办。疼痛对你是个警告,你得减少活动,换种生活方式。

说完这句话,他"转身离开了房间"。[106]不需要召唤神祇,因为"自然"已经将它的信息直白地文在了肉体上。

最后,更加尖锐的评论者甚至控告他们虔诚的兄弟姐妹残忍。文学学者露西·本丁已经令人信服地论述了,自19世纪中期起,关于地狱之火的言辞怎样被越来越多人——有许多神学家,也有世俗论者——看作虐待狂。[107]另一些人则因此惊骇万分:会用上帝来替那些类似酷刑的痛苦辩护。当然,安乐死协会成员是极端的少数派,然而他们的观点更加广泛地传开了:劝告处于剧痛当中的人模仿十字架上的耶稣,是无法容忍的。正如20世纪30年代一名自愿安乐死协会的成员所言:

> 不可思议,我们能如此镇定地忍受别人的不幸,用十字架上盗贼*的景象安慰他们,而那两个人的苦楚,顺便提一句,是以小时而非周甚至月来计算的,而且对他们罪行的惩罚符合2000年前通用的法典。[108]

---

* 有两个强盗和耶稣同钉十字架,起初都嘲笑他。可是后来,其中一个信了耶稣,于是耶稣说:"今日你要同我在乐园里了。"因此有教徒主张,只要真心认罪悔改、皈依基督,哪怕在生命的最后时刻也能够获得救赎。

这对疼痛精神诠释的攻击是彻底的。

　　本章始于约瑟夫·汤恩德，一名贫苦体力劳动者的故事。对他来说，疼痛是依附于某些事件（而非其他）的实践。例如，写到四个兄弟姐妹的缓慢死亡时，汤恩德就没有提及疼痛。描述极度饥饿，或者（自7岁起）在兰开夏郡棉纺厂以艰苦出名的梳棉间（把棉花纤维理顺、弄干净的地方）里轮班工作14个小时，也没有唤起他关于疼痛的回忆。相反，在严重烧伤和不打麻药动手术这些情况下，汤恩德才会召唤出疼痛的幽灵。哪怕在这些情况下，伤害过程也是积极的：他宣称，"上天一定会报偿我们的疼痛"。

　　汤恩德对苦难的诠释不光得到了广泛认同，还产生了大量文献——明确地试图提供建议，好基督徒应当怎样承受极度疼痛。这些圣徒传记式的描述旨在充当成功指南，然而它们并非全然空想。日常生活当中，人们根据主流叙事来改变自己的行为。我在本书里一直主张，处于疼痛当中是种社会现象：它是一个遵循特定做法（而非其他）的事件。通过遵循公认的理想表达和举止，疼痛当中的人不只让他的痛苦为人所见，其显著性也大大增加了。疼痛指南试图给受苦受难者提供模范，让他们可以基于它来行事。读者们意识到，通过遵守理想剧本，在**来世**可以获得永生，在**此世**的存在也可以获得提升。上帝记录下人们的行为，而神子耶稣揣度受苦受难者内心的真正想法。

　　用来赋予极度疼痛意义的宗教语言囊括了丰富的隐喻，口吻也颇为感性。和世俗叙述不同，关于疼痛的神学文献很大程度上是正面的：矛盾之处在于，只要疼痛中的人还被动地受制于天父的意旨，"疼痛本身"就会完成必要的有益的工作。疼痛是恢复性而非毁灭性的。作为护身符，《圣经》韵文、赞美诗、布道辞、祈祷旨在安慰、治愈，或者预示受苦受难者进入欢愉的**来世**。对信徒而言，顺服天父的意旨会带来丰厚的奖赏，在今生和来世都是如此。伊丽莎白·戴维斯（Elizabeth Davies）描述那场重病时，就是这个意思。她害怕自己会"孤零零死去，没有一个友好的声音鼓励我"。然而她又作证："上帝没有撇下我，也没有让我陷入愁烦。在疾患和孤独当中，我很快乐，我愿意等待上帝对我的旨意。"她的服从得到了回报。

> 当我躺在如此可怕的痛苦中时，喝了一杯热茶或者一杯冷水，我就会将自己的康复归功于其中之一，可是从我躺下到起来，什么都没吃没喝，病全好了，虽说还很虚弱。因此我要感谢仁慈的天父保护了我。[109]

戴维斯的信仰——肉体疼痛时，顺服基督意旨有治愈功效——在神学上是讲得通的。可是对许多基督徒和非信徒来说，"在个体生活和普遍人性当中，疼痛发挥着积极的精神功能"的说服力越来越弱。这并不是认为疼痛变成了明确的邪恶。疼痛感知继续被具体化，并赋予复杂、多重含义。然而信徒将疼痛拆分成私人（宗教）和公共（世俗）两个维度，非信徒则将宗教祈祷变成了脱口而出的渎神之词。

5 应该相信谁：疼痛的叙述与诊断

现在让我们假设自己就在床边，能听到**疼痛**发出哭喊，真真切切，缠扰不休。首先要注意的是，我们在将疼痛判断为一种症状时遇到了困难，就其他症状而言并非如此。

——彼得·梅雷·莱瑟姆，1862 年[1]

不愉快的感觉迫使患者"集中注意力"。1896 年，一名评论者观察到，"出了问题的时候"，人们才会"对体内正在发生的事情认知分外清晰：我们听到脉搏跳动，我们感觉到胃肠蠕动，噪音忽然引起我们的注意，让人恼火"。[2]患者热切地试图确定，他们不适的根源是什么，然而就像莱瑟姆抱怨的那样，疼痛和其他症状不同：当"疼痛发出哭喊"时，通常很难知道传达的是什么。疼痛中的人是否因微不足道的作恶而破坏了上帝的律法？是由于病毒突破了身体的防御系统吗？又或许是平平常常的寻欢作乐行为扰乱了身体的日常机能？甚至仅仅是时间流逝就足以腐蚀骨骼、让充满活力的肌肉松弛、破坏神经元。对在医院病床上痛苦打滚的人来说，煎熬在生理上**似乎**是有意义的——它就像"伸出的一根示警的手指，阻止我们走向最严重的危险（1914 年）"[3]或者"**自然**"传达"情况不妙"的一种方式（1936 年）。[4]然而谁能真正告诉我们，到底是哪里出了问题？

确定身体不适的原因变得必不可少。事实上，任何无法作出合理诊断的情况都可能让人深感不安。爱丽丝·詹姆斯（心理学家威廉·詹姆斯和小说家亨利·詹姆斯的姐妹）在1891年5月31日的日记里提到了疼痛的这种特质。她写道，刚拿到一份医学诊断，关于她二十多年来忍受的疼痛——数不胜数，让她痛苦万分。詹姆斯坦言，多年以来，她"一直渴望得某种明显的疾病，无论它通常可能有多么吓人的标签"。相反，她的医师只是暗示说，疼得这么厉害是出于"个人原因"。她回忆道，有多少次他（带着优雅的自满）"对我撒手不管……就在我眼皮底下"，留她"在可怕的巨大主观感觉下独自蹒跚而行"。谢天谢地，她打趣道，"功夫不负有心人"！去名医安德鲁·克拉克（Andrew Clark）爵士那里看病以后，她发现：

> 我不光患有心脏并发症，一边乳房里还长了肿块，有三个月，给我带来了巨大痛苦。它是个瘤，除了减轻疼痛，什么也做不了，只是时间问题，诸如此类。

他还诊断出了"最让人痛苦的神经过敏病例""脊髓神经症"和"腹部有风湿性痛风"。诊断清单包罗万象，让人满意。詹姆斯惊叹，过了这么久，她的痛苦总算给贴上了一系列医学标签，"应该能满足最夸张的病态虚荣心"。[5]

尽管预后非常糟糕，确诊以后爱丽丝的宽慰却是可以理解的。毕竟，她已经花了几十年向医师、家人和朋友讲述身体上的问题。她的经历提出了一个重要问题：在医学诊断和预后方面，患者自己对疼痛的描述到底有多大价值？本章探讨了赋予这类（患者给临床医师关于疼痛）口头报告的权重，而下一章里，我会关注与此平行的论辩：疼痛姿态语言的诊断价值。本章里我提出，自18世纪到现在，关于疼痛叙述在帮助诊断疾病方面的功能和可靠性，临床观点经历了巨大转变。当疼痛叙述

5 应该相信谁

被认为有助于准确诊断，也是治愈过程中必不可少的一部分时，医师会鼓励和引导患者开口，而且让他们详细说明。这种交流行为本身被假定成希望的标志，对患者和医师都是如此。然而，疼痛叙述越来越多地被剥夺了其他意义，只剩下哭叫传递的基本信息："疼，这里！"换句话说，疼痛叙述变成了单纯的"噪音"，几乎不起诊断作用。华丽的修辞越来越"靠边站"，甚至遭到劝阻。对临床医师来说，人们的痛苦被削减至肉体内一个个独立的组成部分（精神紧张、内脏、化学、神经等）。患者的长时间抱怨只不过是对未来"征服疼痛"的阻碍。对患者来说，复杂而详细的疼痛叙述变得让他们丢脸（它们的"丰富"可能意味着装病、夸大其词或者惹麻烦？），还潜在表明了他们是"坏患者"。疼痛语言在20世纪70年代重新兴起，自20世纪80年代起，变成了诊断工具的重要组成部分，跟前几个世纪截然不同，它是作为制度安排的一部分来实现的：疼痛问卷是规范性的。在临床环境下，"处于疼痛当中"是按照理想蓝图表达的。

疼痛叙述和诊断

这一时期自始至终，许多医师都声称，疼痛叙述在两方面具有诊断价值。第一，"疼，这里！"之类的话给确定病变或病理状态的位置提供了最重要的线索。1917年，《疼痛的诊断价值》一文作者将疼痛比作罗盘时，指的就是这个。疼痛之于"机敏的医师"，这位来自爱荷华州（Iowa）的大夫坚持道，"就像罗盘之于水手"。正如"磁针不是北极"，只是"始终向着极点的指示器"，疼痛是"指向病理损害的无误磁针"。[6]这种思考疼痛叙述对诊断意义的方法，不需要详细的叙述：它只需要患者指出不适的区域。

其他医师试图引出更加复杂的隐喻和类比。关于疼痛叙述对诊断的重要性的第二种思维方式通常假定，尽管并非全部疼痛中的人都能提供详细而有意义的疼痛叙述（例如患者要是一贫如洗，他们的记事就通常被认为不准确），[7]医师却可以利用嵌在隐喻性描述里的线索，查明疼痛的来源和缘故。关于患者，18世纪中期爱丁堡皇家医院的约翰·卢瑟福（John Rutherford）断言："我们要了解疾病的性质，必须通过患者准确而清楚的叙述。"[8]伯纳德·曼德维尔（Bernard Mandeville）医师在《疑病症与歇斯底里病论》（1730年）里阐述了治疗关系的这个方面。他描绘道，一名患者问自己的医师，是否厌倦了听他病情"如此乏味的**故事**"。医师轻声喃喃："你的**故事**很有意思，我非常喜欢，你**巧妙**的叙述方式让我更加了解你的**病**，超过你的想象。"[9]换言之，对机敏的医师来说，疼痛讲述所揭示的，可能比讲述者意识到的还要多。

医学教科书经常向医师提供这样的建议：如何把疼痛的隐喻"翻译"成准确的诊断。当医师不能检查患者身体时，这格外有用。例如在19世纪50年代，康斯坦丁·赫林（Constantine Hering）提点医师，试图帮助住在远处的患者时该怎样行事。他建议，这种情况下应当让病人思考他们不适的诸多方面，包括位置、是否持续、时间长短、影响大小。为了帮助他们，赫林热心地提供了一张可能的形容词和描述符号清单。医师会问患者，他们的疼痛是"不尖锐的……比较钝，还是紧迫到不容忽视"。或者，它们可能是如下情形：

> 扎刺或者穿透、撕裂、搏动、贯穿、牵拉、掐、抓、啮咬、割伤、绞痛、灼痛、针刺般的或者缓缓来袭的钝痛、瘙痒、发痒、麻木，好像那个部位睡着了。

赫林接着道，疼痛甚至可能"由这些感觉之中的几种组合而成，或

　　　　　　　　　　　　　　　5　应该相信谁

者能够用其他术语更加准确地表示"。[10] 后面我们会看到，赫林的形容词清单同一个世纪以后刊发的麦吉尔疼痛问卷有许多相似之处。

更加典型的情况是，医学教科书和文章只不过假定，患者的主诉和她的潜在病情之间有一定关系。赫林写下那些话的同一年，塞缪尔·大卫·格罗斯（Samuel David Gross）出版了权威著作《外科学体系：病理、诊断、治疗、手术》。书中有对疼痛的详尽描述，包括这样的信息：神经痛是"尖锐的刺痛，经常像闪电一样迅速地穿过身体部位，或者像电击；伴有酸痛或者疼痛感，通常因压力而加重"。[11] 其他叙述甚至更加详尽。例如在题为"炎症"的一章（1860 年）里，国王学院医院的一名外科医师区分了结缔组织的炎症和表面炎症。他告诫医师：

> 在那些疼痛最剧烈的痰湿性和紧束性（tight-bound）炎症当中，它尤其倾向于搏动或者悸动；心脏的每一下跳动都增加了局部的紧张感，这是痛苦的直接原因。此类情形下，患者的主诉经常是极端的局部压迫感——被老虎钳拧着的感觉。

与之相反，表面炎症的特征是"疼痛更加分散"，给人一种"火烧的感觉，没那么严重的话，就是荨麻或针刺的感觉；病人会说，患部刺痛、像是针扎、灼伤"。[12]

事实上，许多医师都号称能够只凭身体描述作出诊断，而且十分以此为傲。例如 1851 年，外科医师布兰斯比·库珀（Bransby Cooper）吹嘘道，他能够"通过疼痛的特征给出正确诊断"——炎症和痛风之间存在明显差异，前者是"钝痛、搏动性、持续、分散"的，而后者是"撕裂般的疼痛，在某个受限的部位"。他指出，就诊断而言，患者对疼痛的描述至关重要，原因是它们"在强度和性质上"都各种各样。[13] 美国外科医师协会首任会长约翰·M. 芬尼一再强调这点。在《疼痛的意义与影响》（1914年）里，芬尼因这个事实而震惊：

> 众多患者如此一致地用某些术语来描述由特定结构或病理状
> 况导致的疼痛，所以它们已经具有明确的诊断价值。

他指出，炎症性疼痛（特别是影响骨头的那些）通常被描述成"钻
孔""悸动"或者"跳跃"。神经痛患者会用"烧灼、抽痛、戳刺"之类的
词汇，有早期乳腺癌迹象的患者则会体验"针扎"或者"刺痛"。[14]出色
的内外科医师"通过他们的话，就该知道是怎么回事"。医师"知道"的
"他们"却不仅仅是特定病理的承受者：疼痛描述对诊断的重要性也被
用来**建构**特定的研究对象–患者，我们第7章里会看到这一点。

疼痛叙述的问题

介绍诊断范畴的时候，教科书继续重复对疼痛的描述，然而医师越
来越觉得，患者的描述对确认疾病和病理的过程贡献甚微。事实上，根
据最近的一项研究，对10%—20%的患者来说，疼痛症状和潜在疾病之
间并没有明显关联：在妇科、神经科、风湿病专科门诊当中，这一比例高
达70%。[15]

1730年曼德维尔故事里的医师安慰患者，认为他的疼痛"**故事**很有
意思"，事实上"让我更加了解你的**病**"。和他不同，后来的医师轻视疼
痛叙述。[16]或者更准确地说，他们轻视患者"获准"讲述疼痛故事的方
式。换言之，对患者的预期是向医师提供对疼痛的简短、单向、生物医学
描述；然而正是这些医师发现，此类表述帮不上忙。因此，晚于曼德维
尔一个世纪的莱瑟姆在写文章时将前者的评论颠倒过来："所有人的不
适，"他嘟囔道，"对自己而言都是有意思的。他动不动就过于夸大地谈

论这件事, 带来的启迪却少得可怜。"[17]

关于临床环境当中对疼痛的"淡化"语言, 许多历史学家都给出过评论。然而, 最有趣的历史记载之一是玛丽·菲塞尔 (Mary Fissell) 在分析自18世纪起的志愿医院时用到的。《患者叙述的消失和医院医学的发明》(1991年) 里, 她主张, 自慈善医院向志愿医院的转变导致医师自主权明显增加, 让患者的叙述越来越多余。在她看来, "以疾病为导向的诊断"更加"有利于医院实践的需求"。因此, 医师最终"霸占了患者们自己的语言": 疼痛语言越来越基于医师的观察。菲塞尔给出了两个关于这些过程的有趣例证。第一个是拉丁文诊断的增加: 咳嗽变成了 "*Tussis*"; 创伤变成了 "*Vulnis*"; 腿部溃疡变成了 "*Ulcus cruris*"。18世纪70年代晚期, 全部诊断当中70%是英文, 只有不到20%是拉丁文。18世纪末至19世纪初, 接近80%的诊断成了拉丁文, 英文就剩下1%。第二个是丰富的地方语言消失了。菲塞尔指出, 萨默塞特 (Somerset) 方言里, 形容缓慢持续疼痛 (drimmeling)、持续酸痛 (nagging)、因疼痛而坐立不安 (tavering) 的词汇都不一样。随着地方语言自疼痛身体的语言里"撤出", 患者和医师之间的社会裂痕加宽了。[18]尽管对她的研究有所商榷,[19]它却依然令人信服。

丰富的历史学、社会学、人类学文献也点出了, 对疼痛的临床叙述变得没那么详尽的各种原因。许多文献指向诊断分类体系的引入和不断变化的医疗技术, 它们实际上令患者对疼痛的描述相对治愈过程而言更加次要了。麻醉剂让剧烈疼痛的患者安静下来; 有效的镇痛药让慢性病人的头脑迟钝。医师将耳朵贴在疼痛者出汗或湿冷的皮肤上, 这种亲密接触因听诊器的引入而中断: 隔着好一段距离就真能听见心跳。事实上, 这正是对莱瑟姆有吸引力之处: 他是听诊法的早期倡导者。取自微生物学、化学、生理学的知识使医师在寻找"客观诊断"时能够绕开患者叙述。生物医学的简化论框架鼓励医师创造功能性疾病 (像纤维肌痛症、慢性疲劳、肠易激综合征）来解释症状，却忽略了这让诊断过程变得同义反复：疾病是通过症状来诊断的，而这些症状又用这种疾病来解释。

然而，本章的目的不一样：它要探索在诊断语境中内科与临床医师对疼痛语言"淡化"的回应。毕竟，关于自19世纪以来的疼痛，医学界最常重复的言论之一是，"正确诠释"肉体痛苦时牵涉的种种困难。[20]医学评论者一般认为基本问题有三个：身体的复杂性、患者不可信任、语言固有的困难。

首先，生理学肉体狡猾而善于取巧。这可能只是受年龄影响：非常幼小（参见第7章）和非常年老的人会引发特殊问题。《年龄作为因素之一》（1940年）的作者说：

> 在任何年龄，诊断通常都够困难的，不过对老年人来说格外如此，部分是由于他们认知钝化，部分是由于他们反应迟缓，部分是由于他们新陈代谢减慢、抗体储备变少。我们必须准备好迎接"惊喜"。老年人对疼痛的忍耐力异乎寻常。[21]

然而，依靠生理学肉体作为可靠的信息来源，也会面临共同的问题。身体某一部位的不适可能是别处的病理或损伤造成的。正如一位专家所言，疼痛"经常位于离病灶挺远的地方"。[22]髋关节疾病导致膝盖疼痛，波特氏病（Pott's disease，一种结核菌引起的椎间关节炎）导致腹痛，舌癌可能导致耳朵疼痛，胆囊疾病导致肩部不适，胃部刺激导致头痛，心绞痛症状会出现在手臂上，被截断的肢体还会抽痛或灼痛。危险的疾病可能在没有任何不安的情况下越来越严重；极度痛苦的折磨却可能并没有多少永久性伤害或死亡的风险。正如南卡罗来纳医学院的一名成员在1852年抱怨的，肺部的结核性沉积物"悄无声息地累积，不引起任何注意，直到患者已经无药可救、丧失希望"，而神经痛则可能相反：

> 它耗尽了人类最大的忍耐力，关于它们的起因却哪怕连合理猜测都找不到，关于如何避开它们好让患者摆脱糟糕透顶的复发，也没有给出半点线索。

事实上，他的结论是，疼痛"经常误导……令我们的诊断出错"。[23]五年后，《医学笔记与反思》的作者赞同这一观察，指出疼痛虽然可以提供"危险部位的索引"，却往往掩盖了真正的问题。根据疼痛的位置、性质、强度得出结论时，医师需要心存警惕。"感觉神经的复杂联系和共感"意味着，将疼痛作为诊断依据是不可靠的。[24]就像《疼痛的临床意义》（1922年）作者总结的那样，疼痛是"对医师来说，最具误导性和让人困惑的症状"。[25]

对治疗慢性疼痛患者的内科医师来说，上述观察结果格外正确，因为这类疼痛指向"一种存在状态。它不会警示或告诉我们怎么做"，1964年时，一名医师在《慢性病杂志》上这样抱怨。[26]同一个十年里，加拿大神经学学会的会长以特别引人共鸣的语言表达了这个问题。他说，疼痛能够"在相当不合乎解剖学的方向上传播"，还补充道，"疼痛部位的边界同这些部位的躯体神经分布无关，就像伦敦雾同各区边界或交通路线无关一样"。[27]根据这种观点，疼痛是一种让人不快、无法驯服的自然力量。它沉默寡言，守口如瓶。它抑制而非激发人与人的互动。

疼痛叙述作为诊断工具带来的第二个问题，承认了以下事实：生理学肉体不是唯一的"狡猾而善于取巧者"，患者也是如此。事实上，根据现在某些医师的说法，慢性疼痛患者当中，被认为"可能装病逃差"的比例在30%—40%。[28]这种观点让临床诊断语言更加接近法院所用的，导致医患关系进一步对立。在下一章里，我会讨论法律对临床环境的侵犯，然而诊断的法律化影响着所有临床交流，不光是和姿态相关的。例如，《鉴别诊断》（1913年）的作者指导医师遵照他自哈佛法学院借来的"案例教学方法"。当医师听到"头疼"这个词的时候，他建议，"脑海中应该迅速出现一组原因，就像收银机上的数字"。[29]与之类似，《临床医学体系》（1914年）的作者颁布了"审问患者"的"第一条规则"："避免提出大律师所说的'诱导性问题'"。[30]给医师的指示是，总去质疑他们的患者是不是"可靠证人"。[31]21世纪时，有些专家焦虑地观察到，医学院会不会"转变成警察学院"，要求医师"学习审问技巧"？诊所和医院会不会真的招募保险公司来"长时间探访，讯问可能持续好几个钟头，最终真相大白"？[32]他们并不认为，这些只是幻想场景。

尽管某些医师对以下事实感到焦虑：疼痛的"误导"性质经常诱使医师"轻视它并怀疑我们的患者夸大其词"，[33]大多数医生却觉得故意低估或夸大疼痛是家常便饭。1950年，《外科患者心理》这篇文章的作者描述了以上问题。

> 相当数量的患者对自己的疼痛或残疾轻描淡写，到了令诊断变得困难的地步。身体状况一流的人急着回去工作，在检查过程中可能忽略疼痛，以至于外科医师在粗略检查以后可能颇有信心地认为损伤相当轻微。士气高昂的患者可能将轻描淡写的惯例发扬光大，他们宁愿承受非常严重的痛苦，也不愿冒着因无谓的抱怨而遭斥责的风险。

他还指出，许多患者不愿"变成护士的累赘，她们已经过于劳苦"；患者甚至可能"害怕病房护士的嘲笑"。[34]

正如这名医师所暗示的，患者大多并无恶意动机。几乎全部医师都声称，贫穷患者提供的疼痛描述最没用，只是因为他们不那么善于表达。这并非新主题：哪怕在18世纪都司空见惯，当时倾向于鼓励患者讲述自己的疼痛。因此就像我前面引用的，1752年时约翰·卢瑟福宣称，非常相信患者的话，可是"贫穷患者"例外，他们中不少"那样怠惰无知，以至于无法解释自己病痛的出现和发展"。[35]莱瑟姆同样承认，患者的"个人性格"会影响疼痛叙述在诊断中的有效性："教育和文明生活的良好习惯，"他写道，"让人更加理性地关注自己的内心感知。"不管出于什么目的，"愚蠢和半文明的人"都只能提供没用的疼痛故事。[36]

医师相信，还有一些患者**气质**上倾向于夸张。例如，19世纪中叶，外科医师布兰斯比·B.库珀相信，疼痛对作出正确诊断有着重要意义。然而，他照样觉得有必要提醒读者，"我们不能总是依赖患者的描述"：一名患者声称的"剧痛难以忍受"可能被另一名患者描述成"不大舒服"。他用个体气质解释了这一点。那些"多血质"的人"比粘液质的人敏感得多"。任何诊断当中都必须考虑这些个体差异。[37]

医师往往会善意地看待这类关于经济地位和天生气质影响疼痛描述准确性的争论。在谈到以自我为中心的患者给出的欺骗性疼痛叙述时，他们的语气就更加严厉了。格伦特沃斯·里夫·巴特勒（Glentworth Reeve Butler）在其经典教科书《内科学诊断》（1901到1922年间多次再版）中说：

> 有些患者出于骄傲，习惯了对主观感受轻描淡写，而另一些人出于各种动机，习惯了夸大自己的痛苦，在大多数情况下，没有丝毫欺骗医师的意图。

他这样解释以上事实："疾病无意识的自我主义，以及希望通过让医护人员了解其紧迫性，来获得纾解"。而且他声称，疼痛中的女性是惯犯，这既是由于"女性神经系统更容易受影响"，也是由于"女性习惯了获得更多同情"。[38]

人们会夸大自己的苦难，巴特勒的这一警告在医学文献里反复出现。约翰·H. 马瑟（John H. Musser）的重要教科书《给学生和医师的医学诊断实用论著》（1894年到1914年间再版）同巴特勒看法一致。"不幸的是"，他观察到，疼痛是"**最不可靠**的症状之一。它必然是种主观症状，很可能有定性和定量变化"。患者可能"滔滔不绝，描述得太多；或者守口如瓶，畏畏缩缩，不愿承认自己的痛苦；或者无知，不能给出清晰的描述"。尽管马瑟认识到，夸大和贬低的问题都存在，可是他明确认为，夸大的害处更加严重，声称这在女性、儿童、脑力劳动者、具有"神经质气质"的人身上最明显。相比之下，男性、老年人、惯于吃苦者（特别是智力发育不佳的那些）、具有"粘液质气质"的人往往会对自己的疼痛程度轻描淡写。[39]就诊断目的而言，某些患者的疼痛叙述不如其他人的管用。

巴特勒和马瑟的态度相当典型：不相信某些患者能够以有助于诊断的方式，"正确地"叙述自己的感知。事实上，一位著名医师思忖，疼痛是种方便或"容易"假装的症状，因为它是这样"主观的症状"。[40]当然，正如前面的概述，大家认为，在比较贫穷的社区，直接装病几乎到了流行的地步。这并非巧合：《伦敦医院公报》刊登了许多关于装病的报道，其中一篇里对装病者的描绘是，讲伦敦土腔（Cockney, 东区工人阶层的口音）——或者至少中产阶层评论者相信那是"伦敦土腔"。根据1902年这期《公报》上的描述，一名患者提到，医师怀疑他装病，因此下令，给他的炎症部位进行痛苦的热敷（"哦，假专〔装〕，是吗？红膏药，'职业疗法'"）。然后，患者继续说：

5　应该相信谁

窝〔我〕还没醒过神来，一达〔大〕团黏糊糊的膏药，直冒泡，就盖倒〔到〕了窝〔我〕背上，窝〔我〕又哭又嚎，它越压越紧。可它把窝〔我〕治好了。[41]

这种不信任并非毫无根据。特殊环境（例如战场、监狱、收容所）会让人假装疼痛，主动诉苦。1901年，有名医师在《伦敦医院公报》上埋怨道："我知道一整队［士兵］收到恪守职责的警告以后，忽然遭遇了闪电般的疼痛袭击。"[42]在危险或让人不快的环境里，假装疼痛可能比假装别的症状更简单。1923年，一名狱医在米尔班克教养所（Millbank Penitentiary）特别委员会面前作证时，就是这个意思。"有那么多装病的，我一点也不奇怪。"他这样开头，然而补充道：

我觉得，拉肚子是他们最不乐意装的病……要是有人告诉我，他脑袋疼，我没法否认；然而[他]要是和我说，一天跑10或12次厕所，我能轻轻松松搞明白是真是假。[43]

铤而走险当然是相对的：这名狱医面对的不是身在战区的人，对他们来说，故意让自己反复拉肚子，甚至给自己制造疼痛的损伤，可能都是非常划算的。[44]

对渴望作出准确诊断的医师来说，关键问题变成了：他们怎样区分对主观疼痛的描述是真是假？约翰·芬尼在1914年写道，他相信特定迹象能够"表示强烈痛苦，要是出现了，通常就不会搞错"。特别包括——

五官皱成一团，眉头紧锁，眼珠乱转，瞳孔散大，脸色苍白，皮肤湿冷，脉搏细微，血压升高，双手一阵攥紧一阵松开，疯狂地抓着周围的东西或人,或紧紧摁着疼痛的那片地方。

还有"哭喊和呻吟,身体的扭曲和翻滚",这些迹象"是那样明确无误,不可能认不出来"。[45] 下一章里会探讨"疼痛的面容"和真实的疼痛举动。

芬尼颇为乐观。一大堆轶事、观察和研究都致力于"检测"人们编造的虚假疼痛故事。格外常见的装病迹象是,过于精心编造的痛苦故事。用乔治·巴林加尔(George Ballingall)爵士在《军事外科学概论》(1933到1955年间再版)里的话来说,假装疼痛的士兵经常"夸大地描绘自己的痛苦,超出了真正疾病可能带来的体验。他一年四季都在抱怨,而且承认什么补救措施都没有益处"。[46] 士兵们交换疼痛故事,他们迫不及待地学习最新款骗局。[47] 近年来,民事背景下的保险和赔偿要求也导致普遍担忧,人们在"症状确认"上被蓄意"指导"。[48]

可是,还存在中间类型的患者,他们的疼痛不一定是故意欺诈:这些人的痛苦被贴上了"心因性"标签。1959年刊登在《美国医学杂志》上的一篇文章里,乔治·恩格尔(这位精神病学家制定了极富影响力的生物心理社会学疾病模型)清楚阐述了这类人给力图作出诊断的医师带来的困难。恩格尔相信,对疼痛的这类抱怨表明了病理**生理**状态,具有一致的"鲜明特征",因为它们是由解剖学和生理学诱发的。例如,他指出,通过"腹部绞痛的特征","我们可以高度自信地预测",某名男性的尿道里有结石。可是,这样正面评价了疼痛描述对准确诊断的作用以后,恩格尔转向了他的主要论点:总而言之,患者对疼痛的描述是有用的,因为它们能让医师分辨"真正的"和"心因性"疼痛。换句话说,对已知"解剖学和生理学准则"的任何"偏离"都应当让医师格外警醒:真正的疾病是心因性的。恩格尔还宣称,应当格外怀疑这类患者:他们对自己痛苦的描述详尽且充满隐喻。他声称,当疼痛是由某些病变或损伤引起时：

> 对疼痛的描述可能相对简短、没那么复杂。"尖锐""钝痛""酸痛""搏动"之类的术语相对好用，患者也能相对容易地识别出它同生理过程的关系。

这些描述"清晰而凝练"。与之相反的是：

> 更加详细的描述反映了疼痛以更加复杂的方式进入心理功能的程度，远不止于纯粹的痛觉功能。

他举出几例，人们将自己的疼痛描述成"被冰锥猛戳""像红热的煤一样燃烧""电击在灼烧我""一拽一拽，就像在拉我背上的绳索"。[49]因此，我在第3章里给出的很大一部分疼痛描述好像都被恩格尔贴上了"心因性"的标签。恩格尔的论述颇具影响力，代表了医学界的一种趋势——因患者不加修饰的叙述导致诊断不充分、不准确而哀叹，同时对患者详尽的叙述心怀警觉。自19世纪60年代起到20世纪末，疼痛越来越商品化（特别是在保险理赔和民事伤害诉讼中），它呈指数倍激增，对患者叙述和诊断之间假定关系的这些担忧尤其成问题。

将疼痛叙述当作诊断工具的第三个问题，要比对欺骗性生理机能和狡猾患者的担忧更加根深蒂固。如果通过听患者讲述来诊断疾病面临的困难是由于语言本身的问题，将会怎样？换言之，如果精确描述疼痛感知的语言其实不存在，将会怎样？这就是令著名医师亨利·霍兰（Henry Holland）爵士苦恼的东西。1957年，他抱怨道："我们没有术语……来表明特定器官病变状态所造成痛苦的类别或程度。"

日常生活的传统措辞在这里是错误的。描述自己身体感知的方式，所有人都具备，对同一个人来说往往不尽相同，对注定受苦受难的那一大群人来说，更是相去甚远。[50]

托马斯·刘易斯（Thomas Lewis）爵士在1938年的表述更加简洁，他观察到，准确描述疼痛"需要一定的观察和说教技巧，还有阅历，具备这些的人很少"。[51]或者，正如同一年里疼痛外科医师勒内·勒里什的详尽阐述：

> 为疼痛所苦的人对他们感觉的描述可能非常不完美。疼痛灼烧着他们。它像红热的铁块，钻进血肉里。它撕扯他们，像钳子一样。它扭曲了他们的神经。就像被狗结结实实咬了一口。而且，给出这些描述的人显然并没有被咬过，或者被钳子或火焰折磨。他们觉得应该是那样的。

他坚持道，贴心的医师必须"接受他们的描述"，虽然"要是我们试图令他们更加准确，我们的患者能说的也只有这几个词"。[52]

关于区区一种疾病的疼痛描述语范围就够叫人眼花缭乱了，通过观察这点，可以说明上述问题的严重程度。翻开一本题为"心脏疼痛"（1937年）的教科书，医师们读上短短两页，就得知心脏病发作的患者可能用这些词：

> 窒息感……糟糕透顶……揪心的绞痛……它常常重击、挤压，然后消退……尖锐……隐隐作痛，就像谁紧紧抱着他；他不知道是什么击中了自己……那样严重，她呕吐了……一碰就酸痛……剧烈的瞬间刺痛……揪心的感觉……被疼痛攫住了……又尖利又刺

5 应该相信谁

人……揪心的绞痛……几乎不间断的酸痛……她胸膛有种收缩的感觉……紧，疼痛，窒息的感觉……奇怪的，尖锐的疼痛，就像血流停止了……严重，像红热的铁块……钝痛……难以言表的疼痛……乳房下持续钝痛，偶尔出现尖锐的刺痛……突然而尖锐的疼痛，像是针扎……烧灼痛……就像一柄匕首插进了他胸膛。他疼得要命，"大喊出声"……疼痛的特点是反复啮咬；攫住了他，要是他不停下来，就广泛辐射……像是"沉重的铁条"……像是抽筋……偶尔钝痛……可怕的搏动性疼痛……撕心裂肺的疼痛，他感觉窒息；然后胸口的皮肤刺痛，就像被砖头擦过……疼……刺痛……疼得打滚……疼痛像痉挛一样来袭……啮咬的疼痛……像牙疼一样挥之不去……针扎似的。[53]

如此之多的描述语，怎么能帮助诊断？医师能确定的只有一样，"疼，这里！"而且，由于心脏疼痛或许在身体不同部位都能感觉到，患者不光可能指向心脏区域，还可能指向胳膊、肩膀、脖子、后背、下巴。

运用疼痛叙述来诊断时面临的困难，是否实际上深深扎根在语言本身当中？最后这点可以通过以下文本来阐明：W. S. C. 科普曼（W. S. C. Copeman）的《风湿病教科书》，1948 到 1969 年间出了四版。科普曼的书也指出，在 20 世纪下半叶，医师对患者的叙述越来越怀疑。至关重要的是，这一定程度上是因为，大家对心理或情感痛苦的作用越来越警惕。1948 年的第一版科普曼教科书里，心理痛苦的分量很轻，而 1955 年的第二版里，他加进了相当显眼的一个章节，指出"不幸的是，疼痛这个词被用来形容两种不同却经常相关的现象"，即让人不适的身体感觉和"情绪紊乱"。科普曼承认，情绪紊乱能够"让［身体］疼痛的感知经验更加鲜明"，然而也可能是"纯粹心理失调"的结果。后面几版重复了这种说法。[54]1969 年的第四版更加强调疼痛的情感方面。那一版里，科普曼加进了这样的建议：

> 因此当患者抱怨四肢或后背疼痛时，我们必须确定，这是由于关节或其他结构疾病引起的疼痛感觉，还是由于对日常疼痛（大多数人会忽视）的异常反应，或表现为关节痛的痛苦情感体验。[55]

换言之，和之前的版本相比，这后一种说法对疼痛情感成分的看法要负面得多：它们给每个人都要经历的事情贴上了"异常反应"的标签。

这本书的其他章节里，对患者叙述愈演愈烈的怀疑（也就是说，被"正常"人排除的情感因素可能影响他们）更加突出。1955年版里，科普曼承认，风湿病患者经常发现难以将他的（患者也总是"他"）想法传达给医师。患者能利用的只有"他的亲身经历"和自别人那里听来的东西。然而"在最后的分析当中"，科普曼得出结论：

> 我们只能通过自己对这种感觉的体验，来理解疼痛；所以除非能够转化为我们自己的感官体验，别人的陈述和报道才管用。因此，研究疼痛的学者必须当他自己的实验对象，必须通过尽可能多地在自己身上重复先前报道的实验，来扩大自己的亲身经历。这种痛苦的学徒生涯并非全无回报，因为他立刻就能意识到，粗心且不准确地将感官体验转化为文字，会造成多么可怕的混淆。

1964年版里，这一整段都删掉了，到1969年，换上了大相径庭的表述。医师自愿充当小白鼠的说法已被坚决摒弃，以下供述也是如此——试图将"感官体验转化为文字"时，医师和患者都可能经历"可怕的混淆"。科普曼重申了疼痛"只能通过个人亲身经历来描述"的观点（不包括患者对他人疼痛叙述的体验）。然而他随后指出：

> ［患者叙述的主观性］导致医患之间沟通困难。所以可取的做法是，全神贯注于普遍适用的属性，避免更加多彩、个性化的描述性术语。

换言之，医师需要留心关于疼痛"普遍适用的属性"的科学研究，而非患者让人困惑的叙述。[56]这第四版也包含了一句另三版里没有的话——更普遍意义上显示出对患者描述的警惕。1969年，科普曼明确指出，对疼痛"分布的口头描述"可能造成"误导"。[57]实际上，1948到1969年间，医师和患者的主观体验都被压低了。医师不再需要通过体验疼痛来理解交流感受的困难，疼痛中的人也不需要向医师陈述自己的痛苦。对疼痛"普遍适用的属性"开展科学研究，就足够了。

复兴疼痛语言

正如我们看到的，用疼痛叙述来诊断疾病的方法因这几点而受挫：生理机能的复杂性、患者的装假、语言本身的短处。这令许多医师非常沮丧，他们热衷于展示的不仅是对人类苦难的敏锐洞察力，还有自己的科学才能。患者告诉他们的信息和诊断范畴之间的不确定关系，扰乱了他们的雄心壮志。题目就叫"疼痛"（1958年）的这本教科书作者抱怨道：

> 要是患者觉得腹部汩汩作响，医师经常可以借助听诊器知道。同样，他要是觉得心跳不规律，医师也有可靠的检查方法，然而没有

准确的方法,来证实疼痛存在。

医师可以用"嗅觉、视觉、听觉,甚至触觉、温度、压力和震颤"来诊断不少病理状况,然而在处理最痛苦的症状时,要依赖"患者的证词"。[58]

可是,并非所有人都放弃了语言。疼痛者可能没有合适的词汇来抒发自己的疼痛——而一种解决办法是将词汇放进患者口中。我们前面已经看到,向患者提供疼痛描述语清单,让他们从中选择,这不是什么新鲜事(19世纪50年代时,赫林已然给了患者冗长的清单)。可是1971年时,出类拔萃的疼痛专家、麦吉尔大学的罗纳德·梅尔扎克和沃伦·托格森(Warren Torgerson)创造了著名的麦吉尔疼痛问卷。尽管这份问卷经过了各种改进,它的基础却是一连串描述疼痛的词汇,共有102个(根据一种说法,这些词汇来自临床文献,而根据另一种说法,来自他们患者的口中)。[59]这些词汇被分成三个大类和十六个子类。第一大类旨在测量疼痛的感官特性:包括时间、空间、压力、热特性。第二大类由疼痛的情感品质组成。例如,疼痛是让人疲惫的、作呕的、惩罚的、颓丧的,还是烦恼的?最后一大类列出了可以用来描述疼痛体验主观强度的评价性词汇。梅尔扎克和托格森认为,他们问卷的价值在于,它是"可靠、一致,最重要的是有益的"。他们主张,它作为诊断工具也很有价值,因为"患有相同或相近疼痛综合征的病人在词汇选择上有显著的一致性"。[60]最后,两人声称,疼痛者对此感激不尽,因为给了他们一种语言。梅尔扎克观察发现:

> 由于给了患者描述疼痛的词汇,而心存感激;这类词汇很少使用,词汇表令患者不必再寻找同医师交流时的言辞。此外,患者很高兴看到(或听到)他们用以向家人和朋友描述自己疼痛的词汇,

却不会告诉医师，因为医生可能觉得这些词汇在心理上没有根据；所以管理员常常能感觉到，患者在清单上看到此类词汇时松了一口气，这意味着它们是能够接受、可靠的描述语。[61]

不到十年间，麦吉尔疼痛问卷在医治疼痛的圈子里就随处可见了。

关于这份问卷的价值，产生了大量文献。梅尔扎克正确地指出，许多患者发现这份问卷相当有益，因为它将他们用来向医师表达疼痛的日常词汇"合法化"了。许多医师也对它在诊断上的有效性很感兴趣。他们提供的证据表明，这份问卷能够区分不同类型的面部疼痛、糖尿病性神经病变和其他原因导致的腿痛、牙神经纤维可逆和不可逆的损伤、不同类型的头疼。[62]

然而，批评者同样数量众多。1976年，著名疼痛专家大卫·C. 阿格纽（David C. Agnew）和哈罗德·默斯基（Harold Merskey）发表了《慢性疼痛的言辞》一文，哀叹缺乏对患者疼痛语言的系统性研究。他们抱怨道，医师往往想当然地认为，对疼痛的特定描述可以直接映射到特定诊断上：因此，灼痛的典型特征是"灼烧般的疼痛"，内脏痛则有一种"抽筋的特征"。他们指出，这种假设——描述性词汇"可能通常用在某个（或一组）特定诊断的独有模式上……尚有待证明"。采访了苦于慢性疼痛的128名患者以后，他们的最终结论是，"对特定病因导致的疼痛，不存在独有的特定词汇模式"。[63]

用来描述疼痛的词汇和具体诊断之间缺乏系统性关联，其他研究也呼应了这一点。1978年，《疼痛》期刊上登载的一项研究发现，患者的语言使用过于独特，因此不能建立明确关联。起作用的变量太多了，作者总结道。[64]与之类似，题为"疼痛语言：作为测量慢性疼痛患者病情的指标"（1983年）的一个章节给医师的建议是，进行以下假设时要留神：

麦吉尔疼痛问卷
罗纳德·梅尔扎克

患者姓名   日期   时间   上午/下午
PRI: S_____ A_____ E_____ M_____ PRI(T)_____ PPI_____
     (1–10)   (11–15)   (16)   (17–20)   (1–20)

1 时发时缓
    时剧时轻 搏动性痛
    悸动性痛 鞭打痛
    重击痛
	11 疲惫
	     衰竭

	12 令人作呕的 窒息感

2 一跳而过
    闪发性痛 弹射性痛
	13 可怕的
	     惊恐的 恐怖的

3 针刺痛
    钻痛 锥刺痛 戳痛 撕裂痛
	14 惩罚的
	     折磨人的 残酷的 狠毒的 置人死地的

4 锐利痛
    切割痛 撕裂痛
	15 颓丧的
	     不知所措的

5 拧捏痛
    掀压痛 咬样痛 夹痛 压榨痛
	16 烦恼的
	     恼人的 悲伤的 严重的 难忍的

6 牵引痛
    拉扯痛 扭痛
	17 扩散的
	     放射的 穿透的 刺骨的

7 热辣痛
    烧痛 灼烫痛 烧烙痛
	18 紧束的
	     麻木的 抽吸的 挤压的 切割的

8 麻痛
    痒痛 针刺痛 蜇痛
	19 发凉
	     发冷 僵冷

9 钝痛
    疮疡痛 伤痛 酸痛 猛烈痛
	20 使人不宁
	     令人厌恶 极度痛苦 骇人的 受刑似的

10 触痛 绷紧痛 擦痛 割裂痛	PPI 0 无痛 1 轻微 2 不适 3 痛苦 4 可怕 5 极度

短暂 片刻 瞬间	节律性 周期性 间隙性	持续性 稳定性 经常性

E=外部
I=内部

评述

图5.1 麦吉尔疼痛问卷。版权所有：R. 梅尔扎克，1970年；经许可翻印。

心绞痛的疼痛特征是"挤压""压榨"或者"窒息";十二指肠溃疡是"啮咬"和"烧灼";骨痛是"酸痛";神经根压迫是"尖锐"和"戳刺";腹部脏器和神经丛是"令人作呕的"。

不幸的是,他们警告说,这些描述不能映射到诸多病因上。为什么? 他们观察到,基本事实是疼痛中的人"非常不适";他们的压力让"描述疼痛以让医师作出准确诊断"的能力变得复杂而失真。[65]

一些研究者认为,疼痛问卷的问题或许与疼痛者如何评估自身疼痛的感官和情感因素有关。这是埃德温·克雷默(Edwin Kremer)和J. H. 阿特金森(J. H. Atkinson)的结论,20世纪80年代早期,他们对126名慢性疼痛患者进行了研究。克雷默和阿特金森发现,患者表达疼痛时,关注的是情感上的痛苦,而非感官现象,但对试图作出诊断的医师来说,后一点更有助益。他们指出,"随着情感上的痛苦增加",疼痛者越来越可能弄错疼痛的感官和情感维度。他们的"情感体验同跟疼痛相关的感官现象混淆了,或者被贴上这样的标签"。两人还观察到,先前的许多疼痛研究者(包括梅尔扎克跟他的合作伙伴)全神贯注于承受着剧烈疼痛却没有生命危险的患者。这相当重要,原因是对剧烈但非致命的疼痛来说,"情感上的痛苦水平将大大降低",而在某些类型的疼痛(特别是分娩)当中,疼痛可能是一种"积极的情感体验"。所以,"跨越感官-情感边界的扩散就不会出现,从而能够获得简明的疼痛体验感官特征"。

相比之下,承受着慢性病甚至可能危及生命的患者可能满心都是情感上的痛苦。他们的痛苦支配着疼痛体验的其他部分,降低了问卷的诊断有效性。[66]

对麦吉尔疼痛问卷和它众多模仿者的诊断有效性及其他方面,本章无法作出裁决:看起来争论会持续很多年。然而,我想开展三项观察。

首先是翻译问题。[67]尽管问卷已经顺利翻译成了其他语言，许多疼痛描述语的文化特异性却存在争议。两名芬兰专家报告说：

> 这是不可能的：将此类专业词汇翻译成其他语言，却不丧失有效性。原因在于，就类别／强度而言，没有一本词典包含可靠而有意义的相应表述。[68]

事实上他们发现，问卷里"惩罚的"这个类别，在英语当中与某种真实或想象的罪恶的报应观有关，讲芬兰语的人却完全无法理解。"是由于芬兰的文化背景不能将疼痛和惩罚联系起来，还是仅仅由于所给的词汇和它代表的情感没有联系？"[69]他们发问。两名研究疼痛语言（包括英语、泰语、日语）的专家同样认为："一定程度上，文化和语言可能对感知、思维和认知产生实际影响，那么同样程度上，它们也会影响疼痛的实际体验。"[70]各具特色的文化里，处于疼痛当中的感觉可能不同。事实上，在题为"隐喻"的那章里，关于不同时间点上对疼痛的感知差异，我也得出了差不多的结论。要是文化（包括语言）和生理机能处在持续的动态交互当中，我们就不光会看到18世纪和21世纪的患者之间的差异，还会看到不同国家或地理集团之间的差异。

第二项观察是在第一项基础上进行的：麦吉尔疼痛问卷的创造和传播过程中有一个奇怪的假设，即英国和美国社会是单一文化、单一语言的。事实显然并非如此。除了英语、威尔士语和苏格兰盖尔语，在英国还有很多人讲旁遮普语、塞海蒂语（Sylheti）、孟加拉语、乌尔都语、粤语、马拉雅拉姆语（Malayalam，印度西南沿海地区的一种方言，接近泰米尔语）、希腊语、波兰语、意大利语等。[71]根据美国人口普查局2010年的数据，有3700万超过五岁的居民在家主要讲西班牙语，1100

万讲其他印欧语言，900万讲亚洲或太平洋地区语言，250万讲别的语言。[72] 在维多利亚（属于澳大利亚），全部产妇当中有17%出生于非英语国家，出生于澳大利亚的产妇中，生活在非英语背景家庭当中的比例也挺高。[73]

哪怕英语流利，这些居民也很可能将非常不同的历史和比喻性语言（它们都跟痛苦有关）带进疼痛对话。我就举几个例子（在第3章里可以找到别的）：在北美，拉丁裔和非拉丁裔用不同的语言来表达疼痛：比如说，拉丁裔会将头疼（dolor de cabeza）和大脑疼（dolor del cerebro）区分开来。[74] 在英语里，我们常常会说"我疼"（I have a pain），暗示着受难者拥有客体或实体，对讲泰语的人而言却并非如此，他们的疼痛语言要活跃、动态得多。奥拉西奥·法布雷加（Horacio Fabrega）和斯蒂芬·泰玛（Stephen Tyma）解释道：

> 泰语里没有象征疼痛的基本术语，这意味着要像英语里那样通过隐喻直接修饰疼痛，难度就更大了……在英语里，隐喻化过程令说话者能够以生动而直接的方式修饰自己的经历：我有灼烧痛、我疼得像火燎，诸如此类……他的外显行为也常常反映了这种修饰。泰国当地人在描述自己的疼痛时，却不具备这种灵活的隐喻化手段……泰语里对疼痛的描述有些模棱两可，就语义重点而言，说话者似乎依赖于语境。[75]

对讲汉语的人而言，疼痛叙述明显受传统中医的失衡观念影响。因此，关于头疼的隐喻以晕头转向或痛苦眩晕的观念为中心。[76] 同英语相比，汉语隐喻也更多是指身体各部位，这来自**阴阳**概念和中医五行（金木水火土）。[77] 讲柬埔寨语的人会分辨出"一种内部拉扯、搏动或夹压的疼痛"，而讲僧伽罗语（Sinhalese）的人（斯里兰卡的最大族群）会区分"大家认为同'致病的风'（emma）有关，可以影响头部、背部等"的疼痛和"影响眼睛、耳朵、牙齿、嗓子的疼痛（rudava）"。[78]和许多其他国家的移民一样，来自印度的那些人可能不会区分身体上的难受和情感上的痛苦。[79]梅尔扎克和托格森试图给疼痛者一种表达煎熬的语言，他们面向的却是非常特殊的一小撮人群：北美中产阶层白人。

疼痛问卷的第三个有趣方面在于，它们对患者怎样叙述（和被**教导**叙述）自身痛苦的影响。给患者一种谈论疼痛的语言，这类尝试终究是高度规范性的。虽然疼痛问卷的目标之一是给疼痛者提供讲述自身体验的广阔语言，这也同诊断相关，在实践中，它们却往往限制表达疼痛的语言。由叙述驱动的冗长故事遭到抛弃，**清单**中绝大部分是形容词。事实上，尽管人们在试图表达自身疼痛时面临诸多困难，不少患者掌握的疼痛语言却比问卷上的丰富多了。甚至对年幼孩童来说都是如此，研究发现，他们的疼痛语言异常丰富且形象化。如果给他们一张疼痛词汇单子，孩童能够轻松识别出描述自身痛苦的相关词汇；然而只要求描述疼痛的话，他们可以同样轻松地使用不在单子上的疼痛词汇，比如说，声称"我胃里正在打仗"。[80]另一项涉及五到九岁重病儿童的研究当中，将近一半人用麦吉尔疼痛问卷上没有的词汇描述自身疼痛：例如，疼痛是"一大串咚咚声""刻薄的""雪""哎哟""听上去搞笑""铙钹对撞""像蚊子在你耳朵边转来转去"。或者，正如一名六岁孩童富于表现力的说法，"耳朵一开始疼，我就弄丢了我的笑，感觉难受"。[81]有个青少年患者描述，他的疼痛"糟糕至极（grody to the max）"，在临床问卷上根本找不到。[82]

疼痛问卷是规范性的——即**教导**人们**应当**怎样描述自身疼痛。关于这点的证据，在社会学家卡桑德拉·克劳福德（Cassandra Crawford）的一项有趣研究里也能找到。她探讨的是麦吉尔疼痛问卷

5 应该相信谁

对幻肢疼痛的影响。通过仔细阅读关于幻肢疼痛的临床文献，克劳福德揭示，1975年以后，描述此类痛苦的语言出现了醒目的转变，这是疼痛问卷的直接结果。她说：

> 1975年以后，梅尔扎克那篇具有里程碑意义的文章发表以后，文献里描述幻肢特性的术语就同MPQ（麦吉尔疼痛问卷）给出的那套描述语高度一致了。连研究设计元素当中并不包括MPQ的那些，也普遍开始利用它的术语，无论描述是由研究者、临床医师还是被截肢者提供的。不管过去现在，对幻肢感觉的建构——像刀割、刺痛、不适、捅戳、撕裂、糟透了——都是语言的人造产物（被用来测量幻肢的手段改进了），而非对这些感觉特性的"准确记述"。实际上，幻肢变得刺痛且不适。

事实上，先前描述幻肢感觉的术语，如发痒、惬意、"皱巴巴的、皮肤刺痛、肿胀、血色很好、干燥、毛茸茸的"被彻底拒之门外。而且，先前许多被截肢者描述的愉悦感觉也消失了：它们被"重新解释为疼痛来临前的感觉"。幻肢事实上**变得**疼痛。[83]可以认为，麦吉尔疼痛问卷本身做了大量意识形态工作。作为用来评估疼痛的领先技术，这份问卷和无数模仿者将疼痛建构成这样的客体：可以根据一张表格上（数量相当有限）的单个词汇来识别。它协助创造了自己旨在测量的现象。

根除语言

麦吉尔之类的问卷试图给疼痛者和他们的医师一种共同语言，来协助交流，最终作出诊断。然而非英语人士或婴儿呢？[84]要是时间太少，没法填完复杂的问卷怎么办？不基于语言的量表就有了用武之地：它们相当实用，对临床医师和制药公司来说都是如此，那些人渴望能够在统计学意义上"客观衡量"自己产品的效果。大家也认为它们有益，原因是去除了疼痛的复杂语言表征，将其换成一条线上或者笑脸下面的简单数字。因此，视觉模拟量表（Visual Analog Scale）由一条线构成，两端分别标着"无痛"和"能想象的最严重疼痛"：要求患者在这条线上指出最能代表疼痛程度的位置。其他版本用的是脸部轮廓（表情越来越痛苦）、扑克筹码（一个表示"稍有点痛"，四个表示"你经历过的最严重疼痛"）、[85]"疼痛温度计"、"叫唤者（Oucher）"（孩童的面部照片，自放松到剧痛）。

　　虽然简单明了，评估疼痛的反叙述工具却有其自身局限性。由于经常用这些工具来证明所提供的医疗服务类型是否合理、评定开镇痛处方或保险索赔的级别，疼痛中的人受到鼓励，参与"创造性计算"。[86]重要的是，关于疼痛的时间性，疼痛量表完全没有提供线索，而这个因素非常关键，特别是对慢性疾病患者来说。事实证明，11%—20%的患者难以运用量表：对移民、老年人而言，抽象地表现疼痛是个相当艰巨的任务。[87]被要求用这类量表给自身疼痛打分时，许多人"觉得受到羞辱"。一名患者威胁道，谁要是拿"微笑和皱眉的脸侮辱"他，就会"吐在那人身上……孩子和并非使用母语的住院者才该用这个。对受过教育、讲英语的患者来说，它是侮辱"。[88]或者，正如一名愤世嫉俗的评论者思忖的，疼痛量表旨在安抚医师，而非促进医患关系："听患者用10分来描述自己的疼痛，可比听他们说'它像滚烫的拨火棍、戳穿眼球、扎进大脑'容易多了"，一名医师猜测。[89]

　　此外，人们用量表来协助建构自身疼痛的意义。2000年刊登的一篇文章里，对慢性疼痛患者的采访表明了这点。作者论证了协商疼痛意义的过程明显受以下因素影响：患者的情绪、疲劳程度、对别人会怎么

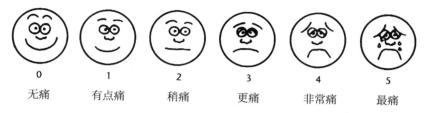

0 无痛　1 有点痛　2 稍痛　3 更痛　4 非常痛　5 最痛

图5.2 "Wong–Baker面部表情疼痛量表"，引自 M. J. Hockenberry and D. Wilson, "Wong's essentials of pediatric nursing"，ed. 8, St. Louis, 2009, Mosby. 获得使用许可。版权所有：Mosby。

看的想法。很大一部分患者不乐意打最高或最低分。避开最高分的原因在于，"它是极限……我不想达到那一点""心理上，不得不打100分让我感觉更糟"或者"如果我觉得疼痛是100分，它会变得更不好控制"。最低分（"无痛"）也被患者重新定义了，指的是"正常的疼痛"或者"警告我慢下来"。作者的结论是：

> 给疼痛打分最好被概念化为一种建构意义的尝试，它会参照一系列内外因素和个人意义，且受这些影响。它并非将一段距离同不连续的内部刺激相匹配的任务。[90]

然而，疼痛量表的基本问题在于评估。什么是"能想象的最严重疼痛"，由谁来决定？它是永恒燃烧的地狱之火，还是每天一个小时让人完全喘不过气来的"闪发性痛"？一名承受着剧痛的癌症患者回忆道，她的家庭护士"质疑我的答案'4'，因为她能看到我疼得直打滚，说话都不利索。我将打分改成了'6'"。[91]她最初打的4分会被看作"轻度疼痛"，然而她不知道，5—6分照样会被当成"中等"。

欧拉·比斯（Eula Biss）对用这类量表测量疼痛的尝试很感兴趣。在一篇题为"疼痛量表"（2005年）的文章里，她回忆道，有人让她给自己的疼痛打分,自0("无痛")到10("能想象的最严重疼痛")。

> 我觉得理论上活活烧死的体验才能打10分。然后我试着确定,感受到的疼痛是被活活烧死的几分之几。我选择了30%——3分。那时候看来,这很不少了。

对比斯来说,"3分"意味着:

> 信一直没能被拆开。几乎无法思考得出结论。一个小时以后,坐着不动变得难以忍受,恶心。抓着疼痛不放无法带来解脱。绝望静静地降临。

她父亲是医师,不同意她的打分。他简短地告诉她:"3分什么都不算。3分是回家吃两片阿司匹林。"[92]

最后,有些评估疼痛的方式完全忽略了主观承受煎熬者。她不需要开口,也不需要指出哪里疼。人们期望的是,她的身体会讲述自己的故事。较早的例子包括红外热成像技术,自20世纪60年代起,对它的宣传是"通过人体皮肤表面的彩色图像,客观地说明疼痛在生理上的对应值"。[93]它的运作原理是,记录然后呈现皮肤温度的变化,而这是由神经根或者末梢神经纤维受刺激、导致血管收缩引起的。实现法律目标时,会用到这种"疼痛画面"。用一名热心专家的话来说,它"通过提供受伤的客观证据,可以消除一些医师不愿[在法庭上]陈词的顾虑。热成像技术的作用是向陪审团说明医师的观点,并使之客观化。因此,医学专家的证言就更加可信了"。[94]换言之,医师对诊断的自信不再源于对患者主诉的理解,转而源于他在扫描中"读懂"无声身体表现的能力。

近年来,客观检测和衡量疼痛的"圣杯"变成了大脑显像。[95]这种技术有望彻底抹消疼痛者的主观感受。因此，功能性磁共振成像（fMRI）、正电子放射断层造影术（PET）和弥散张量成像（DTI）识别出，某人经受疼痛刺激时，大脑皮层特定区域会被激活。它们追踪"功能重组"、"模式调节"（指对阿片类药物的反应可能减弱，或者疼痛反应可能增强）、皮层和皮层下灰质减少。[96]同**体内**质子磁共振检测法（反映了慢性背痛患者额叶皮质的化学改变）一道，这些技术得到推广，对它们的宣传是，权威而透明地揭示了人"真实"的痛苦状态。[97]正如艾琳·特雷西（Irene Tracey）在《将叙述带离疼痛：通过大脑显像将疼痛客观化》（2005 年）里所言，显像不光有助于诊断疼痛状态和靶向治疗，还可以"帮医师相信患者的叙述"。[98]另一名专家得出结论，通过"让疼痛可见、可测量、一定程度上可证实"，神经影像能够解决装病的问题，所以疼痛不过是"大脑状态的改变"。[99]例如，它是在声称患有慢性疼痛的人里"鉴别某些装病说法的手段"。它是"成功的疼痛检测器"。[100]处于疼痛当中的复杂现象沦为疼痛体验里相当小的一部分。疼痛者实际上消失了：法庭场景取代了床边聊天，大脑扫描被投射在屏幕上。

神经影像让我们远离了 18 世纪乃至 19 世纪，为诊断痛苦而从疼痛者那里获得的密集叙述。像我在本章开头提到的爱丽丝·詹姆斯那样，疼痛中的人渴望对他们的种种病痛进行诊断，而且拥有丰富的词汇来表达痛苦。21 世纪时，一名慢性背痛患者回忆道，当她的背部虚拟图像显示出异常，她（和詹姆斯一样）如释重负。用她的话来说，"他们做了一些检查，然后才发现我的整条脊柱都他妈的错位了"。[101]

可是，医师们越来越认为，就识别疾病和病理的过程而言，患者对痛苦的描述几乎毫无助益。他们指出了同生理体征、有人装病、笨嘴拙舌相关的问题。当然，我们必须小心地注意到，医师实际上是受约束的，无法对患者讲述的疼痛故事全然充耳不闻。就连莱瑟姆——他通常对患者的"故事"不屑一顾，觉得"几乎无助于诊断目的"——1836年都承认，"在上流社会，我们不得不倾听患者的故事，虽说我们通常尽可能将它缩短，以实现调查计划"。[102]痛苦的"主观"特性从一种优势——引出患者叙述的理由——变成了一种诊断过程中的缺陷。就连麦吉尔之类的疼痛问卷都力图"给"疼痛者一种基于单个词汇的语言，而非征求以一生为背景的故事。格伦特沃斯·里夫·巴特勒这样的著名医师在1901年建议同行"相信关于疼痛的主观证言"，面临"某些解剖学上的不一致"时才怀疑它。后来的医师颠覆了这种做法。[103]对"客观症状或体征"的探索比患者的描述**更重要**。就诊断而言，让疼痛者完全静默甚至可能是合理的。

6 无字之书: 解读疼痛的姿态语言

> 有些敏锐的观察者从面部表情当中读出了那么多秘密,对他们来说,几乎所有症状都体现在这里。
>
> ——彼得·梅雷·莱瑟姆,1837 年[1]

语言从来不够。疼痛是通过手势、口齿不清的发声、面部表情、姿态、其他非语言的身体动作来传达的。1900 年《伦敦医院公报》上刊登的一首打油诗,讽刺了疼痛的这个方面。它写的是来拔牙的人,一坐到牙医的椅子上就退化了。他的举动变成了:

> 蠕动,尖叫,哀嚎,有时一声高呼;
> 我哭泣,号啕,扭动,舌头来回摇;
> 我嘶喊,踢踹,抓挠,有时试着去咬。[2]

这些姿态里,有的是表演,即疼痛中的人故意传达的信号,以求得同情和帮助。其他的则产生于某些无意识领域,扎根于生理冲动,或者在社会化过程当中不自觉被同化。无论起源如何,呜咽、脸部的抽搐、上唇的汗水、颤抖、拖着脚走路、防护动作、床单上紧握的拳头、难以自控地按压痛处、刺耳的尖叫"哎呀!",这些都传达着许许多多意义。正如一位没有署名的母亲在 1819 年所写,"肉体上的折磨"能够"通过开始往外冒的小汗珠、冰冷的额头、苍白的嘴唇和毫无血色的脸颊，异常明显地看出来"。[3]功能性举动（像睡眠时间过长，或者以胎儿姿势蜷在床上）同样无声地传达着为疼痛所苦的信息，试图有意表示压抑姿态（像坚忍地噘着嘴，或者僵硬的步态）的行为也是如此。为方便起见，我会把这些生理反应（出汗、脸色苍白或者肌肉紧张）、面部表情（做鬼脸）、副语言发声（呻吟或者尖叫）都称作"姿态语言"。然而，重要的是承认这些语言中一部分是刻意或者自我反思性质的，其他的则没有。

对评估疼痛来说，姿态语言的价值无可估量。目睹疼痛者"想获得关于疼痛数量和质量的一切信息，都要指望承受疼痛者"，约翰·肯特·斯彭德（John Kent Spender）医师在1874年那篇获奖文章里点明，他们指望的不光是语言。值得庆幸的是，斯彭德提醒读者，"承受疼痛者展现出来的手势和姿态，哭喊，悲怆，声音的调子，面部表情及其变化"都是关于这个人所受煎熬的线索。[4]的确，面对面交流当中，无形的抽象语音只占一小部分。形式语言机制，像词汇、句法、时态、声调等，通常情况下无法传达承受疼痛者的生活体验，哪怕只是一丁点。身体本身就是种符号学工具。正如《牙痛》（1849年）作者所言，剧烈疼痛"烙印在整个面容上"，通过"脸上的每一道线条流露出来"。[5]

对疼痛姿态的描述一向采用从文本当中借来的隐喻和类比。正如诗人威廉·考珀所言，"我……确信，面容像书本一样好读"，具有这样的优点："读它们的时间短得多，骗人的可能性也小得多"。[6]学术分析同样偏向于文本隐喻，热切地将身体呈现为"符号学工具"，声称疼痛是"写在脸上的"，甚至提出（正如我在这里的做法），身体运动是"姿态语言"。然而，重要的是别（打个比方）被带跑了。这相当关键：交流当中，疼痛的姿态迹象可以构成独立（有时甚至是自主的）部分。历史学家迈克尔·布拉迪克（Michael Braddick）观察到，姿态"不时打断讲话"，可它们同样对讲话起补充、增强、替换作用，或者充当替代品；它们甚至可能"构成交流行为的一个独特领域"。[7]姿态和身体表达不光对赋予疼痛的那些语言学意义**有所贡献**,也可能独立**构成意义**。

　　直到最近,姿态才引起了历史学家的注意,这让人吃惊。[8]一定程度上,这是由于大家假定,面部、手和身体动作具有转瞬即逝的特征。历史学家更偏好分析嵌在考古遗址、档案、文化实体(*la culture matérielle*)当中的有形对象。正如哲学家弗朗西斯·培根(Francis Bacon)所言,姿态是"稍纵即逝的**象形文字**":和象形文字一样,它们"不持久"。然而他接着道,它们也"永远拥有……同所指事物的密切关系"。[9]文化理论家皮埃尔·布迪厄(Pierre Bourdieu)观察到恰恰"由于主体从来不完全知道自己在做什么",因此"他们所**做**的事情比自己知道的更有意义"时,或许正是这么想的。[10]利用这一洞见,弗洛伊德产生了惊人的效果。我们将会看到,尽管存在这种近乎狂热的坚持,即认为疼痛中的身体讲的是"自然"语言,可是事实证明,它具有高度阶段性和历史偶然性,情境错综复杂。

诊所里的痛苦语言

　　姿态明明白白地表现疼痛,当一大群患者在一起时特别让人心酸。约瑟夫·汤恩德(第4章中)回忆起19世纪中叶在曼彻斯特贫民医院里治病的时光,就有如此感受。他活灵活现地描写了"压缩在医院围墙内的悲惨世界!""这儿,"他谈道,"一声痉挛的抽泣;那儿,低沉的呻吟;更远处,刺耳的尖叫。多么沉闷孤独的夜晚,在极度痛苦、睡不着觉的病人耳朵里,午夜之声是多么深沉、庄严啊!"[11]自他病床的视角出发,交流完全通过姿态。汤恩德将疼痛设想成抽搐,深深嵌入受损的血肉当中。疼痛吞噬了整个世界,将它们压缩在会导致幽闭恐惧症的空间里,而且毁掉了同他人连贯交流的可能性。"时间之声"滔滔不绝一整夜，缓慢得让人痛苦难忍，要求受害者在命定的煎熬期间保持清醒。

75年后，又有人用到了差不多的隐喻，不过是在战地医院而非贫民医院的语境下。和汤恩德一样，罗伯特·维斯特兰德强调疼痛者的姿态表现。在《战地医院》（1944年）这首诗里，言语遭到驱逐，受伤的人被迫"将抽泣变成语言"，"像歌曲一样唤起感情"。

> 在这里，言语出界了。
> 沉默的脉搏有节奏地跳动。
> 理性，舐舐伤口，
> 将抽泣变成语言。
> 像歌曲一样唤起感情，
> 识文断字的呻吟说明
> 恐惧那笨拙的手
> 戳到了疼痛的源头。
> 言语被泡沫弄得斑斑驳驳。
> 它们传播留下污渍的响动。
> 然而思想是闹鬼的家，
> 被那些地下的声音萦绕。[12]

维斯特兰德的战地医院是个理性遭到驱逐的地方。语言无法传达战斗和负伤的恐惧：言语不过是血迹斑斑的泡沫。他们经历了什么，关于这一点的可怕想法只会加重那些人的痛苦；通过不断笨拙地去戳伤口，他们的记忆让疼痛长存。唯一剩下来的"识文断字"语言是呻吟。

汤恩德和维斯特兰德唤起的记忆——在疼痛当中扭动翻滚的身体，

被剥夺了清晰的语言——始终是消极的。写作时两个人的身份都是伤员,在无情的坩埚(早期工业化的棉纺厂和现代性的战场)里被碾碎。与之相反,医师和其他照护者可能走向另一个极端:对他们来说,姿态语言可能至少在三方面相当重要:生理学上,它们有时能带来益处(哪怕是对疼痛中的人);它们可能会激起目击者的同情;它们可能提供珍贵的诊断线索。我们会看到,在这三种情况下,几个世纪以来都出现了重要的转变。

姿态表现的第一个功能是,疗愈过程中,它能够提供帮助。在本书所探索的整个时段,趣闻轶事和实验证据都说明,姿态(像抚摸疼痛者的手臂)有效地减轻了患者主观感受到的疼痛。评论者遵循大量传统(包括体液、神经、生物医学、整体论和神经病学),坚持姿态有这种积极功能。

然而,这里的观点并不相同:20世纪的生物化学革命(它对彻底抹消疼痛这一"邪恶"有着强迫症般的兴趣)之前,评论者通常坚持认为疼痛中的人如果想要有片刻的喘息,那么表情丰富的脸、扭曲的身体和口齿不清的呻吟往往可能在生理上是必要的。一篇题为"哭泣、落泪和叹息"(1852年)的文章就是这样主张的,作者建议经历"肉体疼痛"的人们大声哭喊,因为这会有"削弱肺动脉循环"和"排出左心与大动脉多余血液"的效果。[13]19世纪中叶,一名研究睾丸和直肠疾病的专家解释道,"哭喊和呻吟,尽管表示疼痛,却真的有助于减轻痛苦,并抵消它产生的冲击"。[14]《柳叶刀》1904年刊登的一篇文章也提到了疼痛的这个方面。根据作者的看法,"疼痛的哭喊"对哭喊的人来说相当重要。事实上,发出哭喊的人甚至用不着听到自己的声音。

> 如果耳朵被堵住,他听不到自己的哭喊,疼痛同样会缓解,只要他意识到在进行肌肉运动,其结果是发出这样的哭喊。

"痛苦缓解"需要本能的和"猛烈的神经力量消耗",而这是"**大自然提供的**"。[15]

相反,在极度疼痛的状态下,过度自我控制在生理上是有害的:这就解释了,为什么一个"在军队鞭打中没有表现出非常痛苦迹象"的人随后"倒地身亡"。[16]拒绝通过姿态来自我表达,这是毁灭性的,因为它不让机体无法从肉体折磨所固有的"应激性和兴奋"中解脱出来。1834年,宾夕法尼亚州一位著名医师提出了这种观点。他警告说,不要对姿态大加抑制,举了这个例子:一名"要动[肾]结石手术"的绅士,当然不打麻药。医师对以下事实深表遗憾:"这名绅士认为,在任何场合表达疼痛都有失男性尊严。"他描述道:

> 患者拒绝服从惯常的预防措施——将双手双脚用绷带捆牢,向外科大夫宣告,不把他捆起来也没什么好怕的,因为他身体的肌肉会一动不动。他的确信守了承诺,然而在手术以后立刻死于中风。

不允许身体"自然"表达的情况下,这个人无法为剧痛带来的"应激性和兴奋"提供发泄路径,或使之转移。[17]如果他尖叫挣扎,死亡是可以避免的。

姿态语言在疗愈过程中提供帮助,还可能通过另一种方式。这和刚才提到的那种正好相反。长期以来,人们观察到,面部表情具有一种"反馈机制":面部运动实际上能够影响处于疼痛当中的"感觉"。要是一个人表现出极度疼痛的外在迹象,她的主观疼痛感受可能会增加。反过来说,故意摆出一张平静的脸孔,可能有助于缓解痛苦。用哲学家埃德蒙·伯克的话来说:"我经常观察到,模仿生气、平静、受惊或勇敢者的表情和姿态时,我不由自主地发现自己的思绪转向了那种激情——我正尽力模仿它的样子。"[18]很多年以后,威廉·詹姆斯在《什么是情感?》

（1884年）里花了很大篇幅讨论这种现象，查尔斯·达尔文（Charles Darwin）也是如此，在《人与动物的情感表达》里，他写道："放任自己摆出暴力姿态，怒火就会升高；不控制恐惧的迹象，就会体验程度更高的恐惧。"[19] 近年来，心理学家保罗·埃克曼发现，要求人们表达愤怒、厌恶、恐惧等负面情绪，而非正面情绪（如快乐）时，他们会心率上升，开始冒汗。更加有趣的是，78%受试者声称，自己**体会到了**被要求产生的情绪。换言之，自觉进行的面部肌肉动作会导致"自主神经系统（ANS）活动的不自觉变化"。[20]

第二，姿态语言充当着社会凝聚力的工具。过去几个世纪里，这种看法一直存在。疼痛姿态具有功能性，因为它们有望引起目击者的共鸣。"抽噎，大声抱怨，所有形式的呻吟，都是有用的，"1904年，生理学家保罗·曼特加扎（Paolo Mantegazza）提醒读者，"因为这样，我们就能激起倾听者的同情，这对我们可能有帮助。"[21]

近年来，出现了不同的解释。最激进的来自演化理论。正如心理学家在国际疼痛研究协会官方杂志上所言，"知道他人受伤的普遍倾向，显然会赋予群体适应性优势，因为感知能力与在面临危险时伸出援手或者感到威胁有关"。[22] 在关于"同情"的那章里，我会探讨疼痛表达的这种功能，然而此处值得注意，目睹疼痛面容的人可能拒绝请求，转过头去，避开痛苦。事实上，姿态语言要依靠**特定**人脸的存在：一张可以被识别为"表达疼痛"的脸。研究者观察到，某些人不会在脸上表现出疼痛：事实上，1995年的一项实验中，13%—50%的志愿者脸上没有疼痛迹象，尽管他们遭受了严重的疼痛刺激。[23] 其他情况下，研究者发现，有些脸比其他的"更容易读懂"；某些人（女性、家中有慢性疼痛患者的、非专业人士）更擅长阅读它们。[24] 例如，20世纪90年代开展的一项研究发现，当观察者只依靠表达行为来评估疼痛时，他们的报告要比患者口头报告的疼痛程度低50%—80%。[25] 这个领域最富影响力的科学家

之一声称, 面部表情只能给出"对患者疼痛状态的粗略区分", 而且可能
"系统性地低估了患者的疼痛强度"。[26]

姿态和诊断

关于姿态语言价值的第三个论点是, 它们是否对诊断有所助益。这
是上一章里关于叙述的诊断价值争论的另一面。例如, 只靠观察患者,
医师就能知道, 她的疼痛是器质性的还是"刺激性或者交感性的"。《伦
敦百科全书》在1829年告知读者, "器质性疾病"导致的疼痛具备"持
续不断、清晰而固定的特征, 很容易觉察, 仅仅是神经紧张的患者就没
有"。胃部或者肝脏引起疼痛的时候, "这种僵硬固定的面容"会"伴随
着一种特殊的焦虑表情, 也许更确切地说, 是沮丧的迹象"。[27]慢性疾
患"凝固"在一个人的脸上, 这种观点也很常见。例如1886年, 颅相学
家得出结论, 正如"习惯性的心理状态容易导致习惯性的面部和身体形
态、表情", 任何经历过长期疼痛的人"脸上都会有一种体现内在状态的
神情"。[28]疼痛在富有表现力的身体上留下了印记。

急性疼痛也是如此。1817年, 一名医师被叫去给肛门处有"悬垂的
凸出物"的人看病, 无需言语, "这位绅士脸上的神情充分说明了他的痛
苦"。[29]神经痛也会用独特的姿态"说话"。1816年, 一名医师观察到:

> 患者全身都因过度剧痛而抽搐; 眼睛紧闭; 泪珠顺着脸颊流
> 下; 嘴巴歪扭, 整个脸颊都在颤抖; 身体无意识地前后摇晃, 难受那
> 一侧的脚不自觉地挪动, 跟身体的屈曲相一致。[30]

一个世纪以后, 有名外科大夫观察到, 医师只需要观察"憔悴的模
样, 紧皱的眉毛, 眼睛直转, 瞳孔散得大大的, 脸色苍白", 就能知道面前

的人正处于疼痛当中。患者的双手可能"时而握紧，时而松开，疯狂地攥住身边的东西或人"，他们也可能"使劲按住痛处"，然而不管哪种情况下，都会有"哭喊和呻吟……身体扭曲翻滚"。[31]

事实上，真实的疼痛发声可以用乐谱来表现。正如科隆巴·德·伊塞尔（Colombat de L'Isere）在《论声音器官的疾病和卫生》（1857年）里解释的，"每种疼痛都有特定的声调"，他甚至坚持说，通过认真聆听疼痛发声的音调、音区和音高，内外科医师能够更加准确地诊断疼痛原因。用他的话来说：

> 我观察到，遇火导致的哭喊庄重而深沉，因此产生的双音可以用**基音八度**和**三度音**来表示；例如，我刚才提到的 do 和第一线上的mi。手术过程中，切割器械的动作导致的哭喊高亢而尖锐，或许可以这样表现：起初是快速的声音，或者**中音八度的两个四分音符**，大概是第二线上的 sol；然后，几乎同一时间，是非常尖锐绵长的声音，或者**高音八度的全音符**，就是**五线谱上方的** sol。

他继续坚持说，"分娩的撕裂疼痛导致的哭喊"比"所有其他的都要尖锐强烈"。他将它们的"独特表达"描述为：

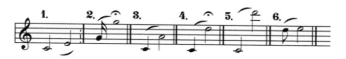

图6.1　疼痛的音乐："每种疼痛都有特定的声调"，出自 Colombat de L'Isere, *A Treatise Upon the Diseases and Hygiene of the Organs of the Voice*, 1st pub. 1834, trans. J. F. W. Lane（Boston: Redding and Co., 1857), 85。图片引自 Carl Ludwig Merkel, *Anatomie und Physiologie des menschlichen Stimm-und Sprach-organs（Anthropophonik）*（Leipzig: Verlag von Ambrosius Abel, 1863), 638。

6　无字之书

用基音八度和十七度音来呈现；例如，第二音区升调的do和re。分娩时严重的剧痛似乎提高了声调，同时扩大了它的范围。[32]

处于疼痛当中的身体是一种发声乐器，无误地反映了手术、烧伤、分娩这几种痛苦的特征。

许多医师郑重承诺，只靠观察姿态语言就能准确得出诊断。例如，在《疼痛的意义》（1896年）里，W. H. 汤姆森（W. H. Thomson）给医师提供了关于疼痛姿态的详尽"旗语"，阐明了基于患者同周边环境空间、触觉互动的微妙区别。他观察到，炎症性疼痛患者避免触摸"疼痛的部位，或者小心翼翼地去碰它"，而关节炎患者的手"一直在关节上打圈"，停不下来。"黏膜炎症的弥漫性疼痛"让患者将手放在胸骨（sternum）上，然后"捋过胸膛"。相比之下，"捋过腹部的类似动作不意味着腹膜炎，而是卡他性肠炎"，患有胸膜炎时，"会用伸直的指尖来表明疼痛的锐利特征"（在腹膜炎病例中，指尖往下滑要小心得多，他耐心地解释道）。就连肿瘤、脓肿或者绞痛导致的疼痛姿态也很独特，病人因此触摸患处，用力攥住腹部，或者（在绞痛的情况下）做"标识辐射"的动作。对汤姆森来说，不同姿态是"不同种类疼痛的特征"，优于口头描述，后者"极度不明确"。[33]

约翰·马瑟的《给学生和医师的医学诊断实用论著》（1901年）也非常强调体态和姿态的精确诊断价值。医师应当注意到：

> 忽然因心脏疼痛而一动不动；因脑膜炎而缩头；因胸膜炎而一侧不能活动；因绞痛而蜷缩蹲伏或者坐立不安；因腹膜炎而大腿屈曲、躯干不动；因肾绞痛而患侧肩膀耷拉下去；因关节炎而膝盖变形。[34]

勒内·勒里什追求类似的诊断目标，在《疼痛外科手术》（1938年）

里，他描述了一场会诊，患者得的是三叉神经痛（也叫tic douloureux，一种让人痛苦万状的面部神经紊乱）。他指示读者：

> 看着他：你和他说话的时候，他就听着，平静，正常，可能有点心事重重。忽然，他变得僵硬：疼痛就在那里。他的脸变得扭曲。这神情描绘了一种可怕的疼痛，极其严重的疼痛。他眼睛闭着，脸色憔悴，五官变形。而且他立刻把手放到脸颊上，朝鼻子的方向推挤，有时使劲揉搓；或者，更常见的是，他在疼痛当中保持僵硬，体内的一切好像都停止了。事实上，一切都暂时被束缚住了，你也忽然停下，一动不敢动，甚至不让自己开口。[35]

对勒里什而言，剧痛的独特表情具有两种沟通意义。一方面，它们是单向信息，自患者向医师传递，从而协助诊断。另一方面，勒里什相信，在这个意义上，姿态语言是可以传播的（或者用18世纪生理学家的话来说，它们是"交感性的"）：不知不觉，目睹疼痛者被迫在恐惧中僵住。这两类身体都"讲"着难以表达却毫无疑问的痛苦语言。

学会观察

但是，这样的姿态并不"自然"。从出生那一刻起，婴儿就会观察周围人的面部表情，模仿他们的身体动作。孩童跌倒时，照护者会发出啧啧声，轻言细语，揉一揉，"亲亲就好了"。会教导孩童，什么时候"好好哭一场"，而什么时候"别跟个小婴儿似的"。事实上，关于这一点的文献浩如烟海：它们记录了疼痛指令当中的不同"姿态模式"，包括因年龄、族群、宗教信仰等而异的规则和期望。性别期望格外引人注目。例如，在一项对阿拉伯裔美国女孩和男孩疼痛表情的研究当中，男孩指出，疼痛让他们感觉"勇敢","想哭却没有哭",还感觉"愤怒";疼痛却让女孩感觉"悲伤""尴尬""想要逃跑"。[36] 有些研究甚至表明,两个月大的婴儿就出现了不同的面部表情,而这取决于他们父母的族群血缘。[37] 美国婴儿接受的是自我肯定的表达规则教育,韩国和日本婴儿被反复灌输的却是以他人为中心的态度。[38] 关于移民群体的许多研究表明,这些姿态不是先天的。它们追踪了那些人的疼痛模式怎样(随着同化程度上升)变得和所在国的更加相近。[39]

在英国和美国,视觉感官教育有两种规范传统:第一种借鉴了美学和相面术,而第二种采用了更加务实、临床的路径。第一种最重要的支持者是查尔斯·贝尔爵士,19世纪上半叶对面部表情的探索当中,他关于表情解剖学的著作影响最为深远。在贝尔看来,强烈的感情不可能没有表情。用他的话来说,"表情之于激情"(即情感)就像"语言之于理性"。

> 如果没有语言来表达思想,使它们可以有序且互相对照,推理能力就无法充分发挥;似乎不可能有这样过度或强烈的激情:仅仅存在于头脑当中,或独立于身体的活动。[40]

贝尔的论述优雅而超自然:对他来说,解剖学盖着神圣的印戳。**神明**特意创造了脸,来方便人类互动。他相信,面部表情由上帝设计,是本能且先天的,自出生起就发挥着交际功能。他主张:

> 婴儿对疼痛的表达不光是完美的,而且程度极端。自最开始,出生的第一刻到整段生命,自人的入口到最后的出口,五官会以完全相同的方式表现疼痛。[41]

贝尔认为，"疼痛是身体的"，他的意思是，疼痛刺激会引发全身的"积极神经感知"，一旦意识到"其位置或来源"，这种能量就指明方向，"设法……解除它。所以出现了斗争，伴随[疼痛]而来，强效而自发的努力"。[42]结果清晰地印在血肉上。身体疼痛时，贝尔指出：

> 下颚僵硬，直磨牙；嘴唇往两侧撇，鼻孔张开；眼睛睁得大大的，眉毛扬起；面部充血肿胀，太阳穴和前额的静脉鼓起；呼吸被抑制，自头部流下去的血液因胸部剧痛而受阻，颈部的表皮肌肉用力动作，让嘴角向下牵拉。然而加上那人大叫出声，双唇就会往回缩，嘴巴张开；我们发现，他的身体肌肉僵硬、变形、苦苦挣扎。[43]

这是种不会搞错的表情，只和惊恐的面容类似。哲学家埃德蒙·伯克解释道，"承受剧烈身体疼痛的人"和被吓坏的人表情一样："咬紧牙

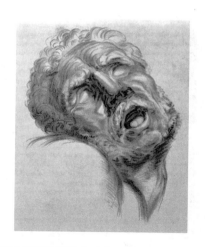

图6.2　查尔斯·贝尔爵士《疼痛的面容》，出自 *The Anatomy and Philosophy of Expression as Connected with the Fine Arts* (London: John Murray, 1844), 157, 惠康收藏馆，L0031756。

关，眉头紧锁，前额皱起，眼睛陷进去，猛烈转动，头发竖起来，被逼发出短促的尖叫与呻吟，整个身体摇摇欲坠"。[44]

对试图解释面部表情的人们来说，相面术也产生了影响。在19世纪，它因约翰·卡斯帕·拉瓦特（Johann Kaspar Lavater）而大行其道，此人的《相面术随笔》（1775—1778年）到1801年他去世时，已经印行了超过14个英文版本。[45]尽管拉瓦特几乎只关注性格，而非情感、感知、疼痛之类的生存状态，对想方设法完善诊断技能的医师来说，他关于怎样注意面部结构和姿态的指导却极其重要。运用相面术原理对脸部开展规范研究，执业医师很快意识到了这一点的价值，19世纪中期富有影响力的外科医师（像塞缪尔·大卫·格罗斯）赞扬在"研究相面术"上投入时间的那些医师，因为这有助于他们诊断特定疾病。格罗斯宣称，"聪明的执业者"必须始终注意"面容的状态"，因为它是"灵魂

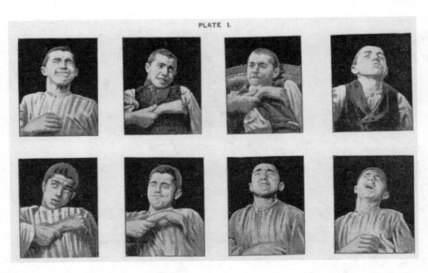

图6.3　疼痛的面相，出自Angelo Mosso, *Fear* (1896), trans. E. Lough and F. Kiesow (New York: Longmans, Green, and Co., 1896), 202, 惠康图片库, L0072188。

的镜子"。[46]进入20世纪，医师还会赞扬这样的同行：注意"面相的扭曲"，理由是"表情总能体现灵魂的退化"。[47]

第二种形式的姿态教育更加务实，主要出现在针对内科医师、护士和其他临床医师的教科书当中。在针对护士的文献当中，注意和评估姿态语言的明示教学最为突出。这一点有两个原因。首先，护理（过去和现在都）是一项女性化的职业，非常重视给处于疼痛当中的人提供慰藉的能力。对姿态、面部表情、声调的准确解读是这门学科的一部分。正如1923年《美国护理杂志》上刊登的一篇文章所言，护士的说话方式——包括"对他们［患者］讲话的方式，纠正发音，表达的独特性和抑扬顿挫"——是"激发希望、勇气、力量和坚持不懈的天籁之音"。护士必须学习怎样"控制身体，让声音同动作和姿态相协调……我们不知道自己内心有什么神秘力量，直到看见它们通过语调和肌肉的运动展现出来"。[48]

给护士进行姿态语言培训，对这一点的关注多到不成比例，第二个原因在于，最有可能被要求评估疼痛程度并采取相应行动的人，通常就是她们（至少在医院环境里）。医师的简写"p. r. n."（pro re nata，即"根据需要"）给了护士减轻疼痛的责任，基于她们对患者要求的评估。这有时涉及分诊过程，1909年时，《不列颠护理杂志》建议护士，"始终保持……警惕，区分真实却不重要的疼痛、很大程度上想象出来的疼痛、是严重症状的疼痛"。她们要怎样做呢？

> 就像尖叫的性质揭示了产程阶段一样，细心且善于观察的护士很快就能学会通过患者的声音表达、面容和态度，区分这两种疼痛：可以明智地一笑置之的，与需要护士的技能和同情心可以给予的全部努力和协助的。[49]

护士最有可能发现，自己是第一线工作人员，要和难以用语言表达疼痛的患者（如中风患者或聋哑、失语症患者）打交道。[50]有些时候，只能指望姿态。

然而，所有医疗执业人员都起码需要具备基本的阅读姿态技能。前面提到的诊断教科书为什么提供了那么详细的描述——把特定类别的疼痛和特定种类的姿态联系起来，这就是原因之一。这也正是为什么，某些医师不遗余力地培养上述技能。大夫怎样自学姿态语言，斯坦福大学医学院的医师 C. M. 库珀（C. M. Cooper）给出了富有创见的描述。1951年，他向《加州医学》和《科学通讯》的读者们坦承，早年行医生涯当中，他怎样意识到，自己是个"糟糕的临床观察者"。库珀着手纠正这个错误。他的技巧包括系统性的面部观察和模仿。试图理解某个患者正体验的疼痛时，他会在心里将她的脸划成四部分，仔细检查每一部分"表情当中的表情，以前我都没去留心"。要是依然不确定"真正"困扰她的是什么，他会站在镜子前，模仿她的面部表情，试图判断"我内心有怎样的感受，才会产生这样的表情"。他还模仿患者说话的语调、速度和节奏，以及身体动作。以这种方式，他声称，不光"获得了一套新的视觉和听觉量表"，可以用来裁定患者不适的根源，还能将"装模作样的"和"真正的"疼痛区分开来。[51]

显然，库珀和不少同行都相信，能够准确评估姿态和面部表情至关重要。我们已经看到，大家认为正确解读姿态同诊断密切相关。然而，争论不仅仅是关于临床有效性的：它是两种"行医"方式之间更广泛冲突的一部分——具体来说，是人文主义和技术专家风格之间的冲突。1958年，著名的哈利街（Harley Street，位于伦敦市中心，许多精英医师在这里开办诊所）专业人士和相对不出名、来自锡德卡普（Sidcup，伦敦东南部贫困地区）的全科医师之间引人注目的口角，可以说明这一点。威廉·埃文斯（William Evans）是杰出的心脏病学家，写了许多著作和论文，包括一本心电学指南。在国际心脏病学会议上的演讲中，埃文斯介绍了自己的病例记录: 一名47岁的男性, 主诉为胸痛。他的家庭大夫诊断出了冠状动脉血栓, 心电图也显示, 他患有心绞痛。所以, 此人在床上躺了六周, 经过一段时间的康复, 回到工作岗位。不幸的是, 他之前是公共汽车司机, 雇主听说了他的健康状况, 拒绝让他复职。

> 此人每天都去劳工介绍所, 和招聘者见面, 然而徒劳无功。他被忧虑压得喘不过气, 惯常的自力更生精神也消失了, 开始失眠, 因为他有个病弱的妻子和四个不到15岁的孩子。最后, 有人看到一个弯腰曲背的身影往河边走, 他通过自杀, 实现了逃避。

悲剧在于, 尸检没有显示出任何心脏病迹象: 此人"冠状动脉宽阔通畅, 心肌健康", 事实证明, 心电图结果只不过是"生理学追迹"。

埃文斯得出了什么结论? 在他看来, 大夫做错了: 相信此人的话, 认为他实际上患了胸痛。为了"将患者从这个故事所孕育的悲惨处境里解救出来", 埃文斯总结, "一定不能太依赖患者对自己病情的描述"。需要正确地测量心电图, 这样才能"更加信任"其结果。事实上, "应当靠心电图……来一锤定音"。[52]

埃文斯的演讲词刊登在《不列颠医学杂志》上, 激怒了署名为L. A. 尼科尔斯 (L. A. Nichols) 的全科医师。根据尼科尔斯的说法, 埃文斯只是给了医师更多借口, 来忽视患者对疼痛的主观描述。对冷冰冰技术的评价高于人际互动。未能注意到患者的抑郁, 难道不是个严重错误吗? "从头到尾的整幅图景, 难道不是一种无比常见的综合征吗?"尼科尔斯问道。

> 此类情况下, 患者向医师诉苦, 而且疼痛的根源在于心灵, 虽说存在 (或者不存在) 身体生理上的改变……这可能不是通过提问,

而是通过倾听患者的口头抱怨得出的；给他时间说话；通过注意他的犹豫、停顿和沉默；通过观察他的动作、痛苦神情、姿态、体态，比试图进行身体检查早很多，更不用提调查了。

如果心电图结果不乐观，又会怎样？尼科尔斯喊道，那么，"大夫该怎样处理？"他应当指望"X光胸片吗？或者X线断层照片？血检？脊髓X光片？钡餐造影还是肌电图？"他问道，为什么"我们应当更多地注意听诊器里传出的声音，或者电追迹的节奏，而非一个人口中发出的声音"？或者姿态、语调、面部表情之类的"器官语言"？ [53]

在五年后发表的一篇论文里，尼科尔斯继续了他的立论，坚持认为，关心他人的执业者可以从相面术当中学到很多东西。哪怕在患者开始描述自己的疾病之前，明智的大夫就应当"敏锐地"观察到：

> 他的步态，落座的模样，体态，呼吸频率，面部表情，眨眼的频率，肤色，发型，已经唤起了我们的一些反应。他的微笑可能和不快乐的眼神相矛盾，他的呼吸频率让我们警觉，坚定的步态表明了他的活力，挪椅子的动作，他对局面的掌控，坐在椅子边缘，他的冲动，他步履蹒跚，四肢和动作沉重，语速缓慢且吞吞吐吐，让我们沮丧。他说话时，我们注意到嘴唇的翕动、停顿、犹豫、结巴、眼球运动、吮吮牙齿、咳嗽、耸肩、抽鼻子、吞咽、清嗓子和用力呼吸。

这些姿态语言"传达的含义比言语多得多"。 [54]

怀疑疼痛

尼科尔斯的抱怨是，评估疼痛时，医师们过于依赖技术。尽管他呼吁更多地关注身体语言，却也非常重视对话。倾听患者的诉苦，忠实记录他们身体动作、姿态、口齿不清的发声背后的含义，代表着致力于以更加人性化的方式应对痛苦。

然而，其他医师试图将姿态语言翻译技艺用于一个截然不同的目的：即评估那些"言语"可能遭到**怀疑**的人的疼痛。这或许是种富有同情心的努力。毕竟，许多受苦受难者故意试图掩盖他们所体验的疼痛程度——不一定出于欺诈原因。例如，他们可能在捍卫自己的荣誉。19世纪初，亚历山大·萨默维尔（Alexander Somerville）由于"有失军人风范的行为"被"猫鞭"（一种多股软鞭）抽了25下。他回忆道：

> 我想，肺部的疼痛现在比背部更剧烈。我觉得身体内部要爆裂了。我真想大声呼喊……[可是]我下定决心，宁愿死也不抱怨或呻吟。[55]

事实上，控制身体（特别是面部）表达的能力非常受尊重。苏珊·利德尔·约克（Susan Liddell Yorke）写作的时间和萨默维尔这本书出版差不多，然而她来自社会等级另一端。在1847年9月20日的一封信里，约克描述了索菲亚公主的痛苦。"我从未见过比这更完美的受难圣徒画像"，约克坚持道，公主"一直为疼痛所苦，甚至在躺椅（*chaise longue*）上靠枕头支撑着改变姿势，都会让她尖叫"。然而，公主一直保持着"听天由命的平静表情"，她的皮肤"白皙，没有皱纹"。[56]不由自主的尖叫是极度痛苦的证据，这让她平静的面部表情变得更有价值。

与之类似，阿盖尔（Argyle）大公爵约翰儿时对疼痛的反应，证明了他的男子气概和高贵身份。在1820年，一本杂志称，公爵四岁时严重割伤了手指：

> 他没有一声抱怨，看到流血也没有表现出一丝惊慌。就像不是发生在自己身上一样，他从容不迫地走去找保姆，要水洗手。伤口包扎好以后，他神情高傲地说："我现在知道要怎么像男子汉一样承受疼痛了。"

他的编年史作者郑重其事地写道："男子汉的成熟多么高贵地展现出来。"[57]

荣誉和自尊，只是处于疼痛当中的人们遮掩疼痛表情的两个原因。在医疗场合，他们的动机可能是扮演"好患者"角色的强烈愿望。根据1897年一名儿童外科医师的说法，这就是为什么医师在检查年轻患者时，需要"不停地闲聊"：这会分散孩子的注意力，外科医师因此能够悄悄审视他或她的面部表情，"任何轻微、不自觉的嘴部动作"，作者指出，"都可能证明操作造成了疼痛，哪怕孩子非常勇敢，不承认自己疼痛"。[58]病入膏肓的孩子可能也不屑于"哭喊，尖叫，或者求助"，因为他们努力维护自己的独立性，就算面临痛苦折磨。[59]

士兵为了荣誉，公主为了骄傲，孩子或心怀感激的患者渴望医师的认可，这些都是掩饰疼痛表情的良性理由。然而，关于姿态的考量还有个更加规范性的组成部分：疼痛者是否会出于没那么有操守的理由，假装自己痛苦，或者表现得比实际程度更加严重？就连最悲惨的呻吟和其他口齿不清的发声都会将医护人员引入歧途，让他们对患者的"真正"痛苦产生误判。因此在美国内战期间，这位上校"再可怜不过地呻吟着"，"痛苦得说不出〔自己的伤口〕在哪里"，结果发现，他连"擦伤"都没有。别人指责他装病，上校"变得愤愤不平，站起来，像个受到侮辱的英雄"。[60]

　　　　　　　　　　　　　　　　　　　　6　无字之书

诚然,大家通常认为,和直截了当的口头谎言相比,姿态上的欺骗更难实施。至少,人们几乎不能有意收窄外眼角(上下眼睑相交处),然而这却是"真实"疼痛表情中最常见的面部动作之一。[61] 不过,医师们普遍担心被骗。就像各种形式的口头装病和作假(上一章里探讨过),赌注很高:涉及名声(医师们害怕被"愚弄")和资源(雇主、保险公司、军事机构、国家医疗服务,而且政府不想"自掏腰包")。旨在"清除"虚假姿态的测试和技术范围很广,从简单注意矛盾、夸张、过于多变的姿态,[62] 到检查医师故意欺骗患者。[63]

在21世纪,面部编码技术被用作检测许多科学家和临床医师所认为的人类说谎习性的武器之一。最开始,对个别面部肌肉的系统编码是20世纪40年代设计的,以支持心理学当中关于面部表情普适性的论点。到20世纪80年代,面部动作编码系统(FACS)已经开发出来,任何面部表情都可以用46种面部能做出的独特动作来描述。[64] 研究得出结论,疼痛的核心表情包括压低眉毛、闭眼、眼眶收紧(眼睑收窄,两颊抬高)、提肌收缩(上嘴唇抬高,鼻子旁边可能出现皱纹)。有些情况下,还会出现"疼痛微笑",也就是说,嘴唇斜着上扬,这在微笑的人脸上更加常见,传达的意思是"没那么糟糕"或者"我能承受",帮助患者"从疼痛的威胁和纠缠当中解脱出来"。[65]

19世纪早期观察者,如本章前面讨论过的查尔斯·贝尔爵士,其面部编码被用来证实神圣**设计者**的智慧,也代表了对人类的颂扬,这些编码技术没那么确定无疑。由于FAC编码者声称,面部表情是无可争辩的"疼痛指数",[66]FAC很快就被用来判断口头宣称疼痛的真实性。国际疼痛研究协会的官方杂志上刊登了一篇题为《检测疼痛表情当中的欺骗》(2002年)的文章,其中观察到,临床医师倾向于"更加重视[对疼痛的]非语言表达,而不是患者的自我报告"。这可能成问题,因为患者会"成功地改变他们的疼痛表情"。然而,有种方法可以解决这一困境:

医师和其他评估疼痛的人只需要注意"欺骗的标记"（他们的意思是,疼痛"真实表达的泄露"）,这可能提供某人说谎的证据。这些"泄露"通常出现在眼睛附近,因为人们对眼部肌肉系统的控制力比较弱。作者还指出,谎报疼痛的人往往会表现出"不正常的面部动作",比如扬起眉毛。这是由于以下事实:"装腔作势者没有清楚地意识到真正的表情是什么样子",或者是人在装病时其他情绪发挥作用导致的。因此,装病逃差者常常扬起眉毛,也就不足为奇了——这种动作"通常和吃惊反应或者恐惧体验有关"。[67]扬起眉毛是研究者所称的"嵌入错误"的一个例子,指的是本能表情中不会出现的有意识面部动作。其他表明人们谎报疼痛的迹象包括遗漏错误（缺乏本能表情中通常会出现的面部动作）和关于面部表情时间要素的错误（像肌肉反应所需的时间、持续时间,及它同其他面部运动的协调性）。[68]就判断真实性而言,面部表情不再是早期评论者假定的"黄金标准",而是"贬值的通货",可以用来在临床和法庭上判断欺骗行为。

法律领域

到目前为止,本章的重点一直是理论之辩——关于姿态语言,和它们在临床环境下的适用性。然而正如上一节里暗示的,另一种环境下,疼痛姿态语言的真实性占据了中心位置:法庭。那里的首要问题是在证人席上,同清晰的陈述相比,姿态和口齿不清的发声是否有必要区别对待。

20世纪60年代中期,宾夕法尼亚州最高法院的迈克尔·穆斯曼诺（Michael Musmanno）法官用多彩的隐喻性语言表达了以下观点:疼痛者的面部表情和身体举动是那样独特,因此提供了关于痛苦的确凿证据。对他来说,疼痛迹象"将它们的故事清清楚楚写在人脸上,就像闪电划过天空，传达大自然令人不适的暴烈信息"。[69] 这是个活灵活现的比喻，大家熟悉的观念，即疼痛姿态可以直接从受苦受难者脸上"读"出，与"疼痛就像一种难以平息的自然力量，在苍穹上潦草地写下它的信息"这一比喻结合起来。

可是，这个问题没那么明确。存在两个相互重叠的争论：一个聚焦于口齿不清表达的"自然性"，另一个则探讨和传闻有关的问题。穆斯曼诺关心的是前一个，也就是说，姿态语言的"半透明"特征。并非所有法学家都同意，说不出话的姿态比口头报告更加"真实"。有个人在1909年发问："呻吟真的能像关于疼痛的陈述一样轻易假装吗？"[70] 五年后，另一名律师指出："呻吟就像语言一样容易制造。"[71] 然而，大多数法律意见站在穆斯曼诺一边。

1886年，W. H. 罗素（W. H. Russell）带领读者了解法律上的细微差别。他解释道，对疼痛的口头陈述（例如"我背痛"）是"叙述而非行动"，而和痛苦有关的口齿不清叫唤（例如呻吟）是"事件本身的一部分"。它们是疼痛的"自然语言"。罗素重申了他的观点：含糊的叫唤和不自主运动"并非对疼痛的口头描述，而是它的临床表现。它们从疼痛流出，就像血从新割开的伤口流出一样"。姿态语言是"疼痛本身在用疼痛的惯常、自然语言说话"。罗素继续拿身体受伤来类比，他观察到，一个人在刑架上受折磨时"并没有抱怨'他背痛'。额头上一颗一颗的汗珠、身体的扭曲、剧痛的呻吟，证明了他的疼痛"。

> 这些扭曲是事件本身的一部分。疼痛的闪电以后是雷声般的哭喊，说明它已经留下了自己的印记。它们是同一事物的不同部分，无法拆开。[72]

和80年后的穆斯曼诺一样，罗素将疼痛想象成一道闪电，晴天霹雳, 根除了理智、先见之明、能动性: 受害者是具惨遭折磨的躯体, 被迫说出真相, 只有真相。

后一个辩论涉及"传闻证据"的地位, 也即因无法交叉询问而在法庭上不被采纳的证据。*虽说严格禁止传闻证据, 却存在若干例外, 包括临终声明和具有强烈公共利益的声明。是否也应当让医师成为例外, 允许他们就患者的疼痛报告作证? 在很多司法管辖区, 答案是肯定的。用描述1865年马萨诸塞州一项影响深远的决定的话来说, 不应认为患者向其医师传达的声明本质上是可疑的, 因为它们是为了"就个人严重关切的问题采取行动"而作出的。[73]对患者来说,"讲真话有个非常实际的动机, 也就是渴望得到正确治疗"。[74]1909年的一份法律报告主张, 较之其他证人, 医师 (至少)"更有本事发现诈病者, 并且判断某种身体状况是否可以假装"。[75]

同行为 (即姿态语言) 而非言语 ("我疼") 有关的证据又如何呢? 1952年,《保险法杂志》解释了给医师的传闻证据 (不受传闻规则限制, 因此可以采纳) 和其他证人提供的行为证据这两者的区别。他指出:

> 如果某一事故的受害者对医师说,"我头疼", 这一陈述是为了证明说话人确实头疼, 它显然是传闻, 是公认的传闻证据规则的例外。

这类言语和行为证据大不相同, 后者如"口齿不清的哭喊, 尖叫, 呻吟, 面部扭曲, 疼痛或身体状况的类似迹象"。

---

* 传闻证据规则在英美法系当中非常重要, 传闻证据 (间接转述他人亲身感知经历的陈述、代替亲自陈述的书面记录) 不具有可采性, 除非存在法律明文规定的例外情形。随着知情陪审团向不知情陪审团转变, 为了排除不可靠证据, 这条规则发展起来。然而, 排除一切传闻证据会导致案件难以查明真相, 或者处理不公。因此,《美国联邦证据规则》当中提出了两大类例外 (陈述者能否作证无关紧要、陈述者不能出庭作证), 共二十余种情况。

[姿态语言]完全不是传闻,只是作为表明身体状况的旁证出现……同普遍而言的传闻证据相比,这种证据可靠程度较高。

　　尽管作者承认,口齿不清的发声和姿态可能是假装的,他却坚持认为这些"很可能是真实的",因为它们是"病人被疼痛和煎熬从双唇间榨出来的,他自己完全没有意愿这么做"。[76]人们再次设想,姿态语言会绕过神志清醒的意志力,它们"说"的是血肉的自然语言。

　　不过,姿态语言必须是自发的,这样才是真实的。姿态的朴质意味着它们必须是即时的。换言之,姿态必须和疼痛刺激同时出现,而非紧随其后。1953年,埃德加·施特劳斯(Edgar Strauss,美国著名律师,在人身伤害诉讼方面享有盛誉)解释了这一重要法律观点。如果是事故以后的医疗测试或者"刺激"引起的,医师就无法提供关于患者"自发表达"疼痛的证据,因为它会是传闻证据。然而,他们获准提供关于这些的证据:"非自愿的行为或举动,如扭动、身体屈曲、歪斜,等等",和对**既有**疼痛的"口齿不清表达"——这是允许的,因为它们是"推断疼痛事实的基础"。和其他法学家一样,施特劳斯相信,姿态语言是"出自本能且非反思性的",因为导致疼痛的事件"必然让反思能力瘫痪了"。换句话说,同医师动手术时清晰有声的表达或姿态语言相比,受伤时的姿态语言代表着"更高的可信度"。呻吟、尖叫、身体扭曲是"自然和自发的"行为,"通常和既有的疼痛相伴"。它们完全不是"传闻"。[77]

　　剩下最后一个问题:从受伤到"自然和自发的"疼痛姿态之间应当相隔多久,才能作为证据采纳? 1959年,纽约的一家法庭解决了以上问题。这个案例当中,一名男性被纽约捷运列车拖过五个街区,很快死亡。挣脱出来两分半钟以后,他拼命对一名目击者说:"救救我,帮帮我——列车员为什么关上门,夹住我?"这个证据具有可采性,还是传闻? 法庭裁定它是传闻,因为从受伤到目击者听到陈述,隔了两分半钟。克洛斯（Close）法官不同意，他指出，垂死者的姿态和讲话的自发性质提供了无可辩驳的证据。垂死者在无人提问的情况下说了那句话；前四个单词（六个字）和后面跟着一个问题的事实"表明了自发性"；而且非常关键的是，流逝的这一丁点时间无足轻重。克洛斯提醒法庭，受害者"身负重伤"，在"如此险恶的旅途中，人几乎没有闲暇来编故事"。死者的尸体状况清晰地发声，保证了任何陈述的真实性，不管是明确的还是含糊的。[78]

婴儿的语言

到目前为止，本章都假设，姿态语言和口头、书面语言并存；它们可能是语言表达的补充，也可能同后者相矛盾，然而二者是平行的交际手段。本章余下的篇幅聚焦于这样的群体：对他们（或者它们）来说，姿态是**主要**（甚至唯一）的交流方式。说不出话的人包括非常幼小的孩童、昏迷或失去知觉的人、某些身体或精神受损的人。我会专注于婴儿的姿态。在非人类动物遭受痛苦的语境当中，姿态语言同样至关重要。对婴儿和动物来说，姿态和表情必然会完全取代言语。分别检视婴儿和动物，可以发现，姿态语言方式大相径庭。

在儿科学专业化的早期，整理汇编婴儿的姿态语言是至关重要的一步。迈克尔·安德伍德（Michael Underwood，首位获得伦敦皇家内科医师学院委任的产科医师，对让儿科确立为一门独立学科贡献最大）[79]在他的教科书《论儿童疾病》里处理了婴儿疼痛的问题，此书自1784年起印行了十版。安德伍德主张，医学界忽视幼童的主要原因是，婴儿缺乏"自我描述"的能力。所以，照料他们的任务被交托给"老妇和护士"。是时候改变了。毕竟，他继续道，表达含糊的问题不仅婴儿有：

它也出现在成年人各种最危险的疾病当中，每个生命阶段都有……像精神错乱、谵妄、某些类型的抽搐发作，可能还有白痴和疯子的所有疾病。

然而医师已经"成功治疗"了这些人。事实上，儿童"讲"的姿态语言像成年人一样"容易理解"。婴儿将疼痛和不适"直白而充分地"展现在脸上。"每种疾病"，他继续道，"都有自己的语言"，"医师的工作就是熟悉它"。[80]

医师为什么需要学习怎样诠释姿态语言？将对婴儿的医疗护理自"老妇"手中转到（男性）专业医师群体手中，只是一个原因。还有两个其他原因。首先，哪怕年龄较大的儿童掌握了一些词汇，也会"频繁地误导询问者"。安德伍德解释道：

因为他们对事物的看法太模糊，给不了我们足够的信息……对一般的问题，他们经常不作答，更具体地问身体这个或那个部位疼不疼时，他们几乎必然会给出肯定的回答；尽管后来事实经常证明，他们弄错了。[81]

几个世纪里，这种抱怨以多种形式反复出现。1931年，有名医师打趣道，孩子"抱怨头疼，然而把它定位到肚脐上"。更加看重姿态而非语言，显然很有必要。[82]

其次，专业医师往往对女性证词的可靠性持怀疑态度。母亲和护士并不总能准确描述她们照料的婴儿，因此指望不上。尽管不乐意完全否认婴儿看护人的描述，约翰·福赛斯·梅格斯（John Forsyth Meigs）的《儿童疾病实用论》（1858年）却模棱两可。他警告没有经验的医师，不能不信任（"没有充分理由"）母亲的叙述，原因是：

尽管关于自己孩子的症状，愚蠢、软弱的女性往往会给出错误或者夸张的说法，善于观察的聪明人则（有时候愚蠢的人在母性本能的引导下也）会察觉孩子不再健康的行为改变，而最敏锐、最严格的医学观察者也可能完全留意不到这些。

需要"十分认真地倾听"这些母亲的话。不过，明智的医师应当始终牢记：

> 被询问者品质如何。这很大程度上取决于他们所受的教育，更大程度上取决于天生的观察力和叙述可能看见的事物的方式。对他们答案的信赖程度必须基于他们大概的智力。护士和母亲经常会描述她们照管的人，对此必须非常体谅地接受，哪怕有些情况下并不可信。[83]

考虑到20世纪晚期之前，科学家同医师都不清楚婴儿疼痛的确切状况，对外行关于婴儿疼痛的报告心怀疑虑，就没那么让人吃惊了。就像我在题为"感知能力"的下一章里会指出的，这个时期，关于婴儿在对有害刺激作出反应时是否真的遭受痛苦（他们的身体运动仅仅是反射动作吗？），有过重大的科学与医学争论。那些接受了"婴幼儿对疼痛敏感"这一外行假设的评论者举出了婴儿的面部和身体扭曲，以此为证据。18世纪医师休·唐曼（Hugh Downman）说：

> 由于孩童，不具备理性
> 和说话的能力，用言语来抒发悲伤
> 大自然不允许；有人相信，
> 剧痛和苦恼的源泉隐藏在
> 每双眼睛里，认为帮忙徒劳无益。

......

可是，大自然，在您的孩子身上，尽管不是用言语
对那些精通她语言的人讲得清清楚楚
公正的解释。

换言之，尽管儿童出生时没有理性，因此缺乏语言，却没有理由假定"大自然"把所有痛苦迹象都"隐藏"了。感受力敏锐的人需要"正确理解"儿童的表情，从而为儿童提供所需的"帮助"。他们要怎么做？唐曼接着说：

关于痛苦的不同音调，

难道是不诚实的声响？他的视线能

追踪运动过程中的各种肌肉吗，

不同肢体发炎疼痛时，

收缩，拉伸，或者松弛，

在痛苦的位置上没有结论？

难道呼吸无济于事，

怎么知道？面容？眼睛的移动？ [84]

根据孩子的动作、哭声、面部表情，有解剖学经验的医师理应能判断出她疼痛的位置、它的类型。

照料婴儿的医师一遍遍重复这条信息。例如，马歇尔·霍尔（Marshall Hall）的《论儿童疾病》（1835年出版，然而实际上是安德伍德1784年原书的扩展版，增加了大量篇幅）坚持认为"婴儿的面容向我们提供了**自然**之书里最有趣、最易懂的一页"。他宣称，姿态比语言更有说服力，指出"婴儿每一个不寻常的动作，都向善于观察的眼睛诉说

着一种不会误解的语言"。[85]《儿童疾病实用论》作者发表了类似的评论，承认由于"婴儿无助的沉默"和"大一些的孩子不严谨且前后矛盾的回答"，医师需要熟稔地解读"病童的面容……注意表情、脸色、有无因疼痛而出现的皱纹和褶子"。婴儿快乐和疼痛时的面部表情截然不同。

> ［快乐时，婴儿的面容是］宁谧而沉着的，没有动作来扰乱它天真无邪的平静，除非，也许，温柔的微笑不时照亮它，我们没准可以相信慈母的快乐迷信，她会告诉我们，天使正在对它轻声细语。

与之相反，哪怕最"粗心大意、缺乏经验的观察者"也能理解，婴儿的面容变得"收缩，额头上出现皱纹和褶子，鼻孔扩大，或者缩紧了变薄，嘴巴变得苍白僵硬"时，正在发生什么。她尖叫的音高，加上面部的扭曲，是"大自然可靠的哨兵"，有效地传达了内在状态。[86]用19世纪末大奥蒙德病童医院（伦敦）一名外科医师的话来说，婴儿有"一种自己的语言，符号语言"。[87]或者，正如1910年《不列颠护理杂志》上一篇文章的作者所言，就"口齿不清"而言，儿童"像动物一样"。因此，护士要"最大限度发挥观察力"。她继续写道：

> 就它［原文如此］的病痛症状和疾患诊断而言，儿童能给我们什么帮助？婴儿表达疼痛和不适的方式是哭闹、小身子的姿势和扭动、双手的位置。这些都是它的积极动作。消极动作却更加重要。要是婴儿不吮吸、不睡觉、不小便，就很清楚地表达了它生病的事实。[88]

所有这些教科书里都隐含着以下事实：尽管姿态语言的性质"明确无误"，医师和其他照护者却仍需要学会怎样作出判断。查尔斯·达尔文观察到，父母和其他人学会了怎样区分饥饿和疼痛的哭闹。[89]儿科医师被大量信息轰炸，建议他们怎样仅仅通过观察婴儿的姿态语言来定位和诊断疼痛。例如，霍尔1835年的课本教导读者，怎样观察患儿面容的细微差异，以精准确定疼痛的真正位置。"头痛"，他坚持道，"让人皱起眉毛；腹痛导致上唇抬高；胸痛主要表现为鼻孔缩小。"[90]《不列颠护理杂志》之类的刊物上登载了精心描绘的文字图片，旨在让护士能够正确"阅读"她们病房里儿童的面部和身体状况。1910年，这份刊物建议，对儿童来说，"长期疼痛往往会导致让人怜悯的恳求神情（就像在寻求帮助或者救济）"。只要仔细观察婴儿的表情和举止，医护人员就能区分先天性梅毒患儿和喉梗阻患儿。他们认为，前一种情况下，护士会观察到婴儿"有着苍老的干瘪外表，肤色暗棕，抽鼻子，流鼻涕，嘴唇酸痛，然后是鼻子凹陷，眼角膜雾蒙蒙的，牙齿又小又灰，还带缺口"。后一种情况下，会看到：

> 婴儿从床上坐起来，头朝后仰，脸上满是汗水，神情痛苦焦虑，眼睑青灰，胸膛起伏，锁骨上和肋间表面随着吸气凹进去，呼吸嘶嘶有声，咳嗽响亮，声音沙哑。[91]

在这段描述中，呼吸嘶嘶有声（牙齿咬合，带沟纹的舌头顶住牙齿尖端，让气流顺着那里出来）加上相称的"疼痛面容"和起伏的胸部是种诊断工具，能够将腹绞痛的尖锐疼痛跟先天性梅毒患儿承受的钝痛区分开来。

对婴幼儿的不同姿态语言进行如此细致的分类，这一直持续到20世纪末21世纪初。然而在识别和解释姿态语言上，出现了三个重大变化。对会说话的幼儿，优先考虑姿态而非言语的倾向越来越明显。正如1988年一名护士所言：

你听过熟悉的这句话吗："我挺好。不打针！"它出自五岁孩子之口，能看到他躺在床上一动不动，冒汗，呼吸急促而不规则，握紧拳头，闭着眼睛，轻声啜泣。语言和非语言反应是不一致的，非语言是更加可靠的数据。[92]

2000年的一项研究当中，40%的实习护士相信，儿童就算能够说话，也无法精确评估自己的疼痛。[93]第二个变化与我们之前在**成年人姿态语言**上观察到的模式如出一辙：即自20世纪80年代起，面部肌肉组织有了系统化（"客观"）的编码。就像FACS已经勾勒出了成年人体验疼痛时的理想面部动作类型，对婴儿也引入了类似技术。最后，也是自20世纪80年代起，越来越多人觉得，关于婴儿姿态的争论是疼痛治疗不足这类争论必不可少的一部分。那些"沉默且表达含蓄"的婴幼儿承受痛苦却无人理睬，这是不公平的。[94]

动物的姿态语言

众生当中，婴儿并非唯一因缺乏清晰语言而无法向成年人表达自身疼痛的。受苦受难的动物也不能开口说话。事实上，有些科学家认为活体解剖动物是合法的，主要原因之一就在于它们的"举动看上去并不像能感受到跟人类程度相同的疼痛"，正如20世纪20年代一名评论者所言。[95]

就非人类动物而言，从事动物实验或者活体解剖的那些人对面部表情、发声和身体扭曲作为疼痛"指示器"的有效性持强烈怀疑。乔治·奥古斯都·罗威尔是牛津大学博物馆自然史部的助理，也是《论痛觉的有益分配》（1857年）的作者。他解释道"猪如果被小心翼翼地抓起，它会发出奇怪的尖叫；野兔如果被网住，就会大叫，而网不会带给它半点身体疼痛"。同样，就算腿断了，马的举动看上去也不痛苦，还在吃草。[96] 在1884年写下这些文字时，社会改革家爱德华·迪肯·格德尔斯通（Edward Deacon Girdlestone）同意："**动作、姿态和尖叫不一定意味着疼痛**"，他坚持道。"和孩子一样，"他声称，"野兽……习惯了**在受伤之前大叫**。"[97] 基本解剖构造可能令人误解。1910年，另一名社会改革家兼外科医师劝告读者：

> 某些动物，特别是狗、猫、绵羊、牛、马，眼睛的神情经常和人类在乞怜时摆出的面部表情惊人地相似。这是解剖构造的偶然事件之一。[98]

在《腹痛的机制》（1948年）里，维克托·约翰·金塞拉（Victor John Kinsella）乐意更进一步。他指出，和人类患者打交道时，外科医师能够通过提问和观察面部表情，获得关于疼痛的信息。对动物却不是这么回事。动物的疼痛是通过"嚎叫和挣扎"或者"某些肌肉运动、呼吸和血管舒缩反射"之类迹象反映出来的吗？当手术台上的动物"痉挛性地抽搐，呻吟，吠叫，尖叫，哀鸣，暴跳，抬起头且试图从台上跃起"时，科学家应该得出结论，它们在承受疼痛吗？不。毕竟，金塞拉注意到，就算人类患者在局麻的情况下动手术，"有时也会呻吟和动弹，然而要是被问到，他们会说不疼，只是因躺得笔直而累了或抽筋"。同样，当动物出现可能被解释成痛苦迹象的行为时，它们或许只是在对"手术带来的整体不适、被捆在手术台上、恐惧"作出反应。[99]

这些观点并非毫无争议。反活体解剖主义者试图通过强调动物和人类表情、姿态的相似性，回应上述关于动物对有害刺激作出的肌肉运动、呼吸、血管舒缩反射之类响应的温和解读。用汉弗莱·普里马特（Humphrey Primatt）在《论仁慈的责任和虐待野兽的罪孽》（1776

年）里的话来说，尽管没有动物能"用言语或者人类声音发出抱怨"，他的"哭喊与呻吟"却"同样强烈地暗示我们，他对疼痛敏感，就和人类的哭喊与呻吟一样，我们不懂他的语言"。[100] 虽然这样的表述经常导向拟人论的指控，动物保护者们看到的却不光是呈现为这种意象的悲悯——狗舔着活体解剖者的手，试图推迟或者避免即将进行的实验。他们问道，动物和人类一样会哭，这个事实难道不也是它们同样能感受到痛苦的证据吗？用1906年《哈珀周刊》的话来说，"马因口渴而哭，有人看到骡子因脚伤疼痛而哭"。[101] 相面术原则也可以充当支持性证据。《屠马业者、猪肉香肠和美德》（1839年）的作者声称，仅仅通过观察役马的表情，就能确定它们所经历的"痛苦"程度。"你或许会看到，伦敦的老马竟然在流泪"，他写道，劝告读者去比较"役马"嘴巴的"悲哀表情"和"绅士的马，吃得挺好，或者啤酒酿造者的老马"的神色。这种差异就同"充满活力的年轻新娘的微笑，和老态龙钟的浪荡子或者马尔萨斯的穷光蛋糟透了的咧嘴笑"的对比一样明显。他宣称"敏锐地研究了给野兽相面的本事"：

> 在它们脸上看到幸福和痛苦，而不是在眼睛里，像有些愚蠢的感伤主义者想象的那样。它们的眼睛里没有表情。表情都在鼻子和嘴巴处，特别是嘴巴。灵魂是在那里发现的。[102]

换言之，对动物来说，如果要在科学上（相对于情感上）判定相面术有效的话，就需要调整原则。然而一旦这样做了，任何长眼的人就都能"读懂"动物的痛苦。

自没那么多愁善感的角度出发，达尔文也相信，影响人类面部表情和身体动作的同一套自然法则适用于非人类动物。正如他在《人与动物的情感表达》（1872年）里所言，某些种类的动物能够表达疼痛，就像某些阶层的人一样。事实上，同某些人类相比，它们的脸可能**更加**富于表情。[103]和面相学家一样，达尔文相信，面部表情揭示了不可能完全隐藏的真相。在一本笔记里，他写道："鉴于这些表情多么古老，怪不得它们那样难以隐藏。"[104]

在21世纪，我们前面看到的关于成年人和婴儿疼痛时的面部肌肉系统编码的争论在逻辑上扩展到了非人类动物。"小鼠痛苦神情量表"（MGS）是评估小鼠疼痛的"具有很高精确度与可靠性的标准化行为编码系统"。它的创造者夸口道，他们的工作是第一项对非人类物种疼痛面部表情的研究。他们宣称，MGS将"给出对小鼠主观疼痛体验的深刻理解"。这样的量表为什么可能是必需的？疼痛研究者"对啮齿动物模型的依赖程度很深、持续不断"，这些科学家指出，然而"对动物自发的（相对于实验诱发的）疼痛，缺乏可用的测量方法"。

那么，他们用什么技术来捕捉小鼠的疼痛面容？为了开发上述量表，他们将一只只小鼠放在单独的树脂玻璃小隔间（9厘米 × 5厘米 × 5厘米）里，在对其腹部施加疼痛刺激（0.9%醋酸）前后，用数码相机拍照。这些科学家创立了一套刻度（0到2）来体现疼痛导致的面部表情变化。其中包括眼眶收紧（即眼眶区域缩小，眼睑紧闭）、鼻子鼓起（鼻梁上可见皮肤的全面延展）、脸颊鼓起（可以看到脸颊肌肉凸出）、耳朵位置（两耳间距更大，而且向后）、胡须变化（胡须移动，不管是向后贴着脸，还是向前竖起来）。他们指出，面部肌肉系统的这些变化当中，前三项在正体验疼痛的人身上也能观察到，从而"支持了达尔文一个世纪之前的预测：面部表情在进化上是保守的"。[105]

事实证明，"小鼠痛苦神情量表"对科学家有用。2012年对它的可靠度进行了测试，在一篇题为"利用行为和MGS评估小鼠输精管切除术后疼痛"的文章里发表了结果。这项研究试图评估疼痛行为测试和MGS的优缺点。由于在转基因小鼠身上做实验时，照惯例要切除输精管，研究者声称，他们没必要故意伤害**额外的**小鼠，因此这项研究正当合理。作者指出，开发MGS之前，对啮齿动物疼痛的评估靠的一向是观察小鼠行为变化，例如理毛时间增加、活动模式改变。这些测量方法的问题在于，行为变化可能"仅仅显示了对同组织损伤有关的一连串感官输入（疼痛输入）的反应，不能显示疼痛的情感要素（'动物是怎样感受疼痛的'）。"作者们认为，面部表情可能是更好的衡量标准，因为它可能"表明动物疼痛的情感要素，就像对人类一样"。他们指出：

> 前脑岛嘴侧（rostral anterior insula，涉及人类疼痛的情感要素）损伤阻止了［小鼠］面部表情的变化，然而没能阻止腹部扭动（腹部疼痛或者伤害性感受的行为标志）。

此外，对小鼠面部的分析也是可取的，因为它耗时更少。同需要18小时的专业评估（用的是行为评估）相比，MGS一小时就能完成（而且不需要多少训练）。通过面部表情来评估疼痛，还有一个优势："利用了我们和动物互动时关注面部的潜在［原文如此］自然习惯"。换句话说，尝试评估疼痛之类的情感时，人们倾向于关注面部：评估小鼠疼痛时也是如此。[106] 还有些研究者将MGS应用于大鼠（"大鼠痛苦神情量表"），认为这会提升它的实用性，因为在实验室里大鼠比小鼠更加常用。他们还开发了啮齿动物面部探测器，可以自动完成过程中最劳动密集型的部分，即"从数字视频里抓取包含面部的独立帧，而不配合的受试者（没有直视相机），或者运动模糊导致的其他糟糕光学效果都会阻碍这一过程"。[107] 被故意暴露在疼痛刺激下的大鼠可能证明，它们是"不配合的受试者"，这一观点几乎不具有讽刺意味。

作为有感知生物之间的交流行为，不管对人类还是非人类动物，姿态和面部表情都蕴含着关于痛苦内在状态的说明。现代科学医学出现以前，疼痛者的姿态语言是治疗体系的核心，然而就和关于疼痛的口头报告一样，这点被技术（如听诊器、X光、化学分析、脑电图）削弱了。同姿态语言有关的争论主要聚焦于其清晰度，以及它们在多大程度上反映了内在感知、道德品质。姿态是一种任何人（或者只接受过最低程度训练的人）都能阅读的"自然语言"吗？或者说，它们是否同书面语和口语一样，容易遭到滥用和成为托词？越来越多人开始质疑姿态的诊断价值——至少对成年人来说。而对婴儿和动物，医师们只有这个。就和人们学会了呻吟、呜咽和摆出苦相一样，人们也学会了怎样"读懂"疼痛的面容。[108] 有趣之处在于，在比较晚近的时段，这个学习过程被女性化了，（在临床环境下）很大程度上变成了护理专业人员的责任。正如莱瑟姆在1837年承认的，"面部表情"始终是需要小心翼翼揭开的"秘密"。尽管大家做了无数尝试，想要揭示姿态的生命力，处于疼痛当中的身体却并非某种可以用直截了当方式"读懂"的"自然"文本。由于这张脸提出了道德要求，所以它需要被目击者见证和揭示。

7 什么影响了我们对疼痛的感知力？

> 承认我们的患者是诚实的，他的**疼痛**也是真实的。我们怎样确
> 定其程度？根据患者自己的估量来确定，这并不可靠。有些人小题
> 大做，有些人大题小做。
>
> ——彼得·梅雷·莱瑟姆，1862年[1]

1896年，一名被称作"E. M. P."的二年级医科生在伦敦医院的外科换药室工作。这家医院位于伦敦东部一片移民众多的地区，因此 E. M. P. 得以反复思考，就疼痛而言不同族群和宗教团体的相对敏感度。他的记述发表在医院工作人员的内刊《伦敦医院公报》上，是英国沙文主义特别招人厌恶的一面的缩影。E. M. P. 的叙述里隐含着这样的观点：不是每个处于疼痛当中的人都受着相同程度的煎熬。有些患者被看作"真正感到疼痛"，而其他患者的痛苦则可能被轻视，甚至没有被登记为"真正的疼痛"。这类判断对镇痛制度产生了重大影响。在19世纪末，E. M. P. 对贫困、"外国"和其他少数群体病人的居高临下（或者可以说是直接蔑视）并不奇怪。事实上，正如我在第9章里要讨论的，直到20世纪80年代，对特定人群痛苦的常规低估才被认为是可耻的，甚至如今，某些类别患者缺少医疗资源，这一点还在伤害忍受疼痛的人们。

E. M. P. 带有种族歧视的主张是什么？一上来，他就设想出了这样

的画面:"犹太人、土耳其人和异教徒混在一块儿,跟开了锅似的,一大帮负伤或者生病的人"等着包扎伤口。潜伏在治疗室的角落里,"一个犹太孩子鬼鬼祟祟的狡诈眼睛"吸引了 E. M. P. 的注意,"带着种恐怖的魅力"。他"带着类似厌恶的感觉"从这个"不可思议〔原文如此〕的物体"上转过身去,E. M. P. 对"更讨人欢喜的景象"聚精会神:两个"金发英国小男孩……百无聊赖,可是耐心地等着轮到自己"。E. M. P. 给了大点儿的那个男孩一枚硬币,然后去帮一名外科医师的忙,那人正准备给"出色的英国工人……发育良好——胸膛健硕,就像你一天行军当中会遇上的那种强健男人"动手术。在这个关于英军超凡实力的隐喻之后,E. M. P. 观察到,外科医师拿起手术刀,问工人:"准备好了吗?"根据 E. M. P. 的说法,患者"快活地"回答:"好的,先生",然后"牢牢抓住椅背,深吸一口气,保持沉默,纹丝不动,直到一切结束"。

E. M. P. 对英国人的这种勇敢表现印象深刻。它同"一个孱弱、消瘦、皱缩、国籍可疑的小家伙"形成了鲜明对比。他"在沙发上来回摇晃",裹伤员不过是拿着一卷纱布走近,他就"反复呻吟"。这"痛得打滚的一小团人类"呜咽着说他"受不了了",然后"在周围站着的坚强英国人的微笑中溜走"。[2]

在 E. M. P. 和《伦敦医院公报》的编辑们,以及(我相信这种假设没错)很多读者看来,肉体受苦受难的严峻考验中,身体同道德举动是一系列属性(包括社会地位、文明水准、感性精进程度)的计量尺。

不完全算人的人们

《伦敦医院公报》的编辑们要么赞同 E. M. P.,要么对他公然蔑视移民、工人阶层患者不以为意。事实上,《伦敦医院公报》经常嘲弄当地居民(他们是患者的主体),取笑这些人"古怪"的痛苦表情,极度低估患者可能感受到的剧痛。[3]对"局外人"的反感通常集中在他们让人作呕的身体上：问题与其说在于这些患者疼得"打滚"，不如说在于他们无法鼓起勇气，大无畏地面对不幸。天生对疼痛敏感是可以原谅的；没能以"正确"方式回应却不可以。E. M. P. 蔑视的是，"犹太人、土耳其人和异教徒"无法像"坚强的英国人"那样，以内敛的勇气忍受苦难。

缺乏意志力被描绘成特别卑鄙的事情，原因是一开始大家就相信，许多这些"局外人"相当迟钝，不够敏感。像不少其他历史学家指出的那样（而且事实上，我在《身为人类意味着什么》里详细探讨了），英美文本里通常对奴隶、"野蛮人"、深肤色人有着刻板印象，认为他们具备有限的真实感受能力，这个生物学"事实"合宜地减轻了所谓的上级对他们施加虐待的罪责。[4]例如，有人在1811年写道，"内行的种植园主"决心不让解剖学证据打消他对黑奴身体的偏见。尽管他承认，"解剖学家的刀子……从未发现"奴隶和他们白种主人之间的解剖学差异，可是显而易见，奴隶的身体和心灵都"不那么精致"。由于他们感官迟钝，奴隶更擅长"忍耐自然的意外，痛苦表情更少"。[5]这真是"天意"，因为他们在奴隶种植园劳作时，会遭受那么多"自然的意外"。

坚持主张奴隶身体不敏感，这种充满偏见的需求并没有随奴隶制度的终结而降低。恰恰相反。如果要保留劳动和公民权的层级，就空前需要相信黑人身体不敏感。亚伯拉罕·林肯的《解放黑奴宣言》（它让美国400万奴隶中的310万获得了自由）颁布一年后，人类学家卡尔·克里斯托夫·沃格特（Karl Christoph Vogt）给接着虐待黑人提供了一个生理学上的"正当"理由。沃格特的《关于人的讲演》（1864年）告知读者，就"感官敏锐度"而言，"黑人远远低于白人"。无可否认，在南北战争期间如雨后春笋般涌现的医院里，"我们看到黑人遭受着最严重的疾病折磨，蜷缩在诊察台上，完全不去注意主治医师"。然而，他们可怜的忍耐力"当然更多是出于性情，而非习惯或教育"。[6]换句话说，非裔美国人以沉默的韧劲"蜷缩"着，不是因为任何开明的习俗或有教养的敏感，仅仅是因为生理特征。这是一种生物学特质，意味着他们在手术或分娩中表现更好。正如霍华德大学的一名外科医师在1894年所言，"黑人神经系统的敏感度较低"，[7]1928年一名妇产科医师也说，"有色人种女性"分娩时很少会用到产钳，因为"和白人女性相比，她们对疼痛没那么敏感，所以要求缓解也更慢"。[8]

这是个神话，在20世纪早期写作的一代非裔美国医师都努力去反驳它，并试图揭穿真相。这代医师的主要论坛之一是《全国医学协会杂志》，这份刊物致力于促进非裔美国人对医学的兴趣。1914年的那期当中，圣艾格妮丝医院（St Agnes Hospital）首席外科医师承认，关于非裔美国人"忍受疼痛"和"服用麻醉剂"的能力，存在一场大争论。作为一种概括，他准备接受以下说法：

> 黑人顺从地承受疼痛，他的感觉没有神经天生更加精细的人那么敏锐；一般来说，他是合适的麻醉对象，只要情绪精神不被激起、对医师有信心。

对那些相信非裔美国人的神经系统不那么敏感、容易受情绪影响的人让步以后，他接着警告说，不要由于这些概括，就在给非裔美国患者提供止痛药时态度更加随意。"要是你觉得，"他继续道，"因为黑人吃苦耐劳、抵抗力强，所以不管情形如何，他总能冒着巨大风险在可怕的困难中幸存，那么有时你会非常惊讶。"他恳求医师们"在外科手术上，跟对待别的人种一样对待有色人种患者"。[9]

当然，医师们在《全国医学协会杂志》上的文章是针对皈依者的。不那么富有同情心的评论者更可能对那些他们认定为低等民族者的忍痛能力表示惊奇。在因帝国事业而产生的记述里，这一点格外明显。旅行者和探险家常常点评他们眼里土著族群对疼痛的奇异反应。例如，在土耳其之旅中，基督教作家E. C. C. 贝利（E. C. C. Baillie）观察到，"苦行僧……让自己进入一种宗教狂喜的状态"，变得对疼痛无动于衷。她甚至声称，看到过他们将刀子深深扎进血肉，毫不畏缩。贝利是怎样解释这种现象的？她将"强烈的宗教兴奋"同"催眠的影响"联系起来，"神经系统的特定状况"因此得以存在，那里"感觉不到疼痛"。[10]这明显是一种非基督教形式的越轨。

对贝利及她的读者而言，其他民族的无痛奇观激起了偷窥的喜悦。别的帝国叙述也体现了类似的乐趣。例如在澳大利亚，新抵达的殖民者上气不接下气地坚持说，澳大利亚土著"对疼痛的忍耐力不可思议"。[11]世纪之交，在曼尼托巴（Manitoba，属于加拿大）一家给"印第安人和混血儿"开设的医院当中，患者忍耐疼痛的"高度自制"方式也被称赞为"不可思议"。[12]其他人则把这个主题当成嘲弄的借口。举个19世纪末的例子：新西兰毛利人忍痛的能力被归因于他们的"虚荣"。据说他们非常迷恋欧洲鞋子：

> 他们中的一员兴高采烈地拥有了一双，却发现太小了，就会毫不犹豫地砍掉一两个脚趾，用一丁点大麻盖在残肢上止血，然后硬把脚塞进靴子里。[13]

新西兰、澳大利亚、加拿大土著和非洲人对疼痛麻木不仁，这种断言是使殖民者能够毫无负罪感地对他们及其土地进行殖民的因素之一。

然而，到底是什么让非欧洲人的身体对疼痛刺激不那么敏感呢？人种科学非常强调各族群大脑的发展和复杂度。19世纪80年代早期，署名为"慈善之人"的作者观察到，既然"感觉的存在"取决于"大脑的活动"，这一点就合乎逻辑了："那个器官发展得越完善"，对疼痛等知觉的

　　　　　　　　7　什么影响了我们对疼痛的感知力？

体会就越深。对他来说,"感性和智力发展之间的大致比例"解释了为什么"野蛮人可以平静地承受任何文明人也许都无法忍耐的折磨(除非在极度兴奋的情况下)"。[14]或者说,就像《痛苦与同情》(1907年)的作者在试图解释为什么"野蛮人"能够"毫不退缩地忍受肉体折磨"时得出的结论:"生命层次越高,痛苦的感觉就越剧烈。"[15]

然而,种族主义信条是自相矛盾的。一方面,我们已经看到,对非欧洲族群的贬损是,他们有着劣等的身体:由于生理上的迟钝,巨大的**感觉之链**当中,他们处在较低层次。另一方面,某些民族也可以因恰恰相反的理由而被定为劣等:过度敏感,或者至少是对疼痛的过度**反应**。这就是医科生 E. M. P. 轻视犹太人和"外国人"的理由。此类话语的主要目标是犹太人和南欧人。1906年,有名作者在《不列颠护理杂志》上发文,问道:同其他所有国家相比,"为什么希伯来民族对疼痛的抵抗如此虚弱"?[16]仅仅几年前,享有盛誉的教科书《内科学诊断》(1901年)的作者还指责"同条顿人和斯拉夫人相比,闪米特人、凯尔特人和意大利人"好像"对疼痛的平均敏感度更强"。[17]或者说,正如散文家路易·贝特朗在《受苦的艺术》(1936年)里目空一切的断言,来自南欧或东欧的人在经历疼痛时缺乏自控能力。他还批评"犹太人,一个有着优雅或堕落敏感性的古老种族",原因是"对疼痛极度敏感"。[18]对他们异常敏感的解释是,既在于生理上的退化,又在于**道德上**的劣等(或者无法克制自己的情感)。

关于这种对疼痛刺激的特殊敏感性,退化的生理机能当然是解释之一,然而除此以外,这些群体也面临着"心理不成熟"的指控。1929年,《不列颠医学杂志》的一名作者说,爱尔兰人和犹太人"在手术台上最吵闹"。他声称观察到:

希伯来人大喊大叫,他害怕要是没充分引来注意,就可能错过住院治疗的某些好处；而爱尔兰人高声呼唤着上帝和圣人，哭泣呻吟，因为他感情用事，本性中就不存在对感觉的压抑，无论是开心还是痛苦。

　　这名医师否认，上述两群人都是懦夫。相反，爱尔兰患者"缺乏足够的心理抑制"，而犹太人已经"吸取了迫害的惨痛教训"，因此热切希望确保自己不被忽视。[19]不管哪种方式，他们都会因缺乏克制而被标记为"低人一等"。

　　神经学家韦伯·海梅克（Webb Haymaker）在《国际疼痛前沿》（1934年）这篇文章里指出，以上概括都太过笼统。哈梅克是个地方主义者。他承认，虽然岛上各处英国人对疼痛的反应都是坚强的"约翰牛"型，在其他国家却可以观察到显著的区域差异。普鲁士人对疼痛的反应同巴伐利亚人截然不同；在西班牙，这取决于患者是拥有卡斯蒂利亚血统，还是属于"不那么高贵的血统——安达卢西亚、加泰罗尼亚、巴斯克"；在意大利，起源于斯堪的纳维亚半岛的伦巴第人、西西里人和南意大利人对疼痛的敏感度存在差异。[20]

　　不管是根据"人种"或宗教来概括，还是一丝不苟地划分地区差异，疼痛敏感性的归因都体现了和文化同盟、亲缘有关的恐惧和欲望，而非生理事实。不过就作出更加广阔的社会概括而言，这些所谓的生理特质可以充当好用的指标。例如，通过头发和眼睛颜色这个指标，可以方便地划分种族团体。1899年，《美国心理学期刊》上的一篇文章得出结论，在密歇根州的男性学童当中，"浅色眼睛和头发"的对疼痛"敏感度"要比"深色眼睛和头发的低"。[21]隐藏在这些伪调查背后的假设是，西欧和北欧"血统"的人群比来自更南部地区的"更新"移民要坚强。

　　这些思考疼痛的方式一直延续到20世纪中期。1959年，此类伪科学研究在广受敬仰的《不列颠医学杂志》"读者来信"页面激起了一场近乎狂热的争论。引燃争论的问题很简单: 疼痛阈值（即承受伤害性刺激的人抱怨疼痛的那个点）是否和眼睛颜色有关? 编辑首先报道了对403名在墨尔本大学牙科学院补牙的患者进行的一项研究。他们指出，研究者发现:

> 眼睛越蓝，(疼痛)反应就越少。随着颜色转变——蓝灰、绿、赤褐、浅棕、深棕，对疼痛的平均反应也增加了。

编辑继续道，这不是"古怪的巧合"，他们推测，蓝眼睛的患者可能具有"北欧血统，传统上是个冷淡钝感的族群"，跟棕色眼睛的患者不一样，他们更可能是"更容易激动的地中海民族"的后裔。[22]

全英国的医师都热切地加入了争论。一名来自霍夫（Hove, 属于苏塞克斯郡）的医师主张，在他的患者中，深棕色眼睛不光和低疼痛阈值呈正相关，这种眼睛颜色也同对疼痛的过度**反应**呈正相关。他指责那些更"地中海"的患者，说他们特别"容易激动"。[23]可是，霍夫的另一名医师表示怀疑，引入了反犹太主义的新花样。对他来说，棕色眼睛和对疼痛兴奋反应的正相关是由于以下事实:"具有这些外表特征的犹太种族成员"因他们的"(疼痛)阈值较低"而臭名昭著。奇怪的是，他请求读者调查"红头发的犹太人"是否也有棕色眼睛，暗示这对评估他们对疼痛的敏感性可能很重要。[24]

这场争论不光是学术上的。一些医师坦白，他们根据眼睛颜色来选择患者。有名医师承认当他还是个在急诊室干活的医科生时:

> 进行会引起疼痛的包扎时，我总是选择金发蓝眼的孩子，这大大减轻了我的负担。北欧孩子要么疼痛阈值比其他孩子更高，要么自控能力更强。我怀疑是后者。孩子的状态有时接近平静。

他相信，性别也有影响，"北欧女孩"就比男孩更能忍痛。[25]稍后我们会更仔细地讨论性别，然而为了现在的目标，重要的是观察到，关于疼痛反应和疼痛阈值的信念直接转化成了区别对待。讽刺的是，在这种情况下，和被认为最痛苦的患者相比，被认为没那么敏感的（蓝眼睛）患者获得了更好的治疗。

文明化进程

英美评论者习惯将种族与宗教归属（值得注意，这两者经常被混为一谈，正如假定犹太人是个"种族"）当作对疼痛敏感度的标志，然而这并不是唯一的。在《19世纪晚期英国文化当中身体疼痛的表现》（2000年）里，露西·本丁颇具说服力地叙述了维多利亚时代晚期关于罪犯生理上不敏感的争辩（其中讨论文身的章节很有启发性）。[26]瘾君子和酒鬼也经常被说成麻木不仁。正如莱瑟姆在1837年所言，"极度放纵的受害者"对痛苦没什么感知（而且，他闷闷不乐地补充道，"在伦敦，社会各阶层多年来从未真正清醒过"）。[27]

把所有这些不同特征联系在一起的，是文明的观念。不少评论者猜测，文明化进程本身是否增加了人们对痛苦刺激的敏感度。"文明人有意志停止折磨"，然而神经学家西拉斯·韦尔·米切尔指出：

> 我怀疑，在变得文明的过程中，我们赢得了更强的忍受能力。野蛮人感觉不到我们一样的痛苦：当我们检视生命的下行尺度时，动物对痛觉的敏锐度好像也比我们所达到的低。[28]

许多人推测，也许"文明人"敏感度提高的一个原因是有条件镇痛。麻醉剂和镇痛药对人们应付痛苦的**能力**（和意愿）有影响。越来越多的医师注意到，随着"文明"发展，他们的患者没那么能忍受肉体痛苦了。1935年，一名牙医在《不列颠牙科杂志》上发文，指出"毫无疑问，现在我们的患者和战前大不相同。他们不怎么乐意忍疼，更害怕遭受伤痛"。因此，"几乎不管患者感受在口腔里一通操作，这样的旧观念已经消失，理应永远如此［原文如此］。我们正处在'富有同情心的牙科'新纪元的黎明"。对现代牙医的要求是，"尽一切可能减少疼痛和惊吓"。[29]

疼痛外科医师勒内·勒里什在同一个十年里写的文章中坚信以上主张的真实性，举了一名年轻患者的例子加以阐明：那人的肘关节受伤以后长到了一块儿，需要重新开刀。年轻人的祖父在1870年的色当（Sedan）之战（普法战争期间）中负伤，接受了同样的手术。老爷子拒绝麻醉，"原因是害怕在不省人事时可能被截肢"，这种情况下他无法"进行任何抗议"。对他孙子来说，这样的决定甚至想都不敢想。虽说他是个"勇敢、刚毅、精力充沛的青年"，"不会允许我们在不使用麻药的情况下切开他哪怕一厘米皮肤"。勒里什赶紧补充，这并不是由于什么"道德品质的衰退"，恰恰相反，是"神经系统发育不同，更敏感"的迹象。换句话说，对疼痛更敏感是"感官进一步完善，这在本世纪发展得如此之快"的结果。勒里什承认，当然在历史上所有时期，大家都试图令自己免于不适，然而"几乎没取得成功，直到最近。他们继续默默忍耐，对疼痛越来越麻木，感觉到的也越来越少"。这当然意味着，20世纪的人们"必然会比祖辈更容易遭受痛苦"。"哪怕最轻微的感官失调"，他指出：

　　重要性似乎都被夸大了。我们试图避免最轻微的疼痛，比祖辈努力得多，不管它多么一闪而过，因为我们知道有实现这点的手段。而且，正是由于以上事实，我们让自己更容易遭受疼痛影响，吃苦也更多。每一次,我们把注意力集中到什么事情上,就会更清楚地意识到它。疼痛也是如此。

在他看来,"通过给我们提供如此轻松的镇痛手段",安替比林(也叫非那宗)和阿司匹林"让我们对它更敏感"。他机敏地指出,这种"人类感官机制"的变化出现在"真正的生理学层面上,因为生理学恰恰意味着对我们自身正发生之事的观察"。[30]

勒里什的评论指人类整体。然而不少评论者观察到,特定文明内部存在显著差异。关于种族与宗教归属的争论里,我们已经看到了这样的例子。然而,别的标志往往被分成两大类:首先是个人特征,其次是根据阶层或职业分组的个人共有的特征。

在第一大类中,普遍认为,个人的生理和性格有着微妙不同。例如,在18和19世纪,对疼痛刺激的敏感度经常和个人的四体液平衡挂钩,同瘦削、容易激动的胆汁质人群相比,抑郁质和具有粘液质性格(懒散而肥胖)的人对疼痛不是特别敏感。[31]随着生理学模型逐渐让位于更偏心理学的模型,"气质"越来越被判断为决定性因素。[32]例如1908年,威廉·班尼特(William Bennett)爵士在伦敦热带医学院演讲时,建议医师留心他们患者的气质。他比较了这两人的反应——医院看门人,和"在战场上的英勇无可争议"的军官。看门人在没有麻醉的情况下动了大手术,一声抱怨都没有。事后他甚至感谢了外科大夫。与之相反,军官"大声嚎叫",虽说事实上他的手术只是试着"弯曲不完全僵硬的关节"。班尼特宣称,把一名在战争中表现光荣的军官"称作懦夫是荒唐的"。他的尖叫声只能用这个事实来解释:他具有"容易激动的神经特质,在通常所说的'冷血'中,对疼痛似乎非常不能自控"。[33]换句话说,战斗的兴奋可能会让军官无视敏感的神经,然而在医院病房的严酷环境中,它就完全压抑不住了。

　　　　　　　　　7　什么影响了我们对疼痛的感知力?

对另一组思想者来说，对疼痛的敏感度实实在在地体现于大脑和颅骨。例如，颅相学家推测，就让男性和女性具有坚忍不拔的特质而言，"破坏器官"和"战斗器官"至关重要。根据他们的头部地图，"破坏器官"自耳朵前上方约1.5英寸处向后延伸。[34]具有较大"破坏器官"的人不光能"毫无内疚地给别人施加（痛苦），甚至享受到正向的愉悦"，也能"英勇地忍受痛苦"。[35]他们会"毫无怨言地承受"，[36]甚至"有必要的话，毫无惧意地将自己的肢体交给外科医师"。[37]颅相学家认为，"战斗器官"同样会让人对疼痛不敏感。它位于"颅骨两侧，'友谊器官'附近，然而靠下或靠后一些，比耳朵稍高点儿"。[38]这个器官也叫"勇气器官"，表示"身体的勇气，也就是对身体疼痛的漠视和轻忽"。在成功的拳击手和士兵身上，它格外显眼。[39]面相同感觉灵敏度的相关性可能是医师研究这门（伪）科学的原因之一。用1859年时英格兰牙医学院负责人的话来说，"患者经历的疼痛变化"是见习牙医希望"深入研究相面术中已知的符号化形态"的理由之一。[40]

按照对疼痛的敏感度将个体归类时，第二大类——根据阶层、职业或教育程度分组——比根据体液、气质或颅相更加常见。谁能怀疑，神经紧张的学者和肌肉发达的农业劳工对疼痛的敏感度有重大差异呢？1889年，不列颠医学协会主席问道。[41]《疼痛敏感度》（1900年）的作者表示赞同，提出对疼痛敏感和智识"优秀"之间存在正相关。他总结道，人更聪明，神经系统"对外界行动就能更快地做出反应"。[42]

不同于生理学家和颅相学家，这些评论者相信，疼痛敏感度和阶层（或教育）之间的关联是社会性的，而非先天的。人的生活环境决定了他们是变得坚强，还是保持脆弱。纽约卫理公会主教医院（Methodist Episcopal Hospital）的格伦特沃斯·里夫·巴特勒在1901年就这样主张，他声称"习惯性地忍耐艰辛会钝化痛觉"。相反，那些"免遭粗鲁的精神或身体接触影响的人"会"对疼痛更加敏感"。[43]暴露在"各种

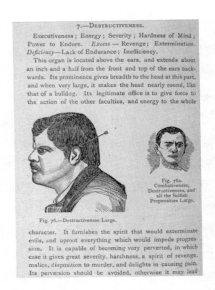

图7.1 "破坏器官"的位置，引自R. B. D. Wells, *A New Illustrated Hand-Book of Phrenology, Physiology, and Physiognomy* (London: H. Vickers, 1885)，154。
©The British Library Board版权所有。

各样的苦难"中，会让人变得"冷酷无情"，对日常的创伤无动于衷。这同1852年南卡罗来纳医学院创始人的观点一致。[44]80多年以后，《不列颠医学杂志》上的一篇文章重复了这种看法，它指出："共同经验告诉我们，同脆弱的艺术家或思想者相比，抽白肋烟、反应慢的手艺人感觉到的痛苦更少……较之未受教育、吃苦耐劳、更加贫穷的阶层，承受疼痛刺激时，有文化、受过教育、精心培养、富裕的人要吃更多苦头。"[45]20世纪40年代，一名医师甚至对150名煤矿工人进行了测试，发现75%的人对疼痛不敏感，而剩下的25%处于正常疼痛敏感度的上限。他断定，这并非由于天生不敏感，而是多年从事"有害职业"的结果，它提高了这些人的"疼痛阈值"。[46]

缺乏精心调校的痛觉感受器，这种例行公事的描述不仅会用在工

7 什么影响了我们对疼痛的感知力?

人和其他从事艰苦工作的人身上，还会用在智力残疾者、失聪者和精神病患者身上。例如，1889年，不列颠医学协会主席宣称，有证据表明，半数"白痴、低能儿、抑郁症患者"对疼痛不敏感。抑郁症患者也特别容易体验敏感度"钝化"的情况，原因是他们的疾病"伴随着智力活动的严重丧失和大脑循环的严重抑制"。[47]19世纪晚期到20世纪早期，整体而言这群患者受到的关注增加了，此类对疼痛不敏感的人随之变得更加重要。正如阿尔弗雷德·弗兰克·特雷德戈尔德（Alfred Frank Tredgold）在《智力缺陷》一书（1908到1963年间，它印行了好多版）里反复坚持的那样，"弱智明显对疼痛不敏感"。他们"甚至在动大手术时也没有丝毫不适表现"。他们会"自己去撞地板或墙，将手指戳进眼睛里，拔掉自己的头发、牙齿或趾甲，以许多方式严重伤害自己，却不表现出丝毫疼痛的迹象"。[48]

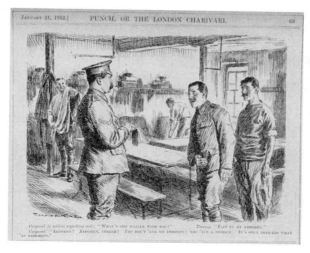

图7.2　工人阶级和士兵被假定拥有不同的生理机能，不值得过多关注：Gunny King创作的木版画，收入 *Punch, or the London Charivari* （1912.1.24.），63，惠康收藏馆，V0011487。

关于"身体失调会让感官钝化"的假设，存在两个例外。第一，通常要区分急性和慢性疾病。长期患病的人可能会发现，"哪怕轻微的不适"也"难以忍受"，他们可能会以"夸张"的方式（至少护理他们的人是这么想的）回应。[49]

第二，性别会有影响。大家相信，中产和上流阶层女性的歇斯底里这种特殊痛苦会让她们对有害刺激异常敏感。用苏活广场妇女医院（The Hospital for Women in Soho Square）一名妇产科医师的话来说，歇斯底里患者"不能跟健康强壮时那样，控制她的情绪……要是她感受到疼痛，就会描述成无比折磨人；强光对衰弱视神经的影响常常会导致剧烈头疼"。[50]歇斯底里患者对疼痛异常敏感，也不大能掩饰她们的反应。

当然，在所有这些争论中，给敏感度分级的做法充斥着偏见。不同于作出判断者的"局外人"群体发现自己陷入了不可能的处境：他们所谓的**不敏感**是地位卑贱的证据，而极度**敏感**却又证实了他们的劣等，这说的可是同一群人。中产阶层评论者相信，劳工男性**既**麻木不仁（因为神经系统发育不完善）**又**过度敏感（因为他们缺乏意志力）。相反，大家理所当然地认为受过良好教育的富裕阶层相当敏感，表明他们在文明之链上处于崇高位置；然而，而这些人的感觉迟钝又证明了他们拥有更高水平的自制力。

这种混乱的判断甚至出现在声称要拒绝价值判断的临床文献中。例如，约翰·芬尼是美国外科医师协会的第一任主席。在颇具影响力的《疼痛的意义与影响》（1914年）一书里，他友善地宣称：

> 并不是说，一个患者以非凡的毅力忍受了巨大的痛苦，此人就比忍受不了的人更值得赞扬，或者表现出更强的自制力；众所周知，每个人对疼痛的感受程度不尽相同。

然而在同一章节里，他对疼痛阈值低的人发表了贬损之辞（他们"懦弱胆小"），还坚持说，能够忍痛的患者表现出了"惊人的勇气"。他发问："就对他人的影响而言，还有什么比这种自我控制的表现更崇高、更鼓舞人心呢？"[51]

　　这种张力只能通过区分疼痛感知与疼痛反应来调和。文明的白种职业男性可能对疼痛极其敏感，然而通过意志力的作用，能够掩饰自己的反应。那就是芬尼所说的"崇高"的例子。与之相反，所谓的"野蛮人"、深肤色和未受教育的人可能"以非凡的毅力忍受了巨大的痛苦"，但是不一定"值得赞扬"，因为"众所周知，每个人对疼痛的感受程度不尽相同"。这同样有助于解释，为什么据说高度文明者和堕落者、神经过敏者都对疼痛敏感：文明人培养出了一种敏感性，而它受高度复杂的头脑控制，堕落者却只是处于疼痛当中的一具肉体，失去控制。

女性

　　本章里我已经提到了，在关于不同疼痛敏感度的争论中，性别有多重要。然而，女性特质的观念非常重要，所以我希望多花点时间来探索它们。几个世纪以来，这个问题被一次又一次提出：女性是"更弱的性别"还是"更坚忍的"？

　　在1792年1月26日写给朋友玛格丽特·金的信中，诗人威廉·考珀强烈支持主张"女性的意志力更强大"的一方。金之前给他写信，描述了她一个朋友的"忍耐"——"承受了剖开乳房的可怕手术"，在没有麻醉的情况下经历了乳房切除术。考珀评论道，这种"忍耐"是"强有力的证据，说明你们的性别在英勇刚毅上胜过我们的"。事实上，"顺从地承受上帝的意志，这种英雄主义要比战场上的更加真切"。战争中有许多叫人漠视痛苦的"刺激物"：举足轻重的两个是"名誉和荣耀"。相反,"耐心地坐在外科医师刀下,并不能赢得桂冠",所以"美德是……没那么可疑的,原理更简单,做起来更困难"。[52]

忍耐和英雄主义的这种并列——前者是被动的、女性的,而后者正相反,是主动的、男性的——不总被认为值得颂扬。比考珀的这封信晚一个世纪,安妮·玛丽·布伦利斯(Annie Mary Brunless)的文章将它们各自的价值反了过来。布伦利斯观察到,尽管男人可能"就忍受肉体疼痛而言,是无可救药的懦夫"(甚至到了"连牙疼或头疼都非常沮丧"的程度),他却照样会证明自己有本事"战死沙场,很少有女人能做到"。和考珀不同,她贬损女性"只会忍耐",而男性具备"坚持"这一更高的美德。[53]

布伦利斯的观点是,在战斗中伤人或负伤所展现的宏大英雄气概超出了女性的能力,然而就连她都承认,女性可能更擅长忍受日常的痛苦(像牙疼)。正如《日记零拾》(1834年)作者所言,"女性"在"承受一定程度的肉体疼痛"上表现出"极大的坚忍",而这种疼痛"会彻底粉碎男性的顽固毅力"。[54]女性的"忍耐"也让爱德华·亨利·西夫金(Edward Henry Sieveking)医师印象深刻。在19世纪60年代的作品中,他相信"女性更敏感"。女性"组织更精巧",这不幸地意味着她更可能承受"更频繁的疼痛疾患"。然而,"通过平衡的方式","一般来说,同更粗鲁性别的成员相比",女性"天生具有更宁静温和的性格和忍耐力"。[55]70多年以后,这个主题还在重复。因此,《G. P.》(1939年)的作者观察到,对女性"不屑一顾"的"鸡毛蒜皮",男性则会"大惊小怪"。在医院走廊上溜达溜达,就能看到这种性别化特点。专门给重病男性设置的病房里,噪声非常大,与之相反,女性病房的特点是"默默忍受巨大痛苦的氛围"。[56]同一个十年里,一项调查显示,70%的内科医师和牙医相信,在承受疼痛上,女性优于男性。[57]甚至在20世纪80年代末,由生产努乐芬(Nurofen,一种镇痛剂)的制药公司委托开展的一

7 什么影响了我们对疼痛的感知力?

项英国研究发现，75%的人同意，女性"比男性更能忍痛"。有意思的是，86%的女性认为这种概括是正确的，相比之下男性只有64%。[58]

这些评论者怎么解释女性的坚忍不拔？对许多人而言，它被假定成女性从属地位的"自然"结果。1910年，在一篇特别悲观的叙述中，女性的韧性被简单地归因于"长期遭受男性的殴打"。[59]一种更积极的解释暗示说，女性要生孩子。这一点稍后将更加详细地探讨，然而人们常说，"大自然赋予女性这种骄傲的专属职责（生孩子）时，毫无疑问也给了她履行职责的手段"，1949年一名医师在《不列颠医学杂志》上就是这么写的。他总结道："我确信，女人比男人更能忍痛，也更有毅力。"[60]

女性的坚忍不拔是天生的，还是后天习得的？不少评论者似乎同时持这两种观点。以病毒病理学研究实验室（Virol Pathological Research Laboratories）的医学负责人为例，1913年和1914年，他在《不列颠护理杂志》上发表了两篇文章，一开始都似乎主张，社会化是女性学会承受苦难的主要机制。他写道，"被训练着为别人而活"的女性，"在疼痛严重到干扰她履行职责时才会抱怨"。与之相反，"被教导多考虑自己，用词也随意"的女性，会"对轻微疼痛大惊小怪，用夸张且不正确的语言描述它"。他轻蔑地说，那些女性的"大惊小怪对所有人来说都很烦心"，这样的女性不应该得到止痛药的奖赏。不过他好像也主张，女性天生坚忍不拔。他终究承认，体验疼痛时，"许多男性"也"沉溺于小题大做"，而且这些男性"要难医治得多"。他坚持认为，"女性的自然倾向……是无私"，而"对男性来说，这经常必须后天习得"。[61]

像在这些争论中一次次出现的那样，评论者经常陷入这样的死结：试图确保对特定群体的既有偏见获得支持，哪怕这意味着接纳互相矛盾的观点。因此，评论者们认为女性**既**天生坚忍（因此同男性相比，给她们的镇痛措施可以更少）**又**异常虚弱（因此容易出现"歇斯底里"或对疼痛夸大其词的情况）。

借助爱德华·亨利·西夫金（触觉计发明者）和弗朗西斯·高尔顿（Francis Galton, 优生学创立者）的观点，可以对这种表面上的矛盾加以诠释。我们前面已经看到，西夫金相信，女性"一般来说，同更粗鲁性别的成员相比，天生具有更宁静温和的性格和忍耐力"。这并不意味着，女性在承受疼痛时的表现要优于男性。西夫金同样确信，男性要优于女性，原因是两性各自的疼痛性质不同。男性的疼痛有明确得多的"局部性"特征，而女性的没那么容易分辨。因此诊治男性患者时，明智的医师会将注意力放在"病变本身的位置或传导神经"上。以这种方式应对女性患者的医师会"困惑不解"，因为女性的疼痛"通常是由于反射或反射刺激"。在西夫金看来，要是医师没能"记住或识别出女性神经系统的敏感组织"，他们就会觉得如同"在黑暗中胡乱击打，并不总能摧毁疾病或对患者有益"。女性疼痛难以捉摸的特点，又因"她对情绪影响的癖好，和她想象力的更大……兴奋性"而加剧了。医师们需要采取"迂回的方式，检查女性身体的全部器官"，以确定"任何她抱怨的特定疼痛的真正源头"。[62]

西夫金企图调和这两者：女性值得赞扬的刚毅，同她们生理上的劣等、情绪上的不可预测。盖尔顿的困境不一样：他需要调和的是，自己一方面相信"微妙的辨别力"是优越性的象征（这种情况下，女性凌驾于男性之上），一方面又坚持认为欧洲女性比男性次一等。在《人类的才能及其发展研究》（1883 年）一书中，高尔顿指出，所有关于"自然事件"的信息都通过"我们的感官渠道"传递。因此，"感官对差异的洞察力越强，我们的判断和智慧能发挥作用的范围就越大"。由此可见，"高等人种的重要标志"之一是感官敏锐。当然，盖尔顿继续说，这并不意味着欧洲女性（以细腻敏感著称）比欧洲男性更先进。他的推理颇具独创性：一定不能混淆敏感和"神经过敏"。欧洲女性更容易"神经过敏"，而欧洲男性拥有"更微妙的辨别力"。[63]和西夫金一样，他能承认

　　　　　7　什么影响了我们对疼痛的感知力？

女性感官敏锐，却否认她们的敏感是更加高等的证据。

西夫金跟道尔顿都在努力解决这个问题——就对疼痛的敏感度而言，怎么才能避免将欧洲女性排在欧洲男性之前：讨论非欧洲女性时，女性细腻敏感的问题根本就没出现。这可以通过关于分娩的争论来阐明。"原始的"非白人女性在分娩时不会感到疼痛，这个神话在医学训练和传统中随处可见，[64] 因此影响了对产妇的态度。所以，妇女参政论者伊丽莎白·凯蒂·斯坦顿（Elizabeth Cady Stanton）生下一个12磅的女儿时，相对而言没受什么罪，她琢磨："我不就是个野蛮人吗？有教养、精致、上流、文明的女人，会在这样短到不体面的时间里恢复吗？"[65]

和许多其他人一样，斯坦顿将这种观点内化了：分娩的剧痛是根据"文明"阶段分配的。就传播以上观点而言，种族主义科学至关重要。"野蛮"和"文明"女性之间可能存在生理差异吗？普遍认为，孕妇的骨盆角度和胎儿的大脑发育特别重要，能够决定女性的分娩经历是痛苦还是相对平静。事实证明，关于"骨盆角度"的观念长盛不衰。荷兰博物学家彼得鲁斯·坎珀（Petrus Camper）在18世纪80年代构想出了"骨盆角度"。照他的说法，非洲女性的骨盆"更宽，明显更圆"——是125度，而非100度（他宣称，这是健康欧洲女性的典型角度），因此婴儿的脑袋可以"畅通无阻"。[66] 直到20世纪，还能发现他这些偏见的影响：一名在底特律卫生署产前诊所工作的医师坚持认为上述解剖学"事实"进一步证明了，"黑人的骨盆显示出向在低等动物骨盆类型的回归"。[67]

对于所谓的"原始"女性分娩更轻松，有另一种解释。跟坎珀相反，有些医师确信，非白人女性的盆腔开口实际上**更小**，然而这不会导致分娩更加痛苦，因为非洲婴儿的头部也更小巧，且容易改变形状。[68] 詹姆斯·杨·辛普森（James Young Simpson，发现氯仿麻醉特性的外科医师）综合了关于骨盆大小和婴儿发育的观点。在《关于"黑色人种"

分娩更加便利的不完整笔记》里，他草草记下，"有记录称，黑色人种的盆腔和出口更大"。再加上"胎儿头很小"，意味着分娩相对而言没有那么痛楚。他推测，在"黑人女性的孩子父亲是白人"时，分娩"才会变得艰难"，这或许是由于胎儿会继承更发达（更大）的大脑，和可塑性没那么强的颅骨。[69]通过以上方式，对非洲女性的偏见和对异族通婚的焦虑联系了起来。

这些争论中，社会因素并没有遭到忽视。这些因素在一群医学进步人士中格外突出——"自然疗法"医师、顺势疗法医师等。用1925年顺势疗法医师萨拉·韦伯（Sarah Webb）的话来说，"原始"女性分娩时痛苦较少（甚至没有），是由于"她们以一种非常简单且自然的方式生活，她们的身体功能没有被滥用或干扰"。因此，"跟低等动物一样顺应自然"生活的女性也不会吃太大苦头。韦伯指出，在健康女性中，"供给子宫的官能神经从来不敏感"，让她们变得敏感易怒的是违背"自然法则"。她赞美"原始"女性，和在农村生活、工作的女性，因为她们能够相对轻松地分娩。她说：

> 贫困阶层，那些身体强壮、每天都要靠辛勤劳作获得生活必需品的人，食物再粗糙不过，对奢侈全然陌生，很少遭受分娩的痛苦。[70]

1937年时，医官凯瑟琳·沃恩（Kathleen Vaughan）也持这种看法。她称赞了苏格兰高地、外赫布里底群岛（Outer Hebrides, 位于苏格兰西北）、设得兰群岛（Shetland, 位于苏格兰东北）等地和其他"露天"居民（像"吉卜赛人与流浪部落"）的艰辛生活，指出"在田间或用渔网辛勤劳作对女性有好处"，让她们能够"不费什么事就生下健康的孩子"。[71]1931年，一名伦敦的"自然疗法"医师继续了这场争论——欧洲婴儿的脑袋为什么"像块真正的石头一样经过产道",跟非欧洲孩子不同。他坚持说,亚洲和非洲女性在生产时不怎么痛苦,原因是:

> 她们过着简单且自然的生活,穿的衣服很少,最重要的是**饮食跟我们西方完全不同。她们的饮食并不富含有助于骨骼形成的养分**。她们对便秘与通便药剂所知甚少,腹部脏器和肌肉强健。[72]

20世纪40年代晚期,一名医师居然抱怨道,现代女性**经期**的疼痛程度,甚至和"原始女性"实际分娩时一样,或者更高。[73]

对这些评论者而言,解释分娩疼痛时,一个重要变量是同"原始"姐妹相比,欧洲中上阶层女性缺乏体力活动。用19世纪80年代密苏里医学院产科教授的话来说,原始社会当中,女性承担"所有工作"。

> 因此,孕妇的骨架和肌肉系统得到发展,通过不断运动,胎儿据说被摇到了最适合进入产道的位置,长径当中。一旦处在这样的位置,胎儿就会被母体的结实腹壁固定住,分娩也就变得容易了。而且,她们不跟自己部落或种族之外的人通婚,孩子的脑袋适应了母亲的骨盆,它要通过那里。[74]

有鉴于此,有些医师警告孕妇不要锻炼,这或许令人大吃一惊。1916年,一名医师甚至告诫女性不要打高尔夫球,理由是"热衷高尔夫球的人"最后都会"在生孩子时痛苦万状"。这名大夫说,只有一种体育活动可以破例:对女性分娩有"非常积极"影响的唯一运动是,做家务。[75]

直到20世纪40年代,主流医务人员才开始质疑这类猜测:欧洲、美国、非裔美国和"原始"女性体验分娩疼痛的方式不同。[76]1950年,两名精神科医师指出：

> 通常认为，在一连串越来越进步的文化复杂性当中，我们的"文明"排在最前头。然而，认为自那个高度，我们可以回望更简单、因此更快乐的"文明"，这是荒谬且有点幼稚的。[77]

非裔美国医学界内部的反驳格外显眼，这或许并不叫人意外。例如1966年，威廉·F.门格特（William F. Mengert，芝加哥伊利诺伊大学医学中心妇产科教授）在《国家医学协会杂志》上发表了一篇关于分娩疼痛的文章。他回忆道，还是个医科生时，约翰·惠特里奇·威廉姆斯（John Whitridge Williams，美国学术性产科的创立者）教导说，"黑人婴儿出生时头是软的，因此能够顺利通过骨盆成型，否则可能引起麻烦，比如说，白人婴儿的头就没那么容易改变形状"。他发现，这再错误不过。相反，"白人医师的态度无疑是导致这种看法的主要原因"。门格特和他的团队进行了一项临床研究：

> 我们决定不干涉任何患者分娩，除非有目共睹，她不能自行把孩子生下来。选择的截止点是胎膜破裂[和]子宫颈完全扩张并缩回头部后面以后，分娩停了两小时。

严格遵守以上标准的情况下，"显而易见，如果允许分娩，高加索女性也会顺产"。事实上，同"非白人女性骨盆灵活"的信条相反，他们发现"南方黑人"为骨盆狭窄所苦的可能性是"北方白人"的6到8倍（这很大程度上是由于饮食不足）。[78]言下之意很明显：人们错误地相信，非裔美国婴儿的头更软，母亲的骨盆也更灵活（事实上恰恰相反），让"南方黑人"女性在没有帮助的情况下分娩，已经成了惯例。而"北方白

7　什么影响了我们对疼痛的感知力？

人"女性在分娩时会获得帮助。要是白人女性也孤立无援,事实证明她们和深肤色的妇女一样有能力把婴儿生下来。有趣的是,这些研究者选择不帮助白人女性,而非更多地干预非裔美国女性的生产实践。

此类偏见不单单是"学术的"。它们对女性的生活产生了深远影响。让我举个例子:日裔美国女性玉川凯瑟琳(Kathleen Tamagawa)的经历,1916年时她在一家美国医院里分娩。玉川描述,有一次,她听到了"动物般的一声长嘶",而她问"那是怎么回事"时,护士嗤之以鼻,轻蔑地说:

> 那个? ……病房里那些"半黑鬼"女孩里的一个。这是她第一次生孩子。她已经这么折腾好几个钟头了……这些"黑鬼"无中生有,搞得一团糟。

玉川下定决心,不会"让这个女人那样说我。我必须保持沉默。这个地方不是医院。不。它是一种道德检验场。不管发生什么,我都会'得体'。"这时候,大夫来了,给她进行了痛苦的检查。

> 我一声不出。一个钟头又一个钟头,疼痛越来越可怕。有些时候我浑身发冷,疼得快死了,有些时候又感觉自己被扔进了熔化井,里面是炽热的痛苦。然而我保持沉默。每一次新的剧烈疼痛来袭,我都用尽了意志力不叫出声,不背叛我的母亲、父亲和丈夫,他们都相信我会**得体**。房间、医生和护士都从我的视野中消失了,变成了炽热的痛苦世界,只有母亲和她**得体**的话陪着我,直到最后。

当她的"珊瑚色儿子"出生时,她感到了一阵喜悦。然而第二天早上,有个年轻护士不假思索地讲出了所有医护人员的想法:

大夫说，这是个绝对**不同寻常**的案例。当然，这些事情在东方已经知道是真的。可是就发生在我们自己的医院里！……**无痛分娩！** [79]

基于对她们各自疼痛敏感度的假想，医护人员拒绝给玉川（和那个"半黑鬼"女孩）使用镇痛剂。

婴儿的感知能力

婴儿呢？事实证明，在本书探讨的时段内，关于婴儿感知能力的信念出现了重大转变。所以接下来两节里，我会探讨这些转变。我们将会看到，在18世纪大部分时间里和19世纪早期，大家相信，婴儿对有害刺激非常敏感。情况自19世纪70年代开始改变，许多科学家和临床医师宣称，婴儿几乎完全感觉不到疼痛，这种信念直到20世纪80年代才被证伪。20世纪晚期也出现了关于胚胎和极早产儿感知能力的激烈争论。这些"战争"主要是由支持和反对堕胎的运动所推动，不过也是因为疼痛的现象学和心理学维度越来越受重视。所以，认为胚胎和幼儿异常敏感与坚持认为他们不能真正感知的人之间的矛盾日益极端化和政治化。

18世纪蓬勃发展的儿科学专门化当中，婴儿对疼痛刺激的敏感性是核心辩题——事实上，它有助于完成专业化工作。在人们眼里，对新生儿来说，出生本身就非常痛苦。诗人兼医师休·唐曼在18世纪70年代提醒读者：

立即到他肺叶里，
扩展着它们的美好实质，匆匆冲进去，

强有力的空气。循环的血液
改变了路线，通过尚未使用的渠道
推进着，它们起初的抵抗或许宣示
辛勤心脏的努力跳动，又快，又强，
即使不是抽搐，也是不规则的……
再加上每块肌肉、每个肢体常常
绷紧和压缩，几乎受不了最轻柔的碰触，
因不久前经历的艰难斗争而痛苦不堪，
还有母亲的剧痛。[80]

18世纪80年代，迈克尔·安德伍德提出了这类观点。他指出，非常幼小的孩子特别敏感，是由于"大量……分泌物"源自他们的腺体，"较之成年人，比例要大得多"。这些腺体"不断将内容物倾泻进距离最近的通道……这些黏糊糊的物质相当充足，往往让肠胃负担过重，而那里常常正是婴儿最先出毛病的位置"。此外，安德伍德注意到了"他们娇嫩的肌肉纤维"和婴儿神经系统的"高度应激"。导致婴儿对疼痛敏感的这些生理原因又被"一些由处置失当引起的意外原因"激化了。运用体液学说的术语，这些"非自然因素"包括"给予婴儿的营养量以及对便秘的忽视"。[81]

和对婴儿感知能力发表看法的许多其他评论者一样，安德伍德特别关注出牙期，这"对婴儿再危险不过"，"让它［原文如此］表现出抱怨"。[82]例如，《佩里的牙痛防治论》（1827年）承认，当婴儿长牙时，"孩子的全身系统会发生紊乱，承受着相当大的痛苦"。[83]与之类似，派伊·亨利·查维斯（Pye Henry Chavasse）在教科书《给母亲的建议：如何管理孩子，以及对他们某些更紧迫疾病和事故的治疗》里，进一步思考了婴儿身体不同部位之间"神经系统的共感"。他观察到，当我们考虑"幼童对疼痛有多敏感"时,"对孩子长出**第一批**牙时频繁经历的重大紊乱, 和随之而来的痛苦与危险, 我们毫不惊讶"。[84]事实上, 有些人甚至主张, 疼痛是非常小的婴儿能体验到的**唯一**感觉。这是查尔斯-米歇尔·比拉德(Charles-Michel Billard, 新生儿医学创立者之一)的观点, 在《婴儿疾病论》(1840年)里, 他指出:

> 至少在头一个月里, 疼痛是婴儿能体验到的唯一感觉, 自行使其所有功能当中获得的享受, 与其说存在愉悦, 不如说是痛苦消失, 正如我们所经历的那样。[85]

特别是在19世纪70年代以后,"婴儿对疼痛刺激异常敏感"这种看法彻底改变了。大约在这一时期, 实验胚胎学正在得出关于感知的结论。保罗·埃米尔·弗莱克西希(Paul Emil Flechsig)的工作尤其重要。弗莱克西希系统性地检查了胎儿、新生儿和较年长婴儿的大脑切片, 观察到神经纤维的发育速率不同。1894年在莱比锡大学的演讲(第二年以《大脑与心灵》之名出版)当中, 弗莱克西希指出:

> 大脑底部的大部分结构和小脑, 在出生前就有髓鞘。而在新生儿中, 大脑只在主要脑裂周围显示出孤立的髓鞘形成区域——即中央、距状皮层和外侧裂。这些区域是运动和特殊感觉的主要投射中心。其余的大脑皮层没有髓鞘, 组成了尚不具备功能的联络中心。因此在解剖学基础上, 或许可以假定, 孩子在出生时有着简单的感知。[86]

换句话说, 刚出生时婴儿还没有完整"布线"。20世纪30年代, 分析型胚胎学家发展了这一观点，指出诞生时，"连接丘脑和大脑皮层的神经束还没有全部就位，联络区也是如此"。所以他们的结论是："意识、疼痛和记忆都还是不可能的。"对疼痛刺激可观察到的反应是条件反射。[87] 更早的医师和儿科专家担心婴儿疼痛，甚至关心他们在生产过程中的感知能力，而后来者对这些并不关心。到1961年，婴儿降生时的啼哭甚至有了个名字："亨利·黑德（Henry Head）矛盾反射"，或导致吸气而非呼气的条件反射动作。1961年《大脑》上一篇文章作者解释道：

> ［婴儿降生时的啼哭］告诉生理学家的信息，跟告诉精神科医师和小说家的大不相同——婴儿的肺部已经设法吸入了大量空气，因为啼哭声是一种呼气活动。所以当婴儿啼哭时，它［原文如此］里面已经有了相当多的空气，产生了明显的吸气效果。在我看来，新生儿体内的这种喘息反应事实上是"亨利·黑德矛盾反射"，我们每个人的第一次呼吸，都通过它的中介。[88]

特别是20世纪中期以后，大量临床与科学研究支持这一观点：新生儿和出生不久的婴儿对疼痛相对不敏感。默特尔·麦格劳（Myrtle McGraw）在20世纪40年代早期的研究影响格外巨大。她评估了自刚出生到四岁的婴幼儿在采血时对脚后跟被柳叶刀割破的反应，得出结论，年龄最小的患者对柳叶刀没有反应，或者反应是分散的。疼痛反应只在较大的孩子身上变得显而易见，且局限于特定部位。她指出新生儿的疼痛阈值异常之高。[89] 1950年，《儿童疼痛的缓解》告诉读者，尽管对婴儿疼痛的诊断就像在"兽医领域"一样困难，不过，儿童似乎"比成年人更能忍受疼痛"。他们"抱怨更少，更有耐心，采取自怜态度的时候也少得多"。它提醒读者，"对生病的孩子，人们有太多不必要的同情，通常他们比处境相近的成年人快乐得多"。[90]至少，新生儿没有记忆，因此他们的疼痛无法与成年人体验到的相提并论。[91]他们的高疼痛阈值被看作进化意义上的适应性，在降生过程中保护婴儿。[92]正如儿童医院麻醉与呼吸测量科的一名顾问所言：

> 这种猜想有理论依据——新生儿疼痛感降低的程度，同中枢神经系统的髓鞘化成比例。新生儿的感受器与神经通路发育也不成熟，对疼痛反应的神经传递好像在未成熟的神经组织中被修改了。他们的β-内啡肽循环浓度也高于成年人，不成熟的血脑屏障可能让这些更轻而易举地进入神经元组织。

然而他并不否认，在没有麻醉的情况下接受包皮环切手术时，他们表现出了明显的剧痛迹象。[93]

20世纪晚期，儿童的敏感性问题依然有争议。不同医学专业之间存在重大差异，大多数儿科医师（91%）相信，到两岁时，儿童的疼痛体验和成年人相近。相比之下，持这种观点的家庭医生有77%，外科医师只有59%。[94]

直到20世纪80年代，由于研究开始显示低龄婴儿所面临疼痛体验的幅度，对新生儿和幼儿感官世界的轻视态度才发生显著改变。1995年的一项研究揭示，早产儿在新生儿重症监护室平均要经历61次痛苦的手术。[95]根据1987年发表的另一项研究，新生儿每小时大约接受3次侵入性手术。[96]此外，跟大一点的孩子相比，给予新生儿镇痛剂的可能性其实更低。[97]

这些发现相当重要，因为它们不光表明，患有重病的婴儿和儿童能体验疼痛并对此作出反应，而且显示，为预防或减少这些年幼患者的痛苦所做出的尝试大大降低了发病率。[98]有些医师指出,"对未麻醉胎儿的外科手术操作会刺激其自主神经系统",而对早产儿进行的手术表明,可以观察到许多应激生理指标(包括"儿茶酚胺、生长激素、胰高血糖素、皮质醇醛固酮、皮质类固醇水平上升,胰岛素水平下降")。关键在于,一旦提供充分麻醉,这些指标就会下降。[99]20世纪90年代,儿科疼痛管理本身变成了临床感兴趣的话题。若干此类争论是在包皮环切这一高度政治化的婴儿感知领域语境下发生的。在费伊·沃诺克(Fay Warnock)和迪尔玛·桑德兰(Dilma Sandrin)2004年的研究中,通过密切观察4名接受了包皮环切的婴儿,发现实际手术过程中有40种不同的疼痛行为,而术后有25种不同的疼痛行为。[100]

胎儿

尽管关于胎儿和低龄婴儿感知能力的问题重叠了,不过出于两个原因,有必要分别探讨这些争论。第一个同时间顺序有关:围绕胚胎的争论主要(虽说并非全部)出现在20世纪后期。这就是我在讨论关于婴儿的争论之后转向它们的缘故。

第二,它是高度政治化的。对赞成和反对堕胎的人来说,这些争论都利害攸关:胎儿什么时候能有知觉,和与之相关的,早产儿在什么阶段能有真正的感觉。不管过去还是现在,以上争论都格外让人忧心,很大程度上是由于它们动员了分属堕胎辩论两边的神学和政治活动人士。[101]反堕胎主义者假定,胎儿有感知能力。在他们反对堕胎的论点中,这是主要纲领(重要程度仅次于神学论点)。他们坚持认为,要是胎儿能感觉到疼痛,那么它就有自我意识——是个独立于孕妇的"人"。外科医师,像新西兰人A.威廉·利雷(A. William Liley)运用自己关于分娩过程中婴儿疼痛的信念,给反堕胎游说添砖加瓦。1971年,他是未出生儿童保护协会的创立者之一。利雷恳求产科医师至少考虑下这种可能性：

> 出生对婴儿来说是痛苦的经历。放射学观察显示，胎儿的四肢在宫缩期间抽搐，要是有人试图通过手动挤压，来在新生儿身上复制区区一小部分颅骨变形（这可能出现在仅仅一次宫缩当中），婴儿都会非常强烈地抗议。然而，诗人和词作者写的关于新生儿啼哭的所有东西都暗示着，新生儿啼哭是为了好玩或者生活乐趣——他们后来就再也不这样做了。[102]

他承认，疼痛是"一种特殊的个人和主观体验，我们无法通过生化或生理测试，来判断某人是否处于疼痛当中——这种现象让安然地承受他人的疼痛变得轻而易举"。不过，否认动物会经历疼痛时也用了同样的论点。假定这两者全能体会到疼痛，似乎是"仁慈"的，就像存在防止虐待动物协会一样，利雷却辩称，他"一想到我们打算将慈善照顾延伸到动物身上，对人类胎儿却忍心不这么做，就感到不快"。[103]堕胎无异于杀死有感知能力的婴儿。

反堕胎主义者将胎儿的感知能力当成他们"军械库"里强有力的武器。回顾沃诺克委员会（Warnock Committee）1984年关于**体外受精和胚胎学**的报告，玛丽·泰伊（Mary Tighe）博士说：

> 由于可能的疼痛，如此著名的委员会强烈谴责在胚胎生长14天之后开展的任何实验，这似乎不合逻辑。1967年以来，超过200万个胚胎（大部分有着完整的中枢神经系统）因刮宫/吸除而支离破碎，或者被强行过早排出。这种做法不光被宽恕了，还得到社会的大力维护。

她坚持主张，区分"**体外疼痛**"和"**子宫内疼痛**"在道德上是错误的。[104]就连里根总统都介入了这场争论，1984年1月30日，他在全国宗教广播大会上评论道："当未出世的生命被[堕胎]扼杀时，他们常常感到痛苦，漫长而难耐的痛苦。"[105]

电影《无声尖叫》（1984年）在最高法院裁定"罗伊诉韦德案"（胎儿在宪法下不是人，因此堕胎合法）12周年纪念日首映，这让争议显著升温。在反堕胎主义者参与杀害"儿童"的意义上，这部片子可以被看作"凶杀电影"，观众约有1.5亿。它声称"自受害者的有利位置来揭露堕胎"。通过超声波成像，电影展示了一个"孩子"[影片里的叙述者和医师伯纳德·内桑森（Bernard Nathanson）博士这样称呼12周大的胎儿]是怎么被"打胎者无情的钢铁器械撕碎、肢解、拆开、压碎、摧毁"的。当探针进入子宫时，内桑森告诉观众：

> 现在[胎儿的]心率急剧加快，此时孩子的动作非常激烈。在庇护所里，它确实感觉到了侵犯。它在朝另一边移动。我们能看到，它挪去子宫左边，可悲地努力着，试图逃离打胎者用来消灭它生命的无情器械。现在心跳又一次明显加快了。我们数一下，大概是每分钟200次，毫无疑问这孩子感觉到了能想象的最致命危险。

观众要是对这条信息有任何疑虑，他们会得知：

> 这个12周大的小家伙是完全成形、完全可以辨明的人类。至少6周里，他有脑电波，他的心脏已经工作了可能8周，其他所有人类功能跟我们的也没什么区别。[106]

根据反堕胎主义者的说法，由于胎儿感知疼痛的能力，"堕胎"这个词过分委婉了：它是谋杀。

　　妇女团体、支持堕胎者和许多胎儿医学专家对此火冒三丈。纽约市西奈山医学中心母体-胎儿医学部负责人理查德·伯科威茨（Richard Berkowitz）博士提醒参议院宪法司法小组委员会（它正在收集关于胎儿疼痛的证据），所谓的"无声尖叫"不过是胎儿在整个发育过程中张嘴和闭嘴的寻常动作。尽管自20世纪70年代中期就开始研究子宫内的胎儿，伯科威茨却坚持说，从未观察到胎儿的疼痛反应，而那些被电影称作"无声尖叫"的"急促、剧烈"反应只是胎儿的日常动作。伯科威茨说，内桑森的电影是"对技术的误用，证明他自己完全没有纪录片专业知识"。[107] 其他科学评论者对内桑森"被打掉的12周大胎儿已经有'脑电波'，至少6周"的断言提出了质疑，因为"真正的脑电波在妊娠晚期才能看到"。[108] 被打掉的胎儿心率自每分钟140次跃升到200次，这一观点也遭到了质疑：对12周大的胎儿来说，正常心率是每分钟180—200次，对20到36周的胎儿来说，心率每分钟140次才正常。[109]

　　显然，争论的核心是看得见的生理变化和动作的**意义**。例如，胎儿在7周大时表现出简单的反射响应，然而疼痛感知仅仅由大脑皮层控制，还是丘脑和低位脑干也发挥了作用，仍有争议。[110] 如果是后者，那么可以推测，12—13周时能体会到疼痛。如果大脑皮层-丘脑联系建立以后，疼痛才能被感知，那么就要晚到20—24周了。此外，要裁定人工流产对胎儿来说是否痛苦，并不能停留在判断胎儿哪个时期可能体会到疼痛，因为一些支持堕胎者合乎逻辑地回应说，医师的职责可能只是在取出胎儿之前对其进行麻醉。与之相反，（伦敦）基督教医学协会的成员指出：[111]

　　　　对我们物种最脆弱的这些成员来说，难道不应该"疑罪从无"吗？……"[胎儿]没有眼睛吗？[胎儿]没有手、器官、体积吗……

　　　　　　　　　　　　　　　　7　什么影响了我们对疼痛的感知力？

你要是戳我们，我们不会流血吗？"[112]

正如一名愤世嫉俗的医师所言，这是"基于情感的医学"。[113]

在20世纪末和21世纪初，局势再次摇摆，许多人回归这种观点：胎儿和低龄婴儿不完全具备感知能力。2011年，斯图尔特·德比希尔（Stuart Derbyshire）和阿南德·拉贾（Anand Raja）总结了这一观点，指出在对胎儿疼痛作出判断时，仅仅关注皮质通路的成熟是不够的。这假定"疼痛可以通过神经激活被感受到，忽略了心理发展"。他们提出：

> 神经激活是现象学经验（包括疼痛）的必要不充分条件……我们推测，照料婴儿者的互动提供了必要的秩序或结构，所以婴儿能够区别看待由神经活动传递的基本感知经验（qualia）。皮质结构给基本感知经验提供了必要的神经基础，然而只有当婴儿成为主观自我以后，基本感知经验才被揭示为现象学的。

他们直接谈到了堕胎问题，认为将关于胎儿疼痛的看法引入争论是错误的，原因有两个。第一个是，"对绝大部分堕胎手术而言"，胎儿疼痛"难以置信"。第二个是，堕胎是个"需要在道德、社会、政治层面解决的道德、社会、政治问题"。哪怕在24周大时，存在"会对有害刺激作出反应的功能性脊髓丘脑联系"，而且"长轴索神经束此时通过大脑抵达皮层"，也并不意味着大脑皮层是**子宫内胎儿的功能单元**"。出生以后，大脑皮层的全面发育才能完成，"那时大脑皮层出现的发育、组织和重组，同新生儿、婴儿对意义和符号世界的行动和回应有关"。疼痛是"通过主体性"感受到的。他们观点的核心是："不管神经组织做了什么，我们相当确定，它没有**感觉**，因为**细胞不具备感觉能力**……意识体验根本不像神经元放电，不能被简化为神经活动……尽管可以确定，神经组织对疼痛和所有别的体验必不可少，只有神经组织却是不够的。"[114]

"心智因素"

本章里，到目前为止，我都在探讨这样的争议：特定人群——非盎格鲁裔美国人、其他少数族群、所谓的"未开化者"、婴儿和胚胎——是否**在生理上缺乏**真正感受的能力。然而自19世纪晚期起，由于意识到——不考虑特定个体或人群的"先天"敏感性——情感和心理状况会显著影响对疼痛的认知和忍耐力水平，关于不同人群实际**感受**倾向的假设变得更加复杂。这就是在19世纪80年代让爱德华·迪肯·格德尔斯通震惊的东西，他讲了个（可能是杜撰的）故事：有名屠夫在试图钩起一大块肉时，扎穿了自己的胳膊。"接受检查时"，格德尔斯通声称：

> 他脸色煞白，几乎没有脉搏，表示自己正忍受着剧痛。胳膊一动，就痛不欲生，剪掉袖子的时候，他频频大叫。

然而剪开衬衫以后，发现他"**毫发无伤**——钩子只扎穿了外套的袖子！"格德尔斯通重申了这个事实：

> 他不是歇斯底里的女人，也不是诗人，**只是个屠夫！** 提问：要是一个男人的想象力可以无中生有地**创造出**剧痛，那么觉得男人有能力和习惯将已经存在的**微小疼痛放大**，难道不合理吗？[115]

根据本章前面讨论过的"**感觉之链**"，格德尔斯通相信，歇斯底里的女人或诗人可能拥有强大的想象力，足以在没有伤口的情况下召唤出剧烈的痛楚，然而一个普通的屠夫——不少中产评论者相信，这个职业会吸引感官迟钝的男人——怎么能受到这样的误导？答案在于人们以富有想象力的方式解读周围世界的能力。就像这名屠夫能在毫发无损的情况下感觉到剧痛，人们也能在严重受伤的情况下声称自己不疼。

"心智因素"削减甚至根除痛觉的能力，在特定背景下被认为司空见惯。刑讯室是其中之一。因此1848年，伦敦医院的一名外科医师提请大家注意殉道者，他们遭受了"敌人的恶意和残忍所能施加的一切酷刑"，却发现：

> 高度兴奋中一股持久的力量，心醉神迷和热烈的宗教狂喜，对未来炽烈而引人入胜的想法，这些情感强有力地帮助支撑着受苦受难的躯体，无疑能缓和他们的紧张。[116]

在现代，最接近的情形是战场。观察到负伤的痛楚因战斗当中的"高度兴奋"而减轻了，这难道不是老生常谈吗？《论身心之间存在的交感联系，特别是在患病期间，以及改善这一点的秘诀》（1836年）的作者反问道：当一位父亲"冲向闪着寒光的刺刀丛……为了用自己的生命之血，拯救心爱的孩子"时，他会"怕疼"吗？[117]不。焦虑、兴高采烈、热情、意识形态狂热：所有这些精神状态都会减少痛苦，甚至让它消失。

人们早就观察到，在激烈的战斗当中，甚至连重伤都毫无感觉。1816年，迪尔皇家海军医院首席外科医师写道，因枪伤而不得不截肢的海员和士兵"一致承认，在负伤时，他们几乎觉察不到这一情况，直到无法移动肢体，才得知面临着多么严重的厄运"。他们意识到的顶多可能是"伤处遭到了重击"。[118]埃里克森也观察到了要是"注意力被转移"或"情绪被激发到最高强度"，就会出现这种现象：

身负重伤的患者可能完全意识不到，并无痛楚，也未受惊吓，或许直到看见自己的血，才反应过来挂彩了。[119]

第一次世界大战期间，《战地医生》的作者甚至大胆猜测，一半到70%的严重战伤（"还有百分比更高的致命伤"，尽管不清楚他是怎么知道的）"相对而言，不大会有严重或极度的疼痛"。他声称：

最仁慈的是，严重创伤或疾病多半自带麻醉，通过破坏或毒害神经干，让它们无法报告疼痛。如果事实证明子弹或刺刀造成的伤口是致命的，那么神经就永远无法恢复知觉。[120]

勒内·勒里什对手术疼痛的研究颇具影响力，它揭示了人们在极端情况下虽然身负重伤，却可能感觉不到疼痛。在1914年—1918年战争的背景下，勒里什宣称，"欧洲人［对负伤或手术］的反应同亚洲人或非洲人大相径庭"。他对俄国盟友表现出的"对疼痛几乎无动于衷"印象深刻，并声称俄国同行建议道，"给某些哥萨克动手术以前，用不着打麻药——因为……他们什么都感觉不到"。勒里什决定做个实验：

在没有麻醉的情况下切除了一名俄国伤员的三根手指和对应的掌骨，以及他战友的整只脚，尽管我对此相当抵触。两个人都没有表现出丝毫颤抖，只在听到指令时转转手或抬起腿，丝毫没有表现出哪怕片刻虚弱，就像接受了最完美的局部麻醉。

勒里什并非在论证不同国别或"人种"忽略疼痛的倾向。试图解释这一奇怪现象时，勒里什没有借助人种科学，或其他关于先天生理差异的观点：相反，他坚持认为必须承认"心智因素"。他指出，俄国士兵拥有和别人一样的生理机能（或者用他过于文雅的话来说，一样的"合适器官"）。因此，心理维度必然介入了，要么抑制疼痛表达，要么削弱其剧烈程度。他押注于后一种。他继续道：

> 毕竟我们都清楚，在特定情况下，我们并不感到痛苦，实际上却应该强烈地感受到疼痛。在激烈的战斗当中，许多伤员血肉被撕裂、扯碎，却一无所觉。我们的注意力高度集中在什么东西上时，就可能完全意识不到疼痛，还可能无法跟在其他情况下一样，感觉到我们的神经末梢和神经被撕裂。

意志力"必然与此无关"。相反，需要自"我们荷尔蒙或血液的某些运动"当中寻找解释，这些"被转移到正常方向以外，是注意力或情绪集中导致的，并有转移疼痛区域（或者改变氛围）的效果"。此外他指出，对疼痛的感知会受以下因素影响：

> 饮食、维生素、大气条件，和一切能够让条件反射发生的事物；因为感知机制当然不能逃脱联想的影响，这些联想的效果是通过定期重复的活动在我们身上产生的。[121]

勒里什的观察来自第一次世界大战期间丰富的外科手术经验，相当敏锐，却停留在趣闻轶事的层面。它们被第二次世界大战期间一项更加系统的研究证实了。亨利·K. 比彻（Henry K. Beecher）中校在韦纳夫罗（Venafro, 属于意大利）和卡西诺（Cassino）前线战区效力，对这一事实感到震惊：许多重伤员并未抱怨疼痛。医官们发现，任何特定伤口的严重程度与人们对疼痛的表达之间不存在必要关联。比彻决定系统性地研究这一悖论，而不是将它当作趣闻轶事。他询问了215名重伤员，结果大吃一惊：四分之三的人并未报告称经历过明显疼痛。三分之一的人断言，完全感觉不到疼痛，而另四分之一说，只感觉到轻微疼痛。当然，存在同受伤部位有关的差异。例如，腹部贯穿伤会更加痛苦，接近一半这样的伤员承认，他们的痛苦相当"糟糕"，对胸部贯穿伤来说则是12%，对大脑创伤来说是7%。值得注意的是，全部重伤员当中，有四分之三甚至并未要求镇痛，尽管事实上，向他们提出这个问题就相当于告知他们能够获得镇痛剂。

发生了什么事情？伤在腹部的人遭受的疼痛更加严重，解释这一点相对容易：此类创口会导致血液和"肠内容物"流入腹腔，让感染扩散。然而，甚至这些伤员中也有不少并未抱怨疼痛。比彻推测，或许只是由于负过伤的人通常没那么敏感。然而，这种解释无法说明以下事实——"有个重伤员说，创口并不疼，然而新手笨拙地给他进行静脉穿刺时，他会跟正常个体一样强烈抗议"。相反，比彻主张，平民百姓会遭遇的（例如车祸）和战斗当中造成的创伤之间必然存在区别。战斗当中激发的强烈情绪或许导致了剧痛消失。这一事实也可能减轻疼痛：

> 战时的创伤会让士兵自极度危险的环境中解脱，这里充满了疲惫、不适、焦虑、恐惧和真正的死亡危险，给了他一张前往医院的车票，那里是安全的。他的麻烦差不多结束了，或者他认为如此。

这同平民百姓会遇到的事故恰恰相反，那只预示着"灾难的开始"。[122]

就战后对疼痛观念的重新研究来说，比彻的发现影响深远。20世纪50年代，疼痛研究者哈罗德·沃尔夫（Harold Wolf）和斯图尔特·沃尔夫（Stewart Wolf）发现，大部分人**感知**到的疼痛强度差不多，然而他们的**反应**阈值差异巨大。二人对此并不惊讶，因为"感知疼痛的能力取决于神经连接的完整性，这相对简单、原始"，而对疼痛的反应"经过最高认知功能修改，部分取决于过去的经验，这种感觉对个人**意味着什么**"。[123] 这是 20 世纪下半叶关于疼痛的主流观点的经典阐述。

感知疼痛和对疼痛作出**反应**，这两者之间的区别自 1943 年起明显深化了，那时候医师开始为患有顽固性疼痛的人做脑部手术。脑白质切除术（和许多手术变体，像前额白质切除术、额叶皮质局部切除术）导致了意想不到的效果，让所有人大吃一惊：术后，这些患者依然能意识到在体验一些感觉，他们将其认定为疼痛，却完全不受干扰。[124] 著名精神外科医师沃尔特·弗里曼（Walter Freeman）和詹姆斯·W. 瓦茨（James W. Watts）在他们颇富影响力的教科书《精神外科：精神障碍和顽固性疼痛的治疗》（1950 年）里写道：

> 术后，患者可能用和之前一样的术语来描述疼痛。[然而]态度不同。恐惧似乎消失了。疼痛存在，不过是一种感觉，而非威胁。[125]

在被针刺、划伤、面临极端高温或低温时，这些患者照样能够感知，识别刺激水平的阈值也未受影响：他们只是在情感上不受它影响。所以，脑白质切除术成功缓解了一名因喉癌而苦不堪言的患者的疼痛。他们回忆道：

> 术后，患者得了粪便嵌塞。一根手指为弄碎粪便而插入直肠时，他总会以完全正常的方式绷紧、呻吟、扭动、咕哝，然而只要得到片刻休息，他就会放松下来，露出微笑。疼痛体验就好像在过去或未来都没有回响，疼痛就好像是当下的一种现象，会以恰当的方式

作出反应,然而随后几乎被遗忘,当然也不会被预料到。

弗里曼和瓦茨得出结论,额叶在"自我意识中扮演着重要角色,从而让疼痛作为一种整体经验得以延续"。[126]疼痛的评估维度被根除了:人们可能说,自己处于疼痛当中,但这"不会叫我烦心"。[127]其他医师记录道,使用LSD这种药物和电休克疗法(ECT)时,出现了相近的效果。[128]

生理学家、心理学家和社会学家满腔热情,力图证实感知同反应之间的这种区别,出现了大量旨在记录这两个非常独特阈值的实验。和前辈一样,他们对"人种"和族群差异都相当好奇,(例如)对比北欧人和南欧人、米克马克印第安人(Mi'kmaq Indians)、阿拉斯加土著印第安人、爱斯基摩人(含贬义,现在通称因纽特人)、非裔美国人的疼痛阈值。[129]人类学家马克·兹博罗夫斯基 [顺便说一句,他曾经是苏联内务人民委员会(NKVD)在巴黎和纽约的高级特工] 甚至在布朗克斯的退伍军人管理局医院待了一段时间,以发现"老美国人"、意大利裔美国人和犹太裔美国人的相对疼痛敏感性。[130]

其他人则采用了实验研究法。最有趣的一种是测试群体凝聚力和认同感对疼痛耐受性的影响。例如,在20世纪50年代,麦吉尔大学的研究者打算通过引入"种族中心主义的声望动机"——"群体间竞争"的费解说法——来操纵疼痛。在这项研究中,他们发现这可以**改变**人们忍受疼痛的水平。例如,当犹太女性偶然得知,同非犹太人相比,犹太人承受疼痛的能力"较差"时,她们的耐受度就会飙升。当信奉新教的女性被告知,新教徒承受疼痛的能力一般来说不如非新教徒时,并没有出现同样的结果。然而,当信奉新教的女性得知**基督徒**的忍痛能力不如**犹太人**时,她们的耐受度增加了。通过指出明确的敌对性比较群体(犹太人),而非含糊的"非新教"范畴,研究者增加了这些女性身份认同的显著性。换句话说，由于对自己的群体认同（对犹太女性来说是犹太人，对信奉新教的女性来说，她们是同犹太人**截然不同**的基督徒）感到骄傲，这些女性乐意为自己群体的声誉而忍受不适。对所有参与者来说，忍受疼痛的能力被认为会赋予她们所属群体崇高的地位。[131]

这类研究对如何开展疼痛研究产生了重要影响。对疼痛剧烈程度、显著性、持续时间、情感品质如何根据有害刺激上附加的意义而改变的研究，支持了许多学者的观点："实验室里的疼痛"和"疼痛这种疾患"不是"一回事"（正如勒里什在1938年所言）。疼痛不光是组织损伤。本质上，它会被同他人和环境的互动所影响。勒里什观察到，同实验疼痛（它是"不时重复的短暂刺激的结果"）相反，人们在日常生活中遭遇的疼痛是"一种持续现象，当然有特殊发作，然而其背景数月甚至数年不变"。这跟实验室里"健康个体被戳或掐，激起的短暂不愉快感受"是截然不同的体验。勒里什严厉批评生理学家，说他们坚持的疼痛概念"太机械，太纯粹人为，因此无法同我们医生在人类患者身上看到的相协调"。他恳求这些人关注病理性疼痛综合征的"情感或心理品质"。[132]

毫不奇怪，另一位了不起的疼痛研究专家比彻赞同勒里什的观点。他反对那些试图在实验环境中理解疼痛机制的研究——通过刺人们的皮肤、电击、烫额头或牙齿、在四肢上扎紧止血带，来人为制造疼痛。在《实验药理学与主观反应测量》（1952年）里，比彻坚持主张："任何研究过病理性疼痛的人都不会怀疑，环境、情感因素、对疼痛的反应在他们领域的重要性。"这"不需要多少想象力"，他继续道：

> 如果说疼痛的患者躺在病床上，他的幸福、安全、生命都受到了疼痛的不祥威胁。那么实验室的环境（和**反应**）就全然不同了——气氛冷静而不带感情色彩。

换句话说, 疼痛体验既包括感知方面, 也包括反应方面, 真正理解人类痛苦的唯一方式就是通过观察和倾听"因疾病而处于真正疼痛中的人本身"。[133]

这些争论在1965年达到顶峰, 罗纳德·梅尔扎克和帕特里克·沃尔 (Patrick Wall) 利用"门控理论", 有效地推翻了人们普遍理解的疼痛机制。根据他们的观点, 人们对疼痛的感知会受生理、认知与情感过程影响。他们假定, 脊髓灰质后角的一种"门控机制"让修改对疼痛的感知成了可能: 头脑和身体完全整合。[134]

最后, 正如我在与"镇痛"有关的那章里要探讨的, 关于不同人群对有害刺激的相对敏感度, 这种争论不仅仅是学术上的。人们所承受痛苦的严重程度会根据此类特性被标准化。同情心分配不均。某些患者对疼痛刺激的敏感度较低, 这种神话为医师和其他护理人员开更少、效力更低的镇痛剂和麻醉药提供了理由。这影响到本章讨论的所有群体。

本章自1896年E. M. P. 的回忆录写起。他在伦敦一家医院的外科换药室工作, 这片地区移民众多, 可是今天的临床环境下, 他对人类同胞苦痛的漠视依然存在。"谁的疼痛被听到了"的问题, 不光和社会不同群体之间的权力差异**有关**(这种情况下, 解决方式是改善获取资源的途径), 被认为"真正"处于疼痛当中的患者也**直接**由这些差异**构成**。并非每个疼痛中的人所受煎熬的程度都一样, 这种信念是等级体系普遍固有的。它只会随着社会内部的其他变化而变化, 比如奴隶解放、反帝国主义、女权主义、工联主义。贴标签的过程本身是权力的象征。毕竟, 我们听到的是殖民主义者的声音, 宣称各土著民族对疼痛无动于衷; 奴隶主公开表示, 非洲人异常坚忍耐劳; 教授告诉我们, 矿工的脊背很结实, 足以承受煤的重量; 精神科医师认为, 歇斯底里患者是反应迟缓的。我们听到, 一名男性人类学家没能分辨出肯尼亚分娩小屋里的痛苦, 而他在伦敦的医学同行本能地认识到欧洲女性在婴儿的脑袋"像块真正的石头一样经过产道"钻出来时异常敏感。每一个案例中，评论者们都同时保留着矛盾的观点：工人、移民、歇斯底里患者、慢性病患者的卑微地位意味着，他们可能对有害刺激不敏感；而这些患者又非常劣等，意味着他们特别可能作出"夸大的"敏感回应。疼痛赋值号称是基于自然的层级模式，然而巨大的**感觉之链**比看上去的更加灵活。它从根本上是矛盾的，而且能够随着时间推移突然改变。

8　如何面对病人的疼痛：关于同情的纠结

> 这具身体必须是你的研究对象，你要不断关心它——积极、出于自愿、诚挚的关心。没什么能让你退缩。它的虚弱和衰颓，在它腐败的耻辱中，你必须依然珍视它——依然始终支持它⋯⋯倾听它的抱怨，记录它的呻吟。
>
> ——彼得·梅雷·莱瑟姆，1837 年[1]

疼痛外科医师勒内·勒里什在 1939 年观察到："就像风暴⋯⋯患者快疯掉了，完全没能力分析它，除非反过来，他把注意力全集中到痛苦上。"对医师和患者来说，驯服这场风暴都是一项充满焦虑的任务。同在剧痛当中打滚的人面对面，勒里什承认自己感觉非常难受。"无力理解"别人的疼痛让他"苦恼"。据他描述，"某种非常严重的痛苦让他印象深刻"，他"希望能够减轻这种痛苦"，然而它们既确实有形，又古怪地模糊无定形。他描绘了像自己这样的外科医师朝患者伸出手，富有同情心地触碰"疼痛区域"，可只会"惊讶于什么都感觉不到，然而有时候，你的触碰，甚至会激起糟糕透顶、反复发作的疼痛痉挛"。简直"什么也看不见"。哪怕最深入的生理学知识，加上最活跃的想象力，也不能给临床观察者提供一条走出"深渊"的道路，而被观察者在这深渊中痛苦不堪。[2]

勒里什的《疼痛外科手术》是一本罕见的外科学教材，它坦率地承认了外科医师遇到疼痛者时尝到的绝望和无能为力的滋味。他的书是在镇痛剂和麻醉药取得显著进步约一个世纪以后出版的。1846年以前，外科医师动手术时根本没有管用的麻醉药，像乙醚或者氯仿。他们必须"铁石心肠……神经强韧"，[3] 不会"因受苦受难者的哭喊和扭动而焦虑烦恼"（1784年）。[4] 所以，外科医师需要高效地使用手术刀。了不起的外科医师罗伯特·利斯顿（Robert Liston）爵士可以在不到一分钟里完成截肢，不过没那么出色的外科医师同样会因速度和坚定而赢得尊敬。正如一名前往美国的爱尔兰移民在1823年写给家乡神职人员的信里吹嘘的那样，他母亲鸡蛋大的癌性肿瘤已经被切除了，尽管"手术非常痛苦"，外科医师"动刀时却坚定得吓人"。[5] 当然，许多见习外科医师没能通过这项测试，例如著名内科医师西拉斯·韦尔·米切尔，他在这本书里反复登场。年轻时，父亲想让他当外科医师，然而米切尔发现自己没那个胆量。在未出版的自传当中，米切尔描述了他怎么察觉到，外科手术"对我来说很可怕。我经常在手术当中晕倒，所以开始绝望"。他开始受训时，麻醉药还没发明出来，"强壮男人抱着女人的可怕场面、尖叫、四处飞溅的鲜血、挣扎——令我记忆犹新"。他承认，自己"既没有勇气，也没有好用的双手，而当时这些对做手术来说不可或缺"。[6]

手术并非唯一必然导致疼痛的疗法。哪怕今天，住院癌症患者经历的疼痛当中，大概五分之一是治疗方案直接造成的。[7] 用《佩里的牙痛防治论》里的话来说：

> 人类的巧思发明了无数权宜之计，在希望得到解脱的情况下增加了痛苦——就像用烧红的针去破坏神经，几乎总是失败，而且极度疼痛。[8]

放血、催吐、泻药、灌肠、烧灼（用热熨斗或者腐蚀性物质，像硫黄、氢氧化钠、生石灰）引起了巨大痛苦。19世纪40年代，像南澳大利亚的伤寒患者伊丽莎·戴维斯（Eliza Davies）这样的病人描述道，医师用"起疱剂、胡椒和威士忌浴、热砖和热水瓶"来"折磨"她，她"在床上痛苦地辗转反侧"。[9]一名贫穷牧羊人在木头做的鼻烟盒盖上刻了这句话，送给用放血治好他妻子的外科医师，以示感谢："**我伤害你，是为了治愈你**。"[10]

还有更糟糕的。哪怕经受了痛苦的治疗，病愈似乎照样遥不可期。诗人简·温斯科姆在《头疼，或健康颂歌》（1795年）里辛辣评论：

> 汝等贤明**医师**，惯用的技艺在哪里？
> 起疱剂、丸药和片剂都徒劳无益
> ……
> 柳叶刀、水蛭和吸杯，这个队伍异常壮大
> 却白费气力，只带给我疼痛。[11]

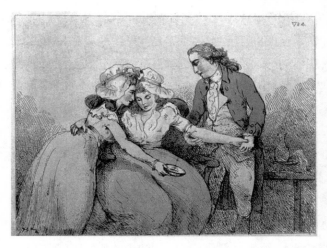

图8.1　一名外科医师给年轻女子手臂放血，另一名女子在安慰她，托马斯·罗兰森（Thomas Rowlandson）的彩色蚀刻画，约1784年，惠康收藏馆，L0005745。

事实上，在1854年，一名评论者甚至声称，有些医师已经养成了"对尖叫和呻吟感兴趣"的习惯：他嘲弄道，"如果没有这样的音乐伴奏"，那些人是不是就可能无法"愉快地动手术"？ [12]

本章探讨了这样的指控：医师缺乏同情心，或者至少，为了开展工作，需要对别人的痛苦"心如铁石"。同许多医学人文研究者的假设相反，这样的指控并不是在基于叙述的家庭医疗传统（像18世纪）被更加"科学"、医院导向的照护所取代时出现的。更确切地说，关于医师麻木不仁的指责是几百年来的恒定主题，患者和那些试图减轻痛苦"风暴"者之间的固有关系。

就像我在整本书里论述的，疼痛是可以无限分享的。疼痛的交流，例如急迫的哭喊"疼，那里！"让医师沮丧悲伤。通过想象和识别，观察疼痛者的那些人"一想到他的感受，就害怕得颤抖"，亚当·斯密解

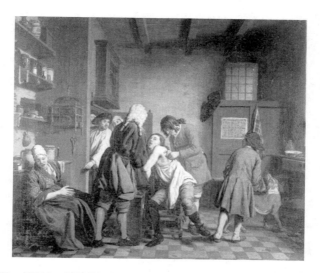

图8.2 约翰·约瑟夫·霍雷曼斯（Johan Joseph Horemans）创作的室内油画，外科医师正在处理男子身侧的伤口，18世纪，惠康收藏馆，L0010649。

释道。[13]不管有意无意，受苦受难者都将这种颤抖强加给了观众。疼痛代表着"世界遭到拆解"（伊莱恩·斯卡里的著名说法），不光对患者，对内外科医师也是如此，本章追溯了自18世纪起，医师们应对这种恐惧的狂乱尝试。[14]通过坚持他们职业的基本人性，医师力图重新构建自己的世界，不管在专业还是私人领域。然而，他们辩护的确切理由发生了重大变化。临床同情心和同理心（一个19世纪末才在英语当中出现的概念）这组相关概念不断复苏，被新一代重新定义。这些概念的运用方式揭示了医师和疼痛者之间关系的一条条重要的"断层线"。

残酷的职业

几个世纪以来，这样的抱怨不绝于耳：见习医师和合格执业者缺乏同情心，甚至是赤裸裸的虐待狂。评论者毫不意外地回想起"黄金时代"，据说那时医患之间的利益更加和谐。例如在18世纪70年代，威廉·诺兰的《论人性，或者关于医院虐待的观点》谴责护士和医师缺乏"敏感度"和"怜悯之心"。他问道，医师的"不人道"是否受到金钱因素的影响？毕竟，虽说没有哪个患者能买到完全无痛的状态，然而更富裕的人可能请得起举止贴心、更愿意开出最有效止痛药的医师。在慈善或公立医院苦苦挣扎的患者却没有这样的选择。此类体系下，温情供不应求。诺兰控诉，对"不高兴的患者"，这些医师没有给予"安慰……他们疾病的性质需要这个"。许多人甚至行事"残忍"。医院工作人员会攻击那些"在极度疼痛中，不能保持心平气和"的患者，说他们的行为"让人无法忍受"，"没有其他人性原因，只因为他们的严重痛苦或许就是这样的"！外科医师和工作人员一样糟糕。诺兰责备他们太急于截掉受感染的肢体，不考虑其他选项。"当然"，诺兰指出，"在对人类本性如此重要的问题上"，外科医师下刀之前应该暂停。考虑到"[关于截肢的]预期不可避免地会在患者脑海中激起糟糕的恐惧"和实际手术的"极度疼痛"，这种情况尤为突出。尽管无情的行为同"绅士的尊严，人类的感性，或者外科医师的职业"不相容，医学界很大一部分人在治疗疼痛者时，却依然轻率不周。[15]

之后几十年里，这个主题一直延续。19世纪的医师和前辈们一样，也容易遭受"情感冷漠"的指责。例如在1840年，托马斯·特纳（Thomas Turner）告诉曼彻斯特皇家医学与外科学院的年轻医学生，大家通常认为他们这一行"对别人的苦难几乎没有同情心"。[16]亨利·霍兰爵士表达了类似的看法。在《医学笔记与反思》（1857年）里，他重复了"阿莱泰乌斯（Aretæus, 仅次于希波克拉底的古希腊名医）的公正观点"："尽管医师不可能让所有生病的人恢复健康"（否则就会将医师的地位抬高到"超越神明"），然而他的职责是想办法让患者"免于疼痛"。这一根除疼痛的原则似乎"太熟悉了，不需要断言"，可是霍兰接着写道：

> 就像在实践的其他方面，有个原则可以参考是很好的……此外有理由认为，医学教导当中，并没有适时地将这一原则当作戒律，反复灌输。

他哀叹道，疾病的分类和治疗方法"已经取代了"关于根除疼痛的"更普遍规则"。[17]至关重要的是，1839年的第一版里没有这句话——实际上是一整章，题为"论疼痛，作为疾病的一种症状"。由此可知，麻醉剂的出现对医患关系产生了影响。

有些评论者甚至更进一步，认为医师表现出的同情心缺乏实际上体现在他们的大脑和颅骨上——同情心具有肉身性。在上一章里，在大家相信某些人对疼痛更加敏感的背景下，我简短地探讨了此类论点。大家也相信，类似现象会影响人们观察别人疼痛时的**道德敏感度**。例如，颅相学家推测，外科医师（和屠夫）天生具有发达的"破坏器官"，它自耳朵前上方约1.5英寸处向后延伸。[18]较大的"破坏器官"对外科医师很有用，因为它能让他们"毫无内疚地给别人施加（痛苦），甚至享受到正向的愉悦"。[19]颅相学的推广者约翰·加斯帕尔·施普茨海姆（Johann Gaspar Spurzheim）在1815年解释道，"破坏器官"突出的那些人对别人的疼痛"完全漠不关心"。有些人甚至能体验到"看着他们［人和动物］被杀的乐趣，甚至是最迫切的杀戮欲望"。他回忆起一个学生就是如此：

> 通过折磨昆虫、鸟类和其他动物，他能享受异乎寻常的乐趣，往往吓到同学。为了满足这种愿望，他变成了外科医师。[20]

根据《头部和面部，以及如何研究它们》（1886年）一书的作者，优秀的外科医师都拥有突出的"破坏器官"：它给了他们"强有力的肌肉和坚定的决心来高效地动刀"，尽管他们可能同时拥有较大的"仁爱器官"，以便"怜悯受苦受难者"。[21]

战争期间，对残酷的指责格外直言不讳。护士爱玛·埃德蒙兹的批评鞭辟入里，声称美国南北战争期间，她见过一些外科医师，因对患者严厉而臭名昭著，"就算面对叛军的排炮，士兵的忌惮也没有"面对外科医师时那么"强烈"。此类外科医师奉行的准则是"不疼就治不好病"。她尤其蔑视那些"刚从解剖室出来的"外科医师，他们会用客观超然的语气描述手术。她宣称：

> 曾经看到外科医师做截肢手术，我只能想起肯纳贝克（Kennebec）

的美国佬，曾经看到那人切感恩节火鸡；这是他第一次尝试动刀，他斩断那些肢体的方式，我终生难忘。[22]

　　其他案例当中，医师被描绘成食人族。19世纪60年代，医疗职业的批评者津津乐道于这种让人毛骨悚然的故事——对医学生"可怕的恶作剧"，包括将人肉当成牛排端上来（"他吃了，觉得非常不错"）。[23] 1867年，《泰晤士报》写道，伦敦圣托马斯医院的一名实验室助理作出了"让人憎恶的行动"，"出于逞能"，他烹饪并吃了一小块人肉。报社如释重负，因为可以如实说这种"让人作呕的举动"是阶层较低的助理作出的，而医学生"就出身和教育而言都是绅士"，与之形成了鲜明对比。[24]

　　19世纪最后几十年里，对医疗残酷行为的担忧几乎到了歇斯底里的程度，这很大程度上是由于公众对活体解剖实践（它本身就是对更加广泛的疼痛话语转变的回应）的关注。对不少医疗职业的批评者来说，这似乎不言自明：接受过活体解剖训练的科学家会对其他脆弱的生命形式养成冷酷无情的态度。所谓的"次等人"，如贫民，就会有危险。在《活体解剖者》这首诗里，医师将狗的"血肉活活撕碎"：

> 接下来前往医院，
> 一个常常光顾的地方，
> 握着刀，眉毛打结，
> 他目光扫过每一张剧痛的脸
> 希望能在某个可怜的流浪者身上找到，
> "有趣的案例"！
>
> 没有自人类之爱而生的怜悯，
> 对疼痛没有同情，

......

可是读者们,你能——你**能够**称,

这**没有灵魂**的东西**人类**吗? [25]

　　另一位批评者抱怨道,公立医院里,患者只被当作活生生的"素
材"。他声称,在一家教学医院的助产部门,见习医师"渴望"在女性
分娩出现异常状况时到场。学生们表达了"厌恶……如果生产自然进
行"。他们表达了这一点:

　　尽管氯仿在特殊情形下才会使用,[所以]异常且在科学上有
　趣的案例意味着,患者要承受漫长的剧痛。学生没有意识到,他们
　的愿望多么残酷;他们只是屈服于增加知识的渴望(这本身值得称
　赞),忽视了患者不仅仅是经常所称的"教学素材"……却是有感
　知、受苦受难、极度疼痛的人类。

　　一切都服从于"科学,被看作目的本身"。[26]
　　疾病分类学系统、职业化、医学训练、实验和对科学客观性的不懈追
求一直延续到20世纪和21世纪早期。为什么没能培养出关爱患者的
态度? 1927年在哈佛医学院,弗朗西斯·皮博迪(Francis Peabody)
将这归咎于住院治疗、医学院狭隘的课程设置以及医疗实践的节奏。他
强调需要"消除"对医师"郁积的不信任"。[27]近70年后,照样可以听
到类似的评论。《不列颠医学杂志》上一篇文章的作者将这个问题归咎
于"现代医学",提出"相比将宝贵时间花在从口齿不清、饱受惊吓的患
者那里获取详细病史上,病理学检查和X光……更快"。然而,他接下
去说"患者的社会地位越低,医师就越不可能和**他们**讨论自己的**病例情
况**"时,他们的关切被低估了。这暴露了一种假设:即他们同样认为医

师"拥有"经手的"病例"，患者不过是被动、沉默的"他们"。[28]这类批评延续到21世纪，小说家兼回忆录作者保罗·韦斯特（Paul West）观察到，医师们认为"其余人类是一群牢骚大王"。严重中风以后写的一篇文章里，韦斯特指出：

> 我们都熟悉这样的专业委婉语，"你会感觉到一点推力"和"一些压力"，那以后，疼痛让你的头骨通了电……在这里，秘密社会的要素和印加式对大众的蔑视混成一团。习惯导致迟钝；而熟悉令人习以为常。

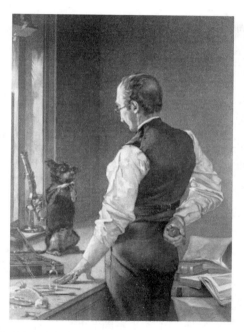

图8.3 一只狗在实验台上坐起来，向即将活体解剖它的人乞怜。D. J. 汤姆金斯（D. J. Tomkins）的版画，基于J. 麦克卢尔·汉密尔顿（J. McClure Hamilton）的画作，1883年，惠康收藏馆，L0014635。

他认为，人"憎恨受苦受难者，是因为我们憎恨疼痛。所以你的医师让你憔悴和苦恼，是因为他或她憎恨你感觉到的疼痛，从而憎恨你"。[29]

鉴于医师总是宣称自己是被富有同情心的本能所激励，它甚至比这份工作的智识、金钱和地位回报更重要，这种对他们动机怀有敌意（起码是矛盾心理）的悠久深厚传统就相当耐人寻味。我将会讨论，几个世纪以来，从业者对中伤的反应出现了重大改变。在18世纪和19世纪早期，他们的辩护是基于对医师绅士情怀的坚持，同情心是其主要特征。至关重要的是，大家相信这种同情心是天生的，尽管（我们将会看到）并不普遍。当这种同情心的概念瓦解时，"情感人"变成了"科学人"，移情超然成了医师表达人性的最合适方式。

同情的身体

坚诗认为杰出的内外科医师都是富有同情心的人——事实上都是**绅士**，这对18世纪和19世纪早期医疗从业者的身份认同至关重要，不管他们是缙绅阶层还是专业精英。同情心是他们作为"情感人"的身份所固有的，也就是说，这些人"天生"仁慈，能够对受苦受难的人类产生无法抗拒的同情心。

"情感人"这一概念，是18世纪早期对阶层和文明进行的更广泛再造的一部分。它和一种强调同情认同的新感性的培养有关：增加对他人的尊重，从而形成并促进对人类命运的感性同情。通过想象的力量，人们对他人形成了一种天生的道德感和同情心。[30]一系列哲学家扩展了同情的概念，尽管都引入了不同的曲折变化。例如，在《人性论》（1739年）里，大卫·休谟相信，"人性当中没有什么品质""无论是就其本身还是就其后果而言"都比"这种习性更值得注意——即我们不得不同情他人，以及通过交流来接受他人的意愿、情感，无论和我们的多么不同，甚至相反"。[31]继休谟之后，亚当·斯密在1759年发表了著名的《道德情操论》。人类可能看上去自私，斯密在书中第一句话指出，然而"他天性中的某些原则，让他对别人的命运感兴趣，让那些人的幸福对他来说必不可少，尽管除了目睹这一点的快乐，他并不能从中获得什么"。由于人们"对别人的感受没有直接体验"，只能"通过想象我们自己在类似情况下的感受"对"他人受到影响的方式"形成一些概念。借助想象，他继续道：

> 我们将自己置于他的处境，设想自己承受着同样的煎熬，仿佛进入他的身体，某种意义上和他变成了同一个人，因此形成了关于他感觉的某些概念，甚至感觉到了某种东西，虽然程度更弱，却和他的并无二致。

以这种方式，别人的"剧痛"显现出来，"然后我们一想到他的感受，就害怕得颤抖"。[32]

18世纪的医学思想家很快吸收了这种修辞，诉诸同情*的概念，将其置于更加广泛的情感概念当中。此外，有些人甚至设想，同情是一种生理机能，它是由神经系统本身产生的，无论字面上还是隐喻意义上。

关于笛卡尔的疼痛机械模式，出现了若干问题，18世纪中叶对它们的回应当中，有一部分就是将同情理解（道德概念）和交感神经系统（生理学概念）混为一谈。在《第一哲学沉思集》（1641年）里，笛卡尔坚持说，"我有个身体，我感觉疼痛时，它就会受到有害影响"。他接着写道：

---

* "sympathy"也可以翻译成交感、共鸣，在本章中根据语境酌情使用。

大自然通过这些疼痛感教导我……我不光寄宿在自己身体里，
就像一艘船上的领航员，还同它非常紧密地结合在一起，可以说，我
同它交融得如此之深，所以好像和它组成了一个整体……全部这些
感觉，饥饿、口渴、疼痛等，实际上不过是某些混乱的思维方式，由身
体和精神的结合及表面上的交融产生。[33]

　　尽管笛卡尔试图阐明，身体和精神是怎样"交融"的，他却因"笛卡
尔式"的身心**二分法**而著称，这很大程度上是他闻名遐迩的疼痛机制图
像（发表在《论人》当中，我在引言里引用了它）导致的。这变成了临
床教学奠基人赫尔曼·布尔哈夫（Herman Boerhaave）宣扬的身体
模式。

　　然而18世纪中叶，一群富有影响力的医师（主要在爱丁堡）开始挑
战这种机械模式。尤其是罗伯特·怀特（Robert Whytt），在《对那些
通常被称作神经质、疑病症或歇斯底里的紊乱性质、原因和治疗的观察》
（1768年）里，他介绍了著名的"感知原理"：

　　　　神经是有感觉的，而且……由于整个系统当中都存在一种普遍
交感，所以身体各部位间有着特殊、引人注目的**一致性**。

　　他惊叹于"神经的感知与交感力量"。[34]"身体每一个有感觉的部
位"都"和整体一致"。换言之，身体是互联的，器官能察觉到彼此的
存在。

　　对当时的医师，疾病和健康是身体内部"交感"的结果，这一观
念卓有成效。例如，詹姆斯·克劳福德（James Crawford）将同情
列为三大致病原因之一。"经常"，他声称，"[疾病的]**影响**出现在一
个**地方**，**源头**或者真正**原因**却在另一个；通过长长的**神经**和**肌肉**的

介入，相距遥远的不同**部位**互相沟通，达成一致，所以真正完整健全的部位也可能感到疼痛"。³⁵根据另一个版本，塞金·亨利·杰克逊在《两个部位的交感论》（1781年）里，区分了各种相似和不相似的同情：

> 当一个部位产生交感（即有任何影响或者行动），而另一个没有明显联系的部位和它产生相近的影响或者采取类似的行动，交感就是相似的。所以我们说……交感双方具有相同的原因，而这导致了原本的影响或者行动。

与之相反，"当两个交感者的影响或者行动不一致"，就可以说交感是不相似的。为了更清楚地说明这一点，他举了以下几个例子：

> 如果你扭伤了脚踝，或者因包扎伤口而痛苦不堪，这两种情况都会导致恶心呕吐。扭伤的脚踝或者伤口的影响，要么本身是种感觉，要么产生了感觉，也即疼痛。然而这种疼痛在胃里发挥作用，但当时那里并没有病情影响。

然而他接着写道，"有时候，交感双方的影响行动会不一致"。例如：

> 排出秘结的粪便以后，偶尔会出现晕厥。他们费力排便的过程中，会有种因**兴奋**而导致的感觉，进而采取行动，然而这种感觉对感觉器官造成影响，让人**忽然倒下**。在这里，头和直肠交感，尽管这两种影响并不相似。

对杰克逊来说，交感神经对**外部**和内部印象的反应都相当重要。看到漂亮女子时，男子"印象的同情"（sympathy of impression）会被激发；看到"贤明而体谅"的女子时，他"意识的同情"（sympathy of consciousness）会作出反应。[36]

杰克逊将身体内部的交感和外部的同情融合在一起，这对理解同情在18世纪医学和医患关系当中的作用至关重要。交感神经系统不光在人体内部运作，也是种社会制度。因此怀特宣称："不同人的神经系统之间有种更加奇妙的交感，各类动作和病症经常在没有半点身体接触的情况下，由一个人传给另一个。"他指出，就连"悲哀的故事，或者触目惊心的景象"都会让"脆弱的人"晕倒或者抽搐。[37]这就是《大英百科全书》所暗示的，1797年，它对交感的定义是：

被他人感情所影响的特质；可能存在于不同人或躯体之间，也可能存在于同一躯体不同部位之间……交感……同心灵影响的运作、想象的运作、外部感官的影响有关。[38]

交感神经系统让同一个人体内器官、人与人之间的交流都成了可能。

在《论身体和心灵之间存在的交感联系，特别是患病时》（1836年）里，约翰·沃克·奥德（John Walker Ord）更加直白地挑明了这种联系。他认为，一种交感存在于身体不同部位之间，也就是说，"一个部位的疾病在相隔遥远的部位引起了刺激或疼痛"。然而另一种是"将我们和别人的行动联系起来的那种"。这不光包括"打哈欠、大笑"涉及的那种交感（杰克逊在1781年的论著里，给此类形式的同情贴上了"模仿"的标签）[39]：至关重要的是，它还涵盖了更高层次的社会性同情形式，例如"对别人的痛苦感同身受"。奥德承认，他不知道"这些同情之感的原因"，但能看到联系：

> 我们已经看到,心灵和身体是怎样密不可分地联系在一起,一个人的行动对另一个人的疾病有多么奇妙的影响,不朽而神圣的东西是怎样平和、有效地同粗俗、尘世而肉欲的东西结合在一起。[40]

所以自18世纪中叶开始,交感神经系统和"情感人"之间的关系聚拢到一起。要是我们注意到,提出这些观点的哲学家和医师在同一个社会和政治圈子里活动,这或许就没那么让人惊讶了。历史学家克里斯·劳伦斯(Chris Lawrence)和凯瑟琳·帕克汉姆(Catherine Packham)清晰地证明了,这些杰出医师不光得到了缙绅精英的支持,还是那个年代一流哲学家的朋友和同事,在爱丁堡尤其如此。[41]他们当中,许多人是爱丁堡哲学学会的成员,它源自爱丁堡医学院,定期讨论医学和哲学问题。塞金·亨利·杰克逊甚至承认,建立交感神经系统理论时,他吸收了哲学家们所用的关于同情的"旧语言":他指出,不可否认,这种做法可能遭到反对,然而他决定继续使用"旧语言,以免被误解"。[42]尽管我们可以观察到,这是个科学在发展和阐述新观点时使用隐喻的经典例证,[43]对杰克逊来说,同情这一道德范畴和交感神经系统之间的联系却不仅仅是隐喻性的:身体和社会制度共享一套"自然"法则,而且本质上是自我管理。

揭示同情的身体

对这些思想家来说,特别是在爱丁堡,生理和社会因素紧密交织。对后来的评论者来说,情况却并非如此,在这些人看来,社会性同情只在**隐喻意义**上同神经系统、身体敏感性、传染联系在一起。例如,《为什么疼痛是个谜?》(1870年)的作者在这个比喻意义上使用了同情的概念,他坚持认为,同情取决于这两点:

其一是精神或身体上的敏感性,其二是想象力。哪里有敏感性、敏锐的感知、想象力,哪里就能找到同情,完全不用考虑身体疼痛的紧迫性;在缺少敏感性和想象力之处,不管多么严重的身体疼痛都不能唤起同情。[44]

或者,就像1900年另一名评论者解释的那样,同情"具有传染性":"在医院实习,却不被同情传染",是不可能的。[45]这两名作者没有假定,敏感性和传染性——它们对同情必不可少——甚至部分意义上是生理过程。在《伦理的科学》(1882年)里,莱斯利·斯蒂芬(Leslie Stephen)明确提及了同情的隐喻性用法:

我们通过成为别人来思考别人。我们暂时适应他们的状况和情感。玄学家和神秘主义者已经表达了这一点,通过否定个体性的最根本有效性,也通过主张在某种先验的意义上,一个人是他的邻人,或者所有人都是一个不可分割物质的表现形式。

他拒绝了这种18世纪很多相信"生命力"的评论者的说法,可是接受了以下观点:

只要我同情你,我就附加了你的意识。我表现得如同自己的神经可以通过某种方式和你的相连,这么一来,砸在你身上的一击就会向我的大脑传递某种感觉。[46]

虽然只是隐喻,使用同情来影响旁观者的神经,这一点丝毫未变。别的时候,诉诸交感神经系统的隐喻是复杂详尽的,利用了神经、静脉、血液循环等词汇。例如,安德鲁·斯通(Andrew Stone)牧

8 如何面对病人的疼痛

师在1861年雄辩道："当我们把别人的烦恼当成自己的时，同情的悲哀就会落到我们心上。"他指出，这种"关于苦难的知识和它唤起的同情"让品格变得更加丰饶：以这种方式，"新的血管被打通，带着金灿灿的接缝，通向……从未探索过的深处"。[47]1860年，《女士报》上的一篇文章也在隐喻意义上向交感神经系统致敬：它拥有减轻神经痛的力量。这篇文章里，未透露姓名的医师治疗了一名这样的"女士"：主诉为神经痛，多年没能缓解的疼痛导致了抑郁，病情因此加重。他"建议她去找几个比自己更痛苦的人，每天都前去提供帮助和安慰"。这名女士照方抓药，她自己的症状很快消失了。对这一奇迹的解释和18世纪时关于交感神经系统的论述相呼应。医师说：

> 每次上门拜访，她的神经都因患者表达感谢而震颤——她的活跃情绪被激发，得到了健康的锻炼——她的血液循环加快。她不再感觉寒冷。现在她已经不需要医疗。

医师称这种治疗手段为"《新约》疗法"，然而他的患者重建自然秩序，也可以说是"**同情疗法**"。[48]

同情自生理向隐喻领域转移，主要有四个原因。首先是由于和身体相关的观念变化，对生理机制的阐述越来越详尽，与之相应，"活力论"*信条衰落了。

使用"同情"这个概念的方式既"松散"又不科学，对此点的担忧和失望，是它向隐喻而非切实领域转移的第二个原因。杜格尔德·斯图尔

---

* 也叫"生机论"，认为生命体一切活动都由内部的非物质因素（即"活力""精气"或"生命力"等）所支配，强调生命与非生命之间存在不可逾越的界限，生命现象是由超自然的"灵魂"等因素引起的，不受自然规律支配。

特在《人类积极与道德力量的哲学》（1855年）里表达了自己的关切。他抱怨道：

> 对"**同情**"（sympathy）这个词的使用不严谨而普遍，它可以泛指**动物经济**当中的各种现象；指一致性，例如，就眼睛运动而言；还可指身体不同器官之间存在的联系，就健康或者疾病而言。它同样适用于那些一个人容易被另一个人传染的身体状况，像打哈欠、口吃、眯眼、眼睛酸痛、通常被称作**歇斯底里**的失调。

他承认，"在所有这些不同情况下，毫无疑问，存在一定程度的类似"，然而他警告说，不要在"科学讨论"——"哲学精确性的目标就是它"——中使用这个概念。他指出，哪怕伟大的"系统性伦理学家"亚当·斯密也有不严密的地方。斯图尔特宣称：

> "同情"的概念在斯密先生看来是那样重要、联系又那样奇妙，因此他被引导着，自这项单一原则出发，试图解释所有道德感知现象。

这大错特错。

> 斯密被对简单性的过分热爱……误导了；他错误地认为，用我们道德章程中的一项次要原则……**足以分辨是非**；他还错误地认为，在我们的所有伦理探讨当中，不管我们选择什么名字来区分，它作为人类本性当中的终极事实，不断重现于我们面前。[49]

人类交感神经系统"融合"的机制尚不清楚，而且看上去越来越不科学。

使用"交感"这个概念的方式既不精确又不科学,它同"庸医骗术"(包括催眠术)的联系加重了对此点的担忧。这是上述转移的第三个原因。例如,和斯图尔特的批判时间差不多,约瑟夫·布坎南(Joseph Buchanan)用"交感"来解释动物磁力。在《人类学神经系统讲座概要》里,他声称:

> 通过动物磁力来减轻疼痛和疾病的操作,主要依赖于施术者和受术者的交感联系。要是前者身体强健、精力充沛,就能不断将受术者拉高到他自己的状态,同时受到患者的致病影响;换句话说,二者之间正在建立平衡。所以,施术者因接触而承受的不良影响甚至比他们意识到的还要多,患者得到的益处和他们接触到的体质特性成正比。[50]

其他"科学"当中,对"交感神经系统"概念的误用也很常见,许多医学界人士将这些看作"庸医骗术",包括顺势疗法、颅相学、相面术、珀金斯氏疗法(Perkinism,使用金属牵引器治病)、催眠术、电生物学、千里眼、招魂术。就医学专业化而言,必须严格划定庸医同"**科学人**"之间的界线。

最后,一些评论者担心,同情未必是无害的。这一点早就得到了认可,然而在19世纪更加突出。通过同情,人们可能"感染[另一个人的]复杂情感",但这可能导致"自别人的痛苦叙述中获得纯粹愉悦的兴奋",1882年时,亨利·西奇威克总结道。[51]在沙夫茨伯里(Shaftesbury)、休谟、斯密等人看来,同情是一种道德力量,后来的评论者却要么将它降格为"模仿"形式(别人打哈欠时也打哈欠),要么强调它更加粗鲁、"传染性"的形式,例如煽动暴民闹事。

同情的职业

在18世纪的社会里, 当一个 "情感人" 和当一个名声好的人没有区别。同情的文化被赋予医师, 他们试图以此维持自己的社会地位、提高自己的专业地位。例如在1784年, 詹姆斯·莫尔 (James Moore, 伦敦外科医师协会成员) 对持这种观点的评论者发难: 内外科医师 "对人性的痛苦缺乏感情", 甚至可能 "残忍"。恰恰相反, 莫尔大声疾呼, 进入这一行的人都是出于减轻疼痛的渴望。若非如此, "仁者" 乃至 "具有普通人性者" 就会打退堂鼓, 因为 "真正仁者的自然愿望是, 在他们胸中珍惜和培养人类的所有情绪和感觉"。正是那些 "对痛苦悲伤的事物不怎么熟悉" 的人, "特别容易失去" 人性。要是有人指责说, 接触苦难会削弱人类胸中的怜悯之情, 那么, 他接着写道:

> 这将证明, 那些以造访监狱和医院为己任, 在穷人的囚室里寻找合适的对象施以怜悯和慈善之举的人, 一般会逐渐变得铁石心肠; 而真正的敏感性只存在于这样的人胸中: 逃离悲惨的场景, 对剧痛的哭喊充耳不闻, 碰巧看到任何不幸的对象时, 表现出的情绪只有恐惧和厌恶。

当然, 这种想法 "同经验全然相悖", 所以 "不值得费功夫驳斥"。此外明摆着, 外科医师如果富有同情心, 就能更好地完成任务, 因为 "同残酷的人相比, 仁慈的人采取一切措施" 来避免造成疼痛 "的可能性要大得多"。[52]

杰出的医师沃辛顿·胡克 (Worthington Hooker) 更进一步。在《医师与患者》(1849年) 里, 胡克主张, 大夫必须将患者当成家人或者朋友来对待。"在他们痛苦、焦虑、难受的时候",他必须感到同情。"熟悉痛苦的场景"并不会让这样的医师"无法同情别人",除非他只将患者视为"薪水来源"。优秀的医师不会"歪曲他天生的同情心",而会让他的同情心"流露出来,每天完成救苦救难和施恩的差事时,无论高低贵贱一视同仁"。这样的话,医师的"天生"同情心事实上"会变得更加温柔、积极,而非被磨钝和压抑"。当然,胡克继续写道,医师的同情不是"让人作呕的情感,体现为眼泪、叹息和表达怜悯",而是**积极的同情**。用胡克的话来说,优秀的医师是这样的:

> 在不用心的观察者眼里,人的情感可能被医师的情感吞没了——让自己的人性屈服于科学冰冷严酷的要求。他看上去可能缺乏同情心,因为他在充斥着痛苦的环境里工作,不掉一滴眼泪,甚至不叹一口气,在履行职责时面无表情、镇定自若、双手稳定,而他身边满是恐惧、颤抖、怜悯。然而他胸中**有**同情,却是**积极的**……他知道,一条宝贵的生命就取决于这些努力,而他那样做时,表面上冷冷的,仿佛漠不关心。

因此,医师的情感变得"更加深刻而温柔"。[53]

胡克的坚持暗含着这层意思:医师的同情不光是"让人作呕的情感",这种同情模式是富有男子气概的,越来越多地被灌输了自觉理性与科学的心态。晚到1925年,在查令十字医院(Charing Cross Hospital)医学院的一场演讲当中,赫伯特·沃特豪斯(Herbert Waterhouse)爵士还警告学生,不要让同情"堕落成多愁善感":同情必须"跟坚定与果断融合在一起"。[54]先前的几百年里,这个主题无处不在。《关于医师职责和资格的讲座》(1772年)作者约翰·格里高利(John Gregory)主张,"认为富有怜悯和感情的心灵,通常和薄弱的思维能力与差劲的头脑相伴",这种暗示显然是"恶毒而虚假的"。事实上,同情是"医师**特别**需要具备的道德品质"之一。[55]《同情心讲座》（1907年）作者提出了相近的观点,对那些想当然地觉得同情是"一种差劲的品质,通常和软弱的性格相伴"的人表示轻蔑。不可否认,存在"软弱的人物,跟变色龙似的,似乎没有自己的颜色,只能反射那些此刻碰巧环绕在身边之人的色彩"。根据生理学家对这两者的区分——神经系统的"模仿性"同情（例如导致同时大笑或者打哈欠）和同情的更高级形式,这名作者坚持道,社会同情的"软弱"形式"不是人类的同情;它更像是类人猿的模仿习性"。[56]

医师们拥有的同情既不是女性化的,也不是类人猿的:它是阳刚而虔诚的。约翰·威廉姆斯爵士在1900年给医学生的演讲里,表达的就是这个意思。

> 你在医院里实习,几乎不可能不被同情传染,然而同情并不是那种在讲台上的感伤演说当中消失、在宣传当中得到回报的东西。它更加持久。它并不体现为在困难面前大喊无能、面对痛苦选择逃避。这些只会让它变得更加强大。

这是一种男子气概的同情。它"不是那种浅薄的多愁善感"。它坚定而阳刚。对威廉姆斯这样的医师来说,《圣经》故事支持的也是这种形式的同情:有个人偶然碰上了盗贼,被扔在沟里等死。过路人都扭头走开了,然而一个富有同情心的人停下来,给他包扎伤口,带他去了附近的小旅馆。"这个好人,"威廉姆斯告诉学生,"必然当过大夫。关于我说的那种同情,这是最好的例证,你们不应当不培养它。"[57]

必须积极捍卫这种同情,不让女性模仿者染指。"众所周知"[至少如1781年威斯敏斯特总药房（Westminster General Dispensary）

的医师所言],女性"最容易受到温柔和同情之感影响"。他声称,所有人都知道,"目睹另一个女子的分娩剧痛时,孕妇通常会抱怨感觉到了这些疼痛"。然而他坚持说,这不过是"**模仿的同情**"(像打喷嚏或者打哈欠)——这种同情心分支明显低于医师所拥有的男性化的那种。[58]

"真正的"和"模仿的"交感神经系统只是一个区别特征。事实证明,所谓同情的"自然"性也没有暗示的那么普遍。尽管关于同情的理论建立在"同情"生理学或者身体敏感性这种观念基础上,人们却理所当然地觉得,低等人类不像高等人类那样,拥有程度一致的身体同情。在开拓性文章《苏格兰启蒙运动当中的神经系统与社会》(1979年)里,历史学家克里斯·劳伦斯指出:

> 借助敏感性理论,生理学通过将拥有土地的[苏格兰]少数派认定为文明的保管者,因而是落后社会里的自然管理者,鼓励了新的经济和相关文化形式引入。与之相关的同情理论体现并塑造了他们的社会团结。[59]

劳伦斯强调,上述生理学观念在培育苏格兰精英的社会优越感和社会凝聚力上发挥了显著作用,我同意这一点。同情的身体属于精英阶层。例如,在《人性论》里,休谟坚持道,"日工的皮肤、毛孔、肌肉、神经"和"有素质的人不同","所以他的情感、行动和礼貌也是如此。生活中的不同地位会影响整个构造,无论内外"。[60]或者,就像亚当·斯密20年后观察到的,"未开化的野蛮人"不能指望自伙伴那里获得多少同情。"在我们能为别人感觉到很多以前,"斯密接着道,"我们必须一定程度上让自己安心。"[61]

其他医师和伦理学家表示赞同。约翰·格里高利将同情和想象才能联系起来,认为"品味"依赖于"**想象**能力的提高"。不过他指出:

品味给人类带来的好处……局限于很小的数量。大部分人类的奴役状态需要他们不断劳作，以维持日常生活。这必然剥夺了他们增进想象或理性能力的手段。[62]

前面讨论过的《两个部位的交感论》的作者杰克逊，也坚信最容易受到"印象的同情"和"意识的同情"影响的男性，是那些"非常健康、精力充沛、过得很好"者，和"瘦弱、饥饿"者形成了鲜明对比。用他的话来说，"除非身体得到合宜的营养"，人的头脑就不能"完全拥有她的一切力量，这样她就容易受到那些刺激影响"。[63]所以亚当·斯密称颂同情这种美好品德，认为旁观者"仿佛进入他［受苦受难者］的身体，某种意义上和他变成了同一个人"时，此举从始至终充斥着有权者和无权者之间的等级关系。

对进化论观念感兴趣的科学家、医师、哲学家进一步巩固了基于生理学的同情的局限性。他们的出发点并非18世纪前辈们设想的交感神经系统，而是认为同情扎根于身体当中，是模仿和本能。同情是一种生物学决定的本能，随婴儿成熟而发展。和更早的理论家一样，他们也将"真正的"同情和单纯的冲动区分开来。因此，根据赫伯特·斯宾塞（Herbert Spencer）在《人类比较心理学》（1876年）里的说法，同情之感需要"其发展的社会环境"，而且涉及"对结果的想象"。相比之下，冲动是儿童和"布须曼人（Bushmen，非洲南部的古老狩猎采集民族，又称桑人）"的特征。它不过是简单的"反射动作"，稍纵即逝的一种情绪。[64]亚历山大·贝恩（Alexander Bain）在《存在纯粹的恶意吗？》（1883年）里，提出了类似的主张。他追溯了同情和文明二者的兴起：原始民族自他人受苦受难的场景里获得"快乐"。[65]在《伦理的科学》里，莱斯利·斯蒂芬详细阐述了这一点。用他的话来说：

8　如何面对病人的疼痛

严重的残忍……意味着单纯的麻木不仁。同情心的缺陷也是一种智力缺陷。孩童折磨昆虫，或原始人抛弃自己的婴儿，只是不体会受害者的感觉……所以，这种残忍仅仅是智力迟钝，无法将自己投射到他人的状况当中……愚钝让乡下粗人没有能力欣赏优雅的大自然，到目前为止，这让他不具备参加任何更复杂的社会活动的资格。

一个民族越文明，他们的敏感度就越高。[66]

大众层面上，这种同情的层级模型（不管从生理还是象征意义上理解，或者基于神经、本能系统）有着实际含义：它们给"某些人的地位高于其他人"找到了正当理由。例如，在女性为入读医学院而进行的斗争中，这种指责和声称她们智力不足一样突出：女性"全然无情，没有怜悯，或者关切和温柔"——她们不是绅士。[67]阶层同样至关重要。普遍认为，社会地位"更高"的女性在当护士时更"富有同情心"。所以1902年6月28日，《护理记录与医院世界》刊登了一篇文章《"阶层"问题》，其中主张"生物体越优良，感知就越敏锐"。作者解释道，这就是为什么，"在疼痛问题上，较之出身低下的女性，出身高贵的女性更容易理解患者的感受"。[68]同情模式的层级性质也给针对被诋毁群体（"黑人"、"未开化者"、"野蛮人"、穷人、体力劳动者、"低能者"）的暴力提供了理由。[69]上一章里，我更加详细地探讨了感觉分配的不公。由于缺乏足够的"同情"生理机能，这些群体被认为不怎么能对他人产生同情。

同情的举动

本章里，到目前为止，我已经论证了，几个世纪以来都能听到这种指控——医师缺乏同情心，或者有可能因工作而变得"心如铁石"。医师和其他医疗从业者强烈抵制这种污名化：有些时候理由是他们是绅士；

还有些时候理由是他们的专业和社会地位。他们都同意这一点：医疗职业是仁慈而富有同情心的。医师一再坚称他们对疼痛者具有强烈的同情之感。一名在20世纪10年代受训的医师说，他们"对患者充满同情"，有种"特别的冲动，想为处于疼痛当中的人做些什么"，而且甚至能"感觉到患者的伤痛"。[70]

然而存在一个问题：面对疼痛中的人，究竟什么才是**正确的**"同情方式"？这一点出现了深刻的转变：医疗从业者认为他们能最好地实现其仁慈目标的方式发生了深刻的转变。18世纪的"情感人"在接触患者时，心中充满了同情（尽管被灌输了优越感和权力感）。对于表达同情的最佳方式，他们体现出和后来几个世纪里的"科学人"并不相同的理解。医患之间情感亲密的感知价值日益遭到破坏。这并不意味着，实际上医师对患者的关怀减少了，而是"关怀的举动包括什么"的观念变化了。因此，我的观点和许多其他关于临床中同情的历史研究不一样。在那些著作里，18世纪医师叙事丰富的重点首先被一概而论地用于过去医患之间的所有关系（而非仅仅**某些**患者），其次，比起后来医师采用的循证、定量、依赖技术的做法，18世纪医生的重点获得更多赞赏。20世纪晚期关于叙述——也可称为"谈话疗法"——价值的论断意味着，对"科学"从业者更加客观超然的关怀行为，许多历史学家给出的评价要比应有的更加负面。

这些对临床同情理解的转变，同治疗过程当中情感的感知价值有关。19世纪末20世纪初的"生物医学革命"以前，同情之所以重要，不光由于它是绅士风度和专业精神的标志。事实上，减轻疼痛**本身**取决于医师让人信服地扮演富有同情心的角色。换言之，开发出有效药物和其他治疗手段以前，精神对身体的深刻影响是减轻疼痛的关键。约翰·格里高利在《关于医师职责和资格的讲座》里提到了这种影响。他承认，医师的"过分同情"可能会"蒙蔽他的洞察，让他精神消沉，无法坚定而精力充沛地行事，而他患者的生命也许很大程度上取决于此"。不过对医师来说，高度同情是不可或缺的素质，原因是：

> 自然而然引起了患者的喜爱和信任，许多情况下对他的康复至关重要……患者感觉医师到来，就像守护天使降临，照看他，减轻他的痛楚。[71]

讨论交感神经系统时，格里高利就区分了"真正的"同情（即深思熟虑、"自然"且有意识的）和"模仿的"同情（例如医师通过自己生病或"抑郁"，来反映患者的痛苦）。

本杰明·拉什（Benjamin Rush）也强调了同情作为治疗素质的重要性。在1805年的演讲《论关于人类心智能力和运作的知识对医师的用处》里，他追忆道，回到童年的家，去看望因斑疹伤寒而垂死的老朋友。一进房间，他就"引起了她的注意，并用欢快的语气只说了句'鹰巢'"，指的是他们儿时常常去看的鸟巢。

> 她抓住我的手，说不出话来，在她脸上洋溢着强烈的喜悦之情，可能是由于我说的话让她忽然联想起早年的所有家庭连结和欢乐时光。那个时候起，她开始康复了。[72]

对拉什来说，这是想象力影响身体的证据：病入膏肓的女子通过回忆年轻时的幸福而痊愈了，那句话是"从她当时认识的人，和她共享这些早年情感的人口中"说出来的，这个事实强化了这一点。[73]换言之，垂死女子和她医师朋友之间的同情联系是有疗效的。拉什继续道，并非所有医师都拥有这种同情特质：它是社会当中更文明开化阶层成员的属性。他严厉批评"那些医疗从业者，特别是偏远地区的"：

他们常常只是放肆的冒牌货,没受过教育,出身也不好,对心灵哲学最简单的要素一无所知,也不知道在任何情况下,准确追踪心灵对身体疾病的影响多么有用。应当更加深入地探究伤口时,他们却像纯粹的经验主义者和骗子那样粗陋;要知道,这不是身体素质,而是精神特征。[74]

拉什指示听众去了解"医学研究和实践当中,心灵的能力和运作",因为这能教会医师:

号脉、检查眼睛和舌头、审视排泄物的状态,然后根据患者的不同状况开处方,他在病房里只履行了一半职责。

为了治好病,医师必须"窥探患者的头脑,以此来规范他的行为和谈话,协助他接受的物理疗法运作"。[75]换句话说,正如拉什所言,关于头脑的知识简直是"生理学的一个分支"。[76]

然而,由于诊断分类体系的发展和新的医疗技术,就减轻疼痛而言,同情的感知重要性日益降低。这个过程相当漫长,始于17世纪托马斯·西德纳姆(Thomas Sydenham)*的疾病分类,止于21世纪磁共振成像(MRI)和计算机断层扫描(CT)的出现。斯坦利·乔尔·赖泽(Stanley Joel Reiser)在《科学、教育学与医学当中的共情转变》(1993年)里解释道:

体系整理将特殊病征抬高到独有症状之上。评估疾病的目标

---

* 公认的临床医学和流行病学奠基人,被誉为"英国的希波克拉底"。他根据临床现象对疾病进行分类,提出急性病和慢性病、泛发性疾病和散发性疾病等概念。

已经变成了将人按照有明确界限的疾病范畴分类。因此对医师来说，那些将患者组合成群体的症状变得比将患者拆分成个体的症状更加重要。

这导致"（医师）对他们患者的独有特性越来越冷漠"，[77]以及重点自康复（一个涵盖了患者和医师之间复杂互动的过程）转移到治疗（医师作用于患者的行动）。

技术还鼓励医师避开情感传染，而这可能成为医患关系的特征。在第5章里，我已经提出了这个观点。技术消除了患者主观描述带来的"不准确性和不确定性"。[78]更重要的是，大量化学检验变成了诊断的核心。历史学家乔尔·豪厄尔（Joel Howell）利用纽约市医院病历（940份）和宾夕法尼亚医院病历（1622份）开展的研究显示了这种转变的程度。他发现，1900年时几乎不使用临床化验，而25年里，它们无处不在，对几乎所有患者来说，都成了例行公事。[79]微生物学、化学、生理学让医师在寻求"客观诊断"时，得以绕过患者叙述。这些知识鼓励医师更多地关注疾病而非患者，关注"病例"而非"受苦受难的人"。患者叙述并没有被彻底排除在外（"疼，**这里！**"），然而越来越多人觉得，准确诊断是在远离病床的地方进行的。

再举一个例子，麻醉剂的引入同样促进了某种超然。詹姆斯·米勒（James Miller）在《氯仿的外科手术经验》（1848年）里谈到了这一点，指出麻醉剂问世之前，"目睹手术时，[医] 学生、裹伤员，甚至外科医师都会脸色苍白、恶心，甚至摔倒"——不是因为"仅仅看到血或者伤口"，而是"由于患者表现出的极度疼痛难受"。与之相反，他继续写道，麻醉剂发明以后，这些医疗从业者无需同患者进行情感接触（或者说，实际上是试图不建立情感接触），因为患者能发出的"最糟糕的响动不过是哼一声"。医师可以切开肌肉，"就像在死者身上一样轻松"。[80]另

一名作者在氯仿才发明出来8年时写道,有了这种新的麻醉剂,"患者的尖叫……都平息了":

> 外科医师的神经现在绷得紧紧的:他可以在人体组织当中,平静从容地工作了。他不受肌肉收缩阻碍,不会因患者剧烈的扭曲而尴尬,头脑也不受敏感的痛苦哭喊干扰,他进行手术,就像在停止呼吸、没有生命的躯体上一样操作。[81]

还有些外科医师拿狩猎来打比方。用1848年詹姆斯·米勒的话来说,在没有麻醉剂的情况下动手术就像试图"射杀一只活泼、或许经验丰富的兔子,蹦蹦跶跶,闪电一般穿过荆豆丛"。在氯仿帮助下动手术则与之相反:

> 就像在洞穴向阳面从容地屠杀熟睡的无辜生灵。后者尽管是相当确定的事件,却无疑不符合体育精神。然而毋庸置疑的是,在外科手术中,我们不寻求**运动**［的乐趣］。[82]

在《疼痛与麻醉剂》(1863年)里,瓦伦丁·莫特赋予它更加积极的光彩:

> **对外科医师来说**,患者**没有感觉就方便多了**。有多少次,给某些深而暗的伤口动手术时,沿着大血管方向,它们的壁薄薄的,因生命之流而交替膨胀和松弛——有多少次,我害怕患者不幸挣扎起来,让刀子偏离正确方向一点点,而我原本乐意成为拯救者,却要不由自主地成为刽子手,看着患者以最骇人听闻的方式死在我手里!要是他不省人事,我就不会感觉惊慌。

通过让"患者的尖叫和哭喊"消音，外科医师不再需要"鼓起勇气去完成一项非常不愉快的任务"。外科手术变成了"缓慢解剖"，这个术语通常用在尸体而非活着的患者身上。[83] 在《麻醉剂为外科手术带来了什么？》（1897年）里，大卫·契弗（David Cheever）直言不讳：由于麻醉剂，外科医师"不需要匆匆忙忙；他不需要同情；他不需要担心；他可以冷静地解剖，就像对死尸一样"。[84]

这些技术在社会环境当中才能运作。科学医学道德观念越来越反对在医疗实践当中流露情感，认为这同科学客观性相抵触。早些时候的医疗实践非常重视1850年托马斯·史密斯·罗（Thomas Smith Rowe）所言的"心灵和身体之间存在的交织的关系和相互依赖"以及它们之间的"微妙和谐"，[85] 在生物医学模式当中，这种交织带有贬义，就像在术语"身心失调"当中。就连所用的语言都没那么复杂了。看看沃尔特·布伦德尔（Walter Blundell）《不借助氯仿无痛拔牙》（1854年）的不同版本，就能说明这一点。1856年的第二版当中，布伦德尔将"患者的呻吟和尖叫"改成了"患者的哭号"。"平静睡着的婴儿，对梦中的某个形象微笑"被删去。外科医师不再"不受敏感的痛苦哭喊干扰"，改成了"不受让人困惑的哭喊干扰"，他们不再在"停止呼吸、没有生命的躯体上"动手术，而只是在"没有生命的"躯体上操作。[86] 自20世纪早期起，大学和学术医疗中心开展的医学教育也鼓励一种更加超然的医疗态度，它"时间有限、患者群体棘手，是急性病治疗导向的"。[87] 与日俱增的专业化让个人的身体碎片化了，变成特定器官和液体；团队合作让个人的责任和关切支离破碎。昂贵的培训和对专门化的强调将这种假设发扬光大：由于接受的训练，医师们更擅长解读化验结果，而非同患者面对面讨论。这似乎也更有经济意义。同针对（男性）医师的文献相反，针对护士的著作这么做的可能性要大得多：突出"设身处地为患者着想"的必要性，"想想要是你像他或她那么痛苦，或者甚至像他们自以为的那么痛苦，会有什么感受"。[88]1911年，《不列颠护理杂志》告诉护士们：

> 记住，在性格和身高上都有侏儒。并非每个人都能高尚地忍受痛苦。侏儒可能非常努力，表现却非常糟糕，对他们，我们必须和对那些勇敢高尚的人（我们时而有幸遇到）一样耐心且富有同情。要知道，"他们都在经历考验和磨炼，正如金子经历火炼"，让我们确保，不妨碍主的工作。[89]

18世纪的医师一直热切地坚持认为，同情是种"男性化"的情感，现在它变得女性化了。

在20世纪初给宾夕法尼亚大学医科毕业生的演讲里，威廉·奥斯勒爵士出色地捕捉到了这种与日俱增的需求：实践当中，医师要客观超然。他劝告学生们，"沉着镇定"是"基本的**身体**美德"，也是"对拥有者的祝福"。尽管某些医师（他哀叹道，"由于先天缺陷"）可能永远无法习得它，然而通过教育和实践，许多人能够获得这一美德。它让患者自信起来，抚平他的恐惧。用他的话来说：

> 一定程度的麻木不仁不仅是种优势，在进行冷静判断和精细操作时，也是颇有助益的必要素质。强烈的敏感性在不影响手的稳定或神经的冷静时无疑是种高阶美德；然而对从业者来说，在他工作日的世界里，麻木不仁——只想到会产生的好处，不拘小节地勇往直前——是可取的品质。[90]

这和19世纪里他的前辈相去甚远，那些人对感性崇拜赞不绝口。事实证明，奥斯勒关于"沉着镇定"的劝告颇受欢迎：它被一代又

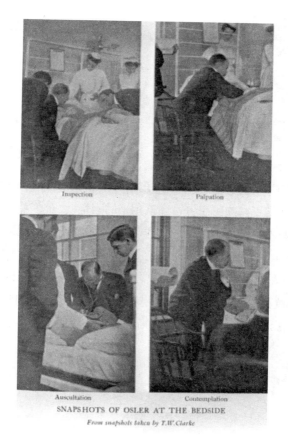

图8.4　威廉·奥斯勒在患者床边，引自William Cushing, *The Life of Sir William Osler* (Oxford: Clarendon Press, 1925), 552, 惠康收藏馆, L0004900。

一代医师和医学教育者引用（和错误引用）。[91]他那场演讲半个多世纪以后，阿尔斯特（Ulster，爱尔兰北部地区的旧称）医学协会主席宣称，奥斯勒的"同情且不多愁善感"原则是所有医务人员都应当追求的目标。[92]或者，正如近百年后另一个人所言，奥斯勒是"那么多人的榜样"，原因是"关于为数不多的真理（它们照样是医师的可靠指南），没有哪位医师比奥斯勒表达得更清楚"。[93]1994年，《皇家医学会杂志》上的一篇文章也赞扬奥斯勒教导医师：

> 永远不应该由于在情感上涉入患者的痛苦，偏离了简明的医学判断……换言之，不要在情感上被患者的痛苦所影响，或者卷入其中。如果医师的精神状态受影响如此之大，就很可能干扰医学判断。

作者观察到，奥斯勒的一部传记宣称，他"给患者看病时从不浪费时间，而且非常不喜欢听患者讲述不相干的回忆"。他们赞同地评论道，"奥斯勒的基本目标看上去是，不因同患者关系亲密而出现误判"。[94]

不应夸大这一倾向。"沉着镇定"并不要求医师放弃对患者情感生活的所有个人关注。两次世界大战之间的那些年里，整体医学在英国、美国、欧洲精英临床医师当中人气越来越高，对患者和他们故事的关注受此鼓励。历史学家克里斯·劳伦斯如此描述这场运动：

> 给予实验室生产的知识有条件的认可，颂扬床边诊断技能，对仪器态度谨慎，蔑视专门化……床边观察是自然史的一种形式，能够产生独特而最有价值的医学知识。[95]

在第6章里，我还举了别的例子，来说明赞扬医师对患者的态度和对疼痛者采取整体治疗的逆势。顶着"医学的艺术"（1923年）之类标题的文章感叹这一事实：

> 我们甚少教导学生，患者不仅仅是由组织结构拼成的，而是在特定环境内运作的人格。太多时候，医院、门诊甚至业务实习变成了纯粹例行公事，主治医师忘记了，每个病例都代表着一颗人类心

脏,被疾病和随之而来的贫困压碎,到了绝望的地步。

作者诚恳呼吁,回归医学的"艺术"。[96]1927年在哈佛医学院,弗朗西斯·皮博迪告诉学生们,"医学的艺术和医学的科学不是对立的,而是互补的"。事实上,要是想让患者痊愈,治疗整个人至关重要。为了阐明自己的观点,皮博迪想象出了一个名叫"亨利·琼斯(Henry Jones)"的患者,他被诊断为二尖瓣狭窄,一种心脏瓣膜疾病。"对症下药了",皮博迪承认:

> 然而亨利·琼斯夜里躺着睡不着,担心妻子和孩子,这代表一个比二尖瓣狭窄的病态生理复杂多了的问题,他病好得非常慢,除非有眼光敏锐的实习医师碰巧发现,为什么就算大剂量的洋地黄也不能让他心跳速度降下来。

任何忽视情感因素的医师"都是不科学的,就跟这样的研究者一样:疏于控制所有可能影响实验的条件"。[97]

对同情的诊断和治愈能力,勒内·勒里什的《疼痛外科手术》(我在这章里介绍过)或许是说服力最强的恳求之一。在许多小插曲之一中,他提到,有个朋友在局部麻醉状态下实施了胃切除术。手术过程中,患者一度开始抱怨,而且"每扎一针,他都呻吟"。外科医师给惹恼了,说:"我现在干的事不可能伤着你。"患者只是回答:"可它没能让我不觉得疼。"对勒里什而言,这是个颇具说服力的信息:当患者抱怨疼痛时,通过同情他们,外科医师会被迫改变之前对内脏没有感觉的看法。他承认,患者对疼痛的报告可能"冗长乏味",而且患者"在我们看来,几乎总是自满地过分夸大[他们]主观感知的马赛克式的细节",而医师希望"直奔事实"。然而"如果更加认真地聆听患者说话,就可能学到很多东西"。他继续道：

> 事实上，在疾病和患者身上，有许多东西都比我们通常认识到的多得多。首先，不少继发性功能障碍可能充满了意义；最不严重的疾病对我们的影响都可能比意识到的更加广泛。此外，除了病因，气质在病发过程中也会发挥作用……因此我们更应该努力同时研究病人和他的疾病。

只有仔细聆听患者的诉说，同情她，医师才能"成功发现疾病之中的个体"。他严厉批评医学领域太快"蔑视主观"。[98]

然而，如果认为这些从业者的"整体"视角在分配同情上全然民主，就犯了错误。毕竟，身体和精神或者道德敏感性存在关联，其本身的分配却并不均匀。这让麦克唐纳·克里奇利（MacDonald Critchley，后来当上了世界神经学联合会主席）得以同时讨论**感受疼痛的差异**，和**了解他人疼痛的差异**。他在1934年指出，这两者受到"个体的智力和教育状况，以及他的批判性内省和语言掌握程度"的影响。[99]

"整体"视角不应与20世纪50年代以后医师更加冷漠疏离的举动形成鲜明对比，他们注重的是"超然关切"。例如，在《自超然关切到共情》（2011年）里，乔迪·哈尔彭（Jodi Halpern）严厉批评弗朗西斯·皮博迪和查尔斯·阿林（Charles Aring）之类的医师，因为他们宣扬的科学精神特质抛弃了对疼痛者的情感认同。阅读他们的著作，就会发现这种判断是不公平的。事实上，皮博迪宣称，医师和患者"建立亲密私人关系"在治愈过程中至关重要；关注情感是一种真正的"科学"实践；"情绪性呕吐和幽门梗阻导致的呕吐一样真实"；"个人纽带"提供了"医学实践当中最大的满足感"。[100]阿林1958年在《美国医学协会杂志》上刊登的文章关注点同样是促进专业同理心。不可否认，阿林对他所谓的"同情"看法是负面的，认为它不具建设性，是道德说教（"人们所称的装病逃差者照样是人，我们的职责是找出原因和可能的解决方法，仅此而已"）。同情也有将医师和患者的问题混为一谈的风险。可是，阿林坚持道，优秀的医师应当练习感同身受，或者"体验"别人的痛苦，同时始终心怀敬意地"认识到自己和被观察者的分离性"。"沉默"或者"退缩"的态度对关系有害。避免陷入"患者问题的泥潭，让人萎靡不振"的同时，高效的医师必须利用"［他］自己丰富的情感经验"，包括"直觉"。阿林坚持认为："在医学实践当中，再怎么强调同理心的重要性也不过分。"[101]

精神病学家H. I. 利夫（H. I. Leif）与社会学家R. 福克斯（R. Fox）在《医学生"超然关切"的训练》（1963年）里，也是这个意思。哈尔彭同样抹黑了这一成果。他们对同理心定义的第一部分并不出人意料。它包括"对患者的情感理解，'感同身受'，还有和患者处于相同的'情感波长'"。然而，"与此同时"，他们接着表示：

> 共情的言外之意是，认识到和患者有足够的分离性，因此能够理性地应用专家的医疗技能，去解决患者的问题。富有同理心的医师对患者的态度足够超然或者客观，所以能够作出正确的医疗判断，并保持镇定，可是也足够关心患者，能够给他体贴而善解人意的照料。

想实现平衡的话，大多数学生需要"多一些超然，少一些关切"。[102]

因此，关键的要求是"平衡"。1964年，赫尔曼·布卢姆加特（Hermann Blumgart）告诉哈佛医学院师生，"照料患者"需要自医学的科学与艺术**这两者**当中获取的知识。这场演讲当中，他质疑了"人情味的乳汁"已经被"分子生物学凝结"的观点。如果对患者的同情被定义为"进入且分享别人的感受",它就不具建设性:"这样做意味着丧失客观性和视角,并且导向可能加剧患者恐惧、悲伤和困惑的'反馈'机制",他警告道。医师必须练习"镇定"。布卢姆加特提倡"富有同情心的超然",这包括"在情感上理解患者的感受,却不被它们淹没"。

> 这一切都是为了进入患者的感受,却不失去对自己独立性的认识。**理解**别人的感受和问题,跟**参与**其中、**忽视**它们都大不相同。

布卢姆加特坚信,康复取决于情绪和生理因素,所以医师必须"同样"把患者"当成人来关心"。患者将她的忧虑"转移"到医师肩上。正如一名"明智的临床医师"给他的建议:"听听患者的故事——他在告诉你诊断结果"。[103]

换言之,用"**超然关切**"来训练医学生,并非同情心和同理心的替代品,更确切地说,它是真正"关切"的先决条件。就像18世纪的"情感人"针对精英阶层患者的需求,精心磨炼出同情关注,20世纪的"科学人"需要通过明智而审慎地平衡情感投入(没有这点,康复会延迟)与科学风范(这会鼓励同样相信科学权威的患者,让他们更有信心),来表达对患者的共情。这并不是要将哪种策略浪漫化。毕竟,18世纪医师的"同情"和后来的超然同理心一样,被灌输了权力关系:这两个案例当中,"照料"都更容易用在某些疼痛者,而非其他疼痛者身上。我们已经听到,18世纪和19世纪早期的医师是怎么相当有选择性地分配耗时的同情和叙述医学的:这些更容易给予私立医院的精英患者,而非贫民病房收治的患者。而且关键在于,哪怕是18世纪的精英患者,我们也能听到他们抱怨,医师根本不理解自己的疼痛。1744年,爱德华·扬在致波特兰公爵夫人的信里抱怨,"**疼痛**依然纠缠着我",然而"**医生**"告诉他,他"非常好,我的**烧**已经退了,至于一丁点**疼痛**,那算**不了什么**,在这种**风湿病发作**的天气里，每个**人**多多少少都会有"。扬诉苦道："这就是**约伯**派给我的**安慰者**，要是承受一半的**疼痛**，他［指医生］就疯掉了。"[104]

就20世纪的从业者而言，采取"超然"态度的这一半在大型公立教学医院里更加突出，因为它们"服务"的患者更加贫穷，其中许多人患有难治且常常被污名化的疾病。所以2006年，约翰·霍普金斯大学的乔恩·蒂尔伯特（Jon Tilburt）抨击医学文化（iatroculture）使医师同患者疏离。他主要关注的是，和患者相比，学员被"传授了看待世界的不同方式"，而这"让他们无法努力和自己所服务的患者建立联系"。为了"利润最大化"，把患者放到"高效的流水线"上处理。他抗议这些医师主动"厌恶""不符合医师共有的普世价值"的人，[105]这实际上是对一套关于公共卫生服务的具体政治决策的批评。

这就是解剖学实验室变成"心如铁石"之处的背景。例如，20世纪30年代在新西兰奥塔哥（Otago）医学院受训的一名新西兰医师约翰·亚当斯（John Adams）回忆道，解剖课是在"无人认领的贫民和不知道亲属是谁的精神病院长期患者的遗体上"进行的。对待"素材"通常不失尊重，然而他确实目睹了零星的"拿肉打架"。[106]《致未来的医师》（1957年）作者解释道：

> 第一天，在解剖室里一丝不挂的赤裸尸体当中，我们大多数人寻求的是超然——超然到足以站在那里，看着没有灵魂的机器，有充足的超然和时间，去比较生命和恶臭的死亡。你从来没见过死人或者裸女，然而你的第一项任务是给她洗澡和剃掉毛发——在没得到她允许的情况下。
>
> 可以通过正当或者不正当的手段寻求这种超然，用下流玩笑来虚张声势和故意夸大的现实主义。当我们把注意力集中到被期待完成的记忆壮举——每一根骨头、每一块肌肉的新名字——上时，

甚至有种解脱、逃离和超然的滋味，能够给一切事物命名的力量，这是拉丁咒语带来的解脱。[107]

自18世纪到现在，羽翼未丰、满怀理想的年轻医科生要想变成"情感人"与"科学人"，都必须直面医学和外科手术的血腥实践：无论在早期的外科手术公共剧场里，还是后来在公立医院里都是如此。因此，当乔迪·哈尔彭发表她慷慨激昂的呼吁，主张增加医患关系当中的共情时，《不列颠医学杂志》的评论员温和地表示医学上的共情根本"办不到"，这就不足为奇了。评论员接着写道："当见习医师结束长达30小时的工作之后又被叫去看境况不佳的病人，他们心怀怨恨，很难体贴审慎地与患者沟通。"只有对"我们诊所和医院里最幸运的患者"[108]来说，哈尔彭的建议才是可能的。

当代的悖论

自20世纪70年代起，美国和英国的医疗实践当中都爆发了一场辩论，后者程度轻一点。广泛且无可争议的证据表明，对疼痛的医疗处理不足，这重新引燃了关于临床同情的辩论。主要涉及三个议题。第一，显而易见，特定疾病被例行公事地降级了。特定类型的疼痛并未激起医务人员的同情，特别是被称作"心因性"的那些。它们包括纤维肌痛、创伤后应激障碍、慢性疲劳综合征、颞下颌关节紊乱、创伤后脑损伤、颈部过度屈伸。[109]没能引起同情的疼痛类型是慢性的：所有处于疼痛当中的人里，这种患者最受非难。他们的痛苦不符合"真正"疼痛的许多清晰概念，因此让照护者越来越困惑、沮丧、恼火。他们的疼痛行为让人厌烦，因为没有任何可见的"迹象"，而且变化多端。所以，慢性疼痛患者对服用阿片类药物带来的污名感到绝望。

第二，别人的疼痛体验本身就难以评估。就连父母都可能难以评估自己孩子的痛苦。根据20世纪90年代晚期的一项调查，同孩子们的报告相比，父母不光没能"意识到子女痛苦的严重性"，还低估了别的症状，如抑郁和焦虑。[110]

临床医师也不擅长识别疼痛中的身体。事实上，有些研究表明，就评估疼痛面容而言，他们的表现比非临床医师更糟。2001年一项涉及婴儿疼痛的实验当中，研究者甚至发现，临床医师的教育程度越高、经验越充足，表现得就越糟。作者被迫得出这样的结论：

> 更大的教育包袱、更丰富的专业经验、近距离接触患者的疼痛，这三者叠加，可能改变了医师和护理团队对新生儿疼痛的认知。

这些研究者推测，对专业人士而言，这种可能性更大：发展出了"应对机制，来捍卫自身心理完整性，对他们在工作环境当中识别疼痛的能力造成了妨碍"。[111]当然，这不是20世纪70年代以后世界的特有现象。一个世纪前，就能听到护士解释说："经常同身体和精神疾病打交道，患者不断变化、多种多样，还有竞争和批评的刺激，让医务人员的头脑变钝或者麻木不仁，直到一切都以纯粹专业和不动感情的方式呈现出来。"她认为，哪怕对"最善良的医师来说"，情况也是如此；"而且几乎所有医师都非常善良"。[112]20世纪70年代以后发生改变的是，这种专业化在多大程度上被看作问题——和对疼痛的**医疗处理**（而非其他类型的干预，也就是说，非生物医学措施）不足有关的问题。下一章里我会讨论这些问题。

第三，18世纪的交感神经系统——提出了一套疼痛身体*之间*和内部相互作用的机制——兜了个圈回到原地，尽管是在非常不同的语域。为什么目睹他人的疼痛可能让观察者也感觉疼痛，21世纪的神经科学家推测了另一个原因：共情涉及神经过程。运用fMRI技术的研究提供了一些证据:"观察处于疼痛当中的人, 会激活类似的神经元, 就和观察者本人感觉到疼痛一样。" [113]事实上, 哪怕"对疼痛相关**行为**的观察"(也就是仅仅目睹疼痛的面部表情, 而非看到施加有害刺激)"本身都足以激活与疼痛相关的神经结构"。[114]目睹和评估别人的疼痛情形会导致大脑前扣带皮层、前岛叶、小脑和丘脑区域(程度低一些)这些大脑当中对自身疼痛处理至关重要的区域进入活跃状态。[115]此外, 这些科学家注意到, 如果观察者和疼痛中的人有合作(而非竞争)关系, 痛苦的神经信号就会特别明显。[116]他们还会受到以下因素影响: 疼痛者是否曾经不公平地对待目击者、此人遭受的疼痛是否被看作有效治疗的结果、受影响的部位是否用了麻醉药。[117]这些神经过程构成了哲学家苏珊·朗格(Susanne Langer)所言的"对个体独立性的无意识破坏"。[118]我们可以分担别人的疼痛。将处于疼痛中的人和目击者联系在一起的"交感神经系统"不再是"sympathetic *nervous* system", 而是"sympathetic *neural* system"。

20世纪30年代, 勒里什对疼痛的描述是"就像风暴", 将患者和医师都推进了痛苦"深渊"。不顾一切想要驯服这场风暴的医疗从业者发现, 就连自己最轻微的触碰都确实可能引发更多"糟糕透顶、反复发作的疼痛痉挛"。[119]因此对勒里什这样的执业医师来说, 这是双重的痛苦: 尽管他们有着减轻痛苦的强烈愿望, 对医师"郁积的不信任"[120]却回响了好几个世纪。18世纪的精英医师试图通过强调他们与生俱来的敏感性——对疼痛者的同情自然会产生, 来反驳关于麻木不仁的暗示。后来的医疗从业者认识到, 治疗艺术同样是一门科学, 想让情感有效的话, 就必须在不同环境当中加以利用。然而, 正如后来的评论者所认识到的, 就连"共情"这个词都颇成问题。作为德语里"*Einfühlung*"这个词的翻译, 1909年它首次出现在英语当中, 用于艺术批评语境, 而非

8 如何面对病人的疼痛

人与人之间的互动。用索尔·韦纳（Saul Weiner）和西蒙·奥斯特（Simon Auster）在《耶鲁生物与医学杂志》上的话来说：

> 对一件无生命的艺术作品"感同身受"是一回事——这是共情的最初意义——没有直接信息时，失误（如果这样的概念可以适用）的影响也许最多就是削弱对作品的欣赏。一个人觉得自己正在体验或者感受另一个人的体验或者感受，完全是另一回事；这是没有根据的假设，而没有根据的假设会导致错误，影响对患者的照料。[121]

尽管存在这些问题，医师需要保持精心打磨的敏感性，却是不变的主题。无论哪一代，杰出医师都反复重申，需要关注患者对疼痛的叙述：就连高度专业化的现代医学背景下，在关键阶段，医师也会呼吁"讲述和聆听疾病故事的重要性"，用2011年《美国医学协会杂志》上一篇文章作者的话来说。[122] 了不起的18世纪解剖学家威廉·亨特（William Hunter）辨别出了主要困境。在离世以后出版的《两篇导论》里，他指出，解剖（或者用他更加生动的说法，"在我们的同类身上使用切割工具"）"让**头脑**充实，让**手**灵巧，让**心**熟悉一种必要的不人道"。[123] 随着时间推移，如何处理医师和疼痛者之间不相称的世界发生了变化，而缓解痛苦的基本愿望依然是医学身份认同的核心。

然而，同情的经济性是有限的。医疗接触中，同情一直和展现不平等有关，要么是由于这个概念当中包含了等级制度（正如以下观点：不同人拥有不同程度的天生敏感性，因此以不同程度的同情认同回应），要么仅仅出于跟主人公社会与科学定位差异有关的原因。就连哈尔彭在《自超然关切到共情》里的心理分析——她倡导医师和患者之间的共情认同——都未能说明两个主人公站在不平等位置的事实。阿密特·拉伊（Amit Rai）在《同情的规则》（2002年）里正确地观察到，

"要同情别人，就必须认同那个人"，但同情是"一种自相矛盾的权力模式"。

> 种族、性别、阶层不平等的差异让同情的对象和施动者越来越分裂，而这正是必须通过认同来弥合的。可是如果没有这些差异，也就是权力的差异，同情本身就是不可能的。在特定意义上，同情产生了它谴责并试图弥合的不平等。[124]

目前对现代医学的批评忽略了以下事实：这样的负面评价历史悠久，不仅仅是当下医学教育、技术、道德思想之类独特因素的结果。当他们谈到过去时，给早些时候更加"基于叙述的"医患互动罩上了一层金灿灿的光晕。例如在《美国医学协会杂志》2011年刊登的一篇文章里，丽塔·卡伦（Rita Charon）指出，"医学已经开始肯定讲述和聆听疾病故事的重要性"，她还呼吁医师磨炼"诊断性聆听"的技能。[125] 但是，不少关心医学人文的评论者所提倡的叙述医学同样被灌输了基于阶层的特定意识形态：假定言说和写作是种救赎。和18世纪的"情感人"一样，不管过去还是现在，将同情与叙述医学联系起来，都高度依赖善于表达（往往是精英）的患者的陈述。

9　为什么没能用上止痛药：镇痛剂的分配

> 疼痛甚至可能杀人。光是它的严重程度与持续时间，就可能让神经系统不堪重负。
>
> ——彼得·梅雷·莱瑟姆，1871年[1]

让我们从这个问题开始：疼痛。

1814年，冷溪近卫步兵团（Coldstream Guards）*的托马斯·杰克逊（Thomas Jackson）中士在战斗中身负重伤。他既好战又逞强，做好了截掉一只脚的准备。杰克逊警告外科军医，他可能"在手术中受不了倒下，除非请您给我一点酒"，然而给他"莱茵白葡萄酒"时，他抱怨说"我不喜欢这个"。一品脱红酒及时拿来了，杰克逊"急切地"喝了下去，兴高采烈地说："它一瞬间发挥了绝妙的影响，鼓舞了我的精神，让我有了种所向披靡的勇气"。心绪如此之好的情况下，他拒绝蒙上眼睛。"我会坐着不动，看着"，他向聚在一块儿的大家伙夸口，然后指示外科大夫"请继续"。一个人抓住杰克逊的腿，另一个人撕开他的裤子，脱下袜子。外科大夫挥舞着一柄"非常像鞋匠"用的刀，拉紧止血带，"将刀刃抵在胫骨上，又重又快地一使劲，划了个圈，直到再次碰上胫骨"。鲜血直往下淌，"就像漂亮的红扇子"，吓坏了围观群众，他们"尖叫着，跟挨

---

* 英国正规军中历史最为悠久的团，1650年（英国内战时期）由乔治·蒙克（George Monck）创建于苏格兰边界上的冷溪，是英国陆军近卫师和皇室近卫师的一部分。

刀的是自己一样"。然后,外科大夫"把肉往上推到膝盖,好给锯子腾地方"。

在此之前,杰克逊一直声称,他"斗志过于昂扬,不可能失控"。然而,他的苦难刚刚开始。外科大夫锯起骨头来时,杰克逊的语气就没那么热烈诚挚了。他回忆道,那个过程"异常疼痛",因为锯子"破旧不堪",卡住了,"就像坏锯子对付绿树枝一样"。捆上绷带,将肉拉下来盖住骨头末端,紧紧包扎残肢,这些"更加疼痛"。手术持续了半个钟头,痛苦不堪。

杰克逊是幸运的,动截肢手术时他灌了不少酒——无论是不是"莱茵葡萄酒"。而随后包扎他的残肢时,哪怕这种不算好用的镇痛剂都没给他。"我永远不会忘记痛苦的剧烈程度",他回忆道,谴责医院工作人员"对伤员态度不怎么样"。绷带"和干掉的凝血'焊'在一块儿",已经"长进了肉里",被野蛮地扯掉。他的伤口又裂开了。杰克逊"微弱的力量"一点点消失了,"陷入极度疼痛当中"。他活了下来,能够书写自己的苦难,然而隔壁床的战友"痛苦得……发了疯,在自己的床架上将残肢敲得粉碎",然后"在剧痛中死去"。自己和负伤的战友被怎样对待,关于这一点的怨恨成了杰克逊余生的基调。[2]

杰克逊关于半岛战争*的回忆录出版几十年后,那场战斗的评论者一次又一次援引他的记述,还添油加醋。一个版本里,有人听到杰克逊向妻子抱怨。"这就是结局!"据说杰克逊强烈抗议:

> 军人一辈子的结局!——被丢在这里等死,像条老朽无用的猎狗!直接给打死比这样被丢下好太多了!……我**会**是个军人,是个

---

* 拿破仑战争的组成部分,发生于1808—1814年,地点为伊比利亚半岛,交战方分别是西班牙、葡萄牙、英国,和法国。

男人！——现在我比病恹恹的女人还要糟——受了伤，瘸了腿，快死了！——而且被那些把我带到这一步的人抛弃了。[3]

    杰克逊的脚是1814年截掉的，然而他的回忆录出版，要等到1847年——此前一年，动手术时才能用上有效的麻醉剂。如果截掉那只脚时，仁慈地让杰克逊睡了过去，他的怨恨会减轻吗？如果给他包扎残肢的人动作轻柔些会怎样？如果给了他一些传统形式的镇痛剂，像鸦片酊，甚至更多的葡萄酒，他会觉得男子气概受损不那么严重吗？如果能用上乙醚或者氯仿，他会不会免受那种可怕的"陷入疼痛"之感折磨？或者说，发明更加有效的镇痛剂和麻醉药，其创造力永远无法和那些致力于在战场上设计出新的、更残酷的杀戮方式的人竞争？

    杰克逊回忆录出版的那一年，对两种神奇新药的引入，世界各地的患者均大感惊讶，它们有望根除剧痛。多亏了乙醚（1846年）和氯仿（1847年），手术和分娩不再必然激起恐惧。研究麻醉药和镇痛剂的历史学家经常提醒我们，其他形式的镇痛早就能用上了，包括水杨酸盐（柳树皮）、酒精、鸦片、吗啡（1805年起）。[4]医师们也试图通过冰冻肢体、压迫神经、引起大量失血（放血）、催眠，来降低疼痛。19世纪中叶之后的几十年里，引入了大量有望减轻或根除疼痛的药物，像阿司匹林［拜耳（Bayer）制药公司1899年推出，用于治疗"风湿病"］。然而，历史学家、临床医师和其他评论疼痛者公认，在人类（事实上还有动物）受苦受难的历史上，1846年是个决定性的时刻。麻醉药出现前的日子被描绘成"光明前的黑暗时期"；麻醉药无异于"来自天堂的礼物"，是给人类的最大"祝福"之一。[5]首位在澳大利亚使用乙醚的外科医师惊叹道：

    瘦弱憔悴的患者在慢性病的剧痛下挣扎，因对可怕外科手术——唯一的机会，唯一的补救办法——的糟糕预期而丧失力量。

他们现在也许可以沉入愉快的梦境,醒来时发现危险已经过去。他的神经系统不会遭受任何冲击,所以不会延缓康复。[6]

今天,很少有读者考虑在完全没有任何止痛药和阻断药的情况下动手术(或者对我来说,接受最温和的医疗手段)。然而,镇痛剂革命的历史轨迹没那么直截了当。我们会看到,在过去,人们经常对减轻疼痛持谨慎态度。普遍相信,让人类感官钝化存在重大风险(医疗、精神、社会方面)。在第7章里,我探讨了**巨大的感觉之链**,有些人凭此觉得,其他群体没有承受剧烈痛苦。本章当中,我关注的重点是关于镇痛剂分配的讨论。我还会谈到临终时的疼痛,在这一语境下,镇痛引发了激烈辩论。最后,我将阐述20世纪晚期和21世纪早期医学史上的一个主要难题:既然有效的镇痛剂已经广泛使用,为何那么多患者照样遭受折磨?

麻醉剂的意义

本章以两个不同却相互关联的谜团开始和结束。第二个是,21世纪的医务人员和疼痛患者未能有效使用镇痛剂,哪怕他们可以这么做。第一个谜团聚焦于早得多的时期:为什么19世纪中叶之前,没有出现缓解剧痛的有效方法?毕竟,关于镇痛的科学与医学知识比实际应用早了几十年。远在19世纪40年代之前,讲师就会向听众"展示乙醚让人陶醉的特性","乙醚嬉闹"(指年轻人使用乙醚,在"蒸汽制造的兴奋和愉悦感"中狂欢)也不算少见。[7]1799年7月12日,诗人罗伯特·骚塞(Robert Southey)在给兄弟的信里写道:

> 啊,汤姆!戴维发现了这么一种气体,气态氧化物!啊,汤姆!我尝了一些;它让我大笑,每个脚趾和手指尖都刺痛。戴维事实上

发明了一种新乐趣，语言里还没有它的名字。啊，汤姆！今晚上我要再尝一些；它让人强壮，那样快乐！那样登峰造极的快乐！……我确信，天堂里的空气必然是这种创造奇迹的喜悦气体。[8]

在更加质朴的圈子里，一氧化二氮（笑气）的麻醉特性也众所周知。早在1800年，出色的化学家汉弗莱·戴维（Humphry Davy, 骚塞的朋友）甚至推测，一氧化二氮"似乎能够消除生理疼痛"，所以"在不出现大量失血的外科手术当中，用上它或许有好处"。[9]然而，发现这一点以后半个多世纪，乙醚才用于外科手术。为什么？

回答这个问题，需要考虑两个因素。首先是社会态度。在启蒙运动时期，人们开始关注幸福的民主分配——这让镇痛成为一个"合法目标"。[10]这场浪漫主义运动不光由塞缪尔·泰勒·柯勒律治（Samuel Taylor Coleridge）和珀西·比希·雪莱（Percy Bysshe Shelley）的作品推动，还得加上戴维和托马斯·贝多斯（Thomas Beddoes）这样

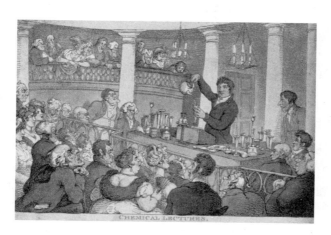

图9.1　托马斯·罗兰森（Thomas Rowlandson）《汉弗莱·戴维在萨里学院（Surrey Institute）的化学讲座》，彩色蚀刻画，1809年，惠康收藏馆，L0006722。

的化学家，他们有着同样的进步主义、共和主义情感。例如，戴维高度评价"人类中的某些觉醒者——他们认为人并非生来就要永远忍受道德和肉体上的罪恶"，他希望有一天，"医学科学，或者更确切地说，生理学……会变成哲学的一个分支……对传授获取快乐和消除疼痛的方法感兴趣"。[11] 疼痛和快乐是浪漫主义全神贯注的要素，这给追求镇痛提供了必要的社会和意识形态条件。

可是，历史学家玛格丽特·雅各布（Margaret Jacob）和迈克尔·索特（Michael Sauter）颇具说服力地主张，要将乙醚引入外科手术，只靠社会对快乐和疼痛态度的改变并不够。此外，科学知识需要改变。对戴维这样的化学家来说，血液是"所有生命和感知，甚至快乐和疼痛的源泉"。它是"一切活力的源泉"。雅各布和索特继续解释道：

> 自戴维的角度来看，由于血液将气体匆匆输送到神经系统，患者失去知觉，这个过程中并没有疼痛；然而要是失血过多，就会削弱这种气体的镇痛效果。与此同时，这种气体导致的人事不省可能害死患者，特别是在氧气随血液一道流失的情况下。

这就是为什么戴维相信，可以在外科手术当中使用一氧化二氮，却只能在"不出现大量流血"的情况下。[12] 此外，戴维是布朗派（Brunonian，指苏格兰医师约翰·布朗的追随者，此人的著名论点是，疾病是身体刺激过度或者不足的结果）。如果疼痛是刺激过度，而一氧化二氮是刺激不足，那么接受手术的患者将处在双重危险当中。[13]

生理学的二元活力论同样阻碍了有效镇痛的发展，因为正如历史学家斯蒂芬妮·斯诺（Stephanie Snow）解释的那样，它通过敏感性的概念，将身体和灵魂联系起来：分开这两半，意味着死亡。换言之，没有神经应激性的生命是无法想象的。这就是为什么，只有约翰·斯诺

（John Snow）这样的反活力论者才能在麻醉方面取得突破。他假设生命被划分为不同的层次，因此从概念上讲，维持呼吸和循环的同时让人感觉不到疼痛是可能的。[14]

焦虑

"为什么麻醉剂没能早点发明出来？"这个问题后面应该是"为什么哪怕已经有了好使的麻醉剂，疼痛者却往往用不上？"人们继续在没有乙醚或者氯仿的情况下动大手术。

一定程度上，这是由于许多内外科医师相信，某些人类（事实上还有动物）对疼痛相对或者完全不敏感。正如路易莎·梅·奥尔科特（Louisa May Alcott）在1863年的战争回忆录当中记述的那样，通常认为，"乙醚的仁慈魔力"对士兵来说是不必要的，所以"这些可怜的灵魂只能尽己所能地忍受疼痛"。[15]在《痛苦的计算：19世纪美国的疼痛、专业主义和麻醉》（1985年）里，历史学家马丁·佩尔尼克（Martin Pernick）系统性地阐述了这些观点。他对医院档案的辛勤研究表明，宾夕法尼亚医院1853—1862年的所有重大截肢手术当中，三分之一没用任何麻醉剂。1847年马萨诸塞州总医院、1846—1851年间纽约医院进行的手术当中，没用麻醉剂的比例差不多。就连弗兰克·汉密尔顿（Frank Hamilton，他在1847年首先使用乙醚，1849年首先使用氯仿）这类杰出医师进行的非军事截肢手术当中，都有超过六分之一的患者完全清醒。[16]佩尔尼克让人信服地指出，这种忽略是此类看法导致的——人们对疼痛的敏感性不同。在第7章里，我更加详细地探讨了这一点。

佩尔尼克的研究主要是关于成年患者的，然而这种观点在那一时期占了主流，对治疗患病婴儿产生了深远影响：婴儿并不特别容易感觉疼痛，或者说，他们的疼痛迹象只是反射。因此，婴儿接受痛苦的外科手术时，几乎用不上麻醉剂或镇痛药。1939年，《G. P.》的作者 G. K. 雷诺（G. K. Rainow）坚持道，"普通孩童"能够轻松忍受"小手术"。他说：

> 孩子在我动手术时哭了，是很不寻常的事，我把自己的孩子带到门边，来听这种罕见且对他们来说非常有趣的响动。就缝针而言，我并不认为孩子能像成年人一样强烈地感觉到针。只要小心别用器材准备吓着他们，比如看到羊肠线、针、动脉止血钳、剪刀，一般来说这是可能的：缝一两针，只听到最轻微的短促尖叫。[17]

雷诺建议在"清理大面积烧伤"时使用麻醉剂，然而对大多数医师来说，就算动大手术也没有镇痛药。例如，《现代外科技术》（1938年）的作者宣称，给小婴儿动手术时"通常不需要麻醉剂"：事实上，"用海绵蘸糖水做成的奶嘴往往足以让婴孩平静下来"。[18]

实际困难也阻碍了麻醉剂的使用。有时候，镇痛药在临床上是必须的，也让人梦寐以求，然而就是无法获得。例如在灾难当中，物资经常耗尽。[19]被困的冒险家和探险家被迫自己截肢，以避免拖太久导致死亡。最近，户外运动爱好者阿伦·李·罗尔斯顿（Aron Lee Ralston）获得了准名人地位：他讲述了在犹他州的一场事故以后，用钝刀斩断自己的手臂。[20]

战时后勤也难辞其咎。例如，尽管美国内战以前十年就发现了乙醚和氯仿的效果，混乱的后勤意味着经常没法获得这些。[21]约翰·查尔斯·弗里蒙特（John Charles Frémont）将军在1862年6月7日抱怨道，他的医院人满为患，可是"我缺乏必要的药品，以及必要数量的外科医师，来照料伤病员"。[22]

第一次世界大战期间，供应有所改善，然而极端状况让最好的愿望落了空。在伤员救护站，用上氯仿或者乙醚有时候非常困难，甚至不可能，正如一名医务人员承认的，因为"伤员数量实在太多，每次手术都必须迅速进行，所以没有人力给每个病例都投入足够时间"。[23]有缺陷的设备可能会"雪上加霜"，如漏气的吹口，或者被外行地固定在汽缸喷嘴上的橡胶管。[24]在新西兰军队里，1915年出现了"严重的吗啡短缺"，因此国防部长接受了维多利亚大学化学家的提议，将海关部没收的鸦片转化成可用的吗啡。[25]甚至在第二次世界大战太平洋战区，还有朝鲜战争、越南战争期间，长久的侦察意味着，人们极少或者根本无法获得镇痛药。或许更让人吃惊的是，这些冲突当中，某些战地医务人员承认，哪怕对最基本的止痛方式都一无所知。[26]

可是，同社会关注相比，这些阻碍麻醉剂有效运用的实际困难就显得微不足道了。虽然大部分处于疼痛当中的人都渴望自行用药治疗相对轻微的病痛（非处方止痛药的市场一直很大，医师、化学家、制药公司如此贪婪地监管分销，这是原因之一），起初在**外科手术**当中使用麻醉剂却要谨慎得多。例如1900年，《不列颠医学杂志》报道，一位"面色苍白、神经质的高雅女性"异常害怕氯仿，在切除乳房时拒绝使用。"手术当中"，外科医师声称，"她一动不动，也从没说过'啊！'，只是抿紧双唇。"之后，她"安静地笑了笑"，喃喃道"谢谢你"。[27]社会等级另一端，名叫托马斯·刘易斯·约翰逊（Thomas Lewis Johnson）的前奴隶也表示，不乐意接受针对肝脏和肾脏疾病的手术。约翰逊记录道，他"和斯夸尔（Squire）医生严肃地谈过我对氯仿的厌恶，然而［斯夸尔］回答道，'想这种事完全是胡闹'"。所以动手术那天，约翰逊承认，他"首先将自己交到了我祝福的耶稣手中，然后是大夫手中"。[28]进入20世纪以后，外科医师们照样哀叹："我们经常听到这种话，'大夫，我害怕的不是手术，是麻醉！'"[29]

为什么19世纪和20世纪早期的患者和医师害怕人事不省？他们的反对理由可以分成四类：医疗风险、社会关注、道德焦虑、精神危险。

不应低估早期麻醉剂的医疗风险。就连镇痛药也有可能让人衰弱的副作用。"阿片类药物**导致**头疼,这可能吗?"在致哈丽雅特·马蒂诺的一封信里,莱瑟姆询问,当时马蒂诺头疼很厉害,别的部位也疼。"不幸的是,"他接着写道,"我们最好的某些疗法……带有某些可能的伤害。"他觉得遗憾,不能劝她停止服用鸦片,因为"没有它的约束",更加严重的"害处……会在你身上释放出来",将"比头疼更加难以忍受"。[30]

马蒂诺和莱瑟姆担心,鸦片可能是她严重头疼的原因:其他副作用同样让人反感。19世纪中叶,一名女裁缝因子宫癌而痛苦万状,她会"在自己房间的地板上打滚",然而拒绝乞灵于鸦片,因为它"让她总是昏昏欲睡,干不了针线活儿"。[31]另一名女性同样拒绝了镇痛药(即使在她生命的大部分时间里遭受"严酷折磨"),理由是"如果头脑变弱,我就会崩溃……会变成毫无价值的碎片,[就像]坚固的房子倒塌了,散落的砖块"。[32]然而对其他人来说,占主流的恐惧是麻醉以后自己能不能"醒来"。有"很多患者……情愿承受任何程度的疼痛,都不肯冒险,紧张胆怯让他们想象,那可能是致命的",1869年一名牙医观察到。[33]

手术当中使用麻醉剂的医疗风险不完全是空想。引入消毒和无菌手术技术以前,手术以后的死亡率一直居高不下,尽管被哗众取宠的谣言夸大了。[34]著名外科医师威廉·费尔利·克拉克(William Fairlie Clark)断言,只要"患者有片刻勇气",足以撑过手术,"就不应该给氯仿":"这种事情不值得冒险"。[35]

除了担心镇痛的负面影响,许多患者和医师同样因这种风险而焦虑:和疼痛有关的**积极**副作用被抹掉了。他们想知道,疼痛是治愈过程的必要组成部分吗? 19世纪时许多医师相信它是。在婴儿长牙的案例当中,用柳叶刀切开牙龈,或者用水蛭给他们放血,这些治疗都相当痛苦,然而就减少炎症和清除婴儿体内毒素来说,有必要这么做。[36]对婴儿发育来说，就连哭闹都是必要的。用《妈妈的医疗口袋书》（1827年）里的话说，婴儿的啼哭"只不过是试图行使肺和呼吸器官的力量"。事实上，作者建议母亲和护士别因婴儿啼哭而过于发愁，理由是如果不让孩子哭，"他们的胸部可能没那么结实"，这会导致"梗阻和其他不适"。[37]最好放着哭闹的孩子不管，听天由命。

疼痛对成年人来说也可能是积极的。1849年，美国医学协会副主席声称，疼痛"具有治疗功能……生命活动是由它来维持的"。他坚持道，没有"疼痛诱发的刺激"，手术以后"死亡会更加常见"。[38]第二年，一名倡导不用麻醉剂进行烧灼术的癌症外科医师承认，他警告患者，"除非有足够的毅力，能够忍受自己的手臂在木砧上被一寸一寸砍掉，或者跟古时候的罗马青年那样坚持，让手臂在祭坛上燃烧殆尽，否则不用指望治好癌症"。[39]或者正如1848年时另一名医师对卓越的亨特协会成员们所言，截肢或者切除乳房的疼痛可能会避免死亡。它"倾向于激发而非削弱心脏和血管的活动"。手术导致的疼痛会将患者"自她已经陷入的极度虚脱当中唤醒"。[40]

让感官钝化是"违反自然的"，这助长了关于根除疼痛价值的那些怀疑。毕竟，"感知"难道不是"……生物体的自然功能吗"，1851年某医师问道。"用人工手段来中止它，就是将自然法则抛诸脑后"，他警告说。[41]事实上，科学家起初在引入麻醉剂方面那样缓慢，麻醉剂最著名的反对者往往是开展更多"替代"治疗（例如水疗和顺势疗法）的医务人员，这都是原因之一。根据这些人的医学信条，疼痛是种"善"：它是**大自然仁慈的警告系统**，因此减轻或者根除它是有害且危险的。[42]

第二是社会关注：镇痛会不会改变手术的性质，还有医患关系？自发明麻醉剂的那一刻起，这种指责就出现了——它们增加了侵入性手术的可能性。1872年，杰出外科医师约翰·埃里克·埃里克森（John

Eric Erichsen）针对这种影响提出了警告。他观察到：

> 和今天相比，由于外科手术带来的疼痛，它曾被看作更加严肃的事情，外科医师也不愿给患者施加痛苦，除非手术很有希望成功。然而现在，最重大的手术都可以在完全意识不到痛苦的情况下进行，**外科医师**为了给患者一线生机，经常为一些伤病动手术，否则这些伤病必然很快会致命，而在这之前，可能对它们置之不理，不去试图缓解。[43]

侵入性手术的增加让人遗憾：它可能导致持续不断的痛苦，对患者来说，或许还不如去死。

还有人这样指责麻醉剂：它改变了权力平衡，使之对医师更加有利。患者被描述成消极而人事不省的躯体，剥夺了敏感性和能动性。外科牙医沃尔特·布伦德尔反思了这种转变。他在1854年指出，有了氯仿，"外科医师刀锯下患者的呻吟和尖叫都静了下来"。

> 就像平静睡着的婴儿，对梦中的某个形象微笑，男男女女失去了无用的肢体。手术的痛苦被消除了。锐钢钎和格栅锯失去了残酷的力量。

外科医师可以"和在停止呼吸、没有生命的躯体上一样"动手术。[44]一会儿我们就会看到，无痛手术早期，对于将这种权力让给外科医师，许多患者相当谨慎。

第三，镇痛对关于勇气和自控的价值观念核心产生了冲击。外科医师自己也很珍视坚忍不拔的声誉。一名医师沉思，麻醉剂的可用性会不会消灭外科医师团体"最大胆和最具男子气概的品质"，让他们沦为"捣泥工"？[45]

9 为什么没能用上止痛药

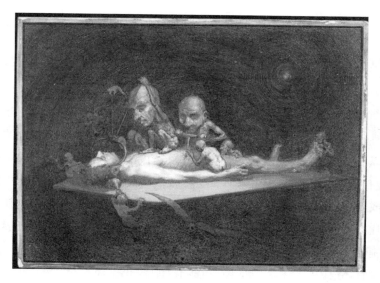

图9.2 《氯仿对人体的影响》，理查德·坦南特·库珀（Richard Tennant Cooper）的水彩画，约1912年，惠康收藏馆，V0017053。失去意识的人只不过是消极被动的身体，配备了手术器械的小恶魔可以在上面动刀。

　　患者也可能被剥夺了展示英勇和胆量的机会。一篇题为"怎样忍受疼痛"（1949年刊登在《非裔美国人》上）的文章里说："每个人都应该训练自己，勇敢地忍受一定程度的痛苦。"作者哀叹"和过去相比，现在医师更加随意地开出镇静剂"，而且"普通人让自己变成了阿司匹林药瓶的奴隶"。[46]事实上，内外科医师有**责任**鼓励患者的勇气。用一名倡导烧灼术的癌症外科医师的话来说，"其道德'终极目标'是培养……他们心中的英雄气概！"[47]

　　第四，镇痛激起了道德焦虑。成瘾在道德上极度让人反感。韦尔·米切尔在1888年警告，养成了"使用鸦片、氯醛或者氯仿习惯"的患者可能"增加而非减少未来可能疼痛的总量"：一种"暂时缓解症状"的药物可能最终成为"披着天使伪装的**魔鬼**"。

[女性上瘾者会变得]冷漠,感情迟钝,她的责任感无可救药地减弱了。警惕,狡猾,多疑,欺骗——需要的话,她会做贼,来获得珍贵的鸦片,她会不择手段……对羞耻麻木不仁,对感情毫无反应。[48]

　　威廉·戴尔(William Dale)医师的话同样耸人听闻。他想起了吗啡成瘾的女子形象,体验过"在医疗监督下进行皮下给药"带来的缓解以后,她们养成了"当承受轻微的神经痛、精神抑郁或者严重的无聊时,自行注射吗啡的习惯,就像酒鬼喝几口一样"。[49]这样的恐惧直接转化成立法,例如美国1914年的《哈里森麻醉品法案》,该法案禁止使用阿片类药物,除非有医师处方。[50]自1949年起,世界卫生组织向世界各国施压,要求各国都这么做。

　　破坏道德坚守和鼓励成瘾,可能被看作提供镇痛剂的意外后果。相比之下,公然宣扬道德败坏显然更应受到谴责。在《要斟酌的问题:外科手术当中使用氯仿是否合理》(1854年)里,医师詹姆斯·阿诺德(James Arnold)激起了人们对使用乙醚或氯仿不道德后果的恐惧,"尤其是女性"。他警告道,"氯仿引起的中风性昏迷"会让患者面临"胡乱表达想法的风险"——他们可能发下不虔诚的誓言,而非祈祷或者保持坚忍。许多人被唤起了性欲。阿诺德相信,要是女性意识到了这些风险,就会"阻止她们不必要地使用它"。对阿诺德来说,这两类被送去做手术的患者几乎没有区别——喝醉了酒的和因新蒸汽而感觉不到疼痛的。他暴跳如雷地怒斥,"狂热的乙醚化拥护者"拒绝承认他们只是在重复"长期以来,懦弱者为对道德上的煎熬麻木不仁而采取的手段"。[51]

　　麻醉剂的支持者很快宣称,只有特定**类型**的患者在"受影响"时表现出性欲。这些人是"来自济贫院上锁病房"(指收容感染性病者的病房)的女性,"由于她们之前的经历,出现这种事情毫不奇怪";或者是年轻男性,"众所周知,他们习惯了几乎不控制[自己的]激情"。[52]然而,阿诺德的担忧得到了广泛认同。他的话有道理：毕竟，使用氯仿之初，有人拿这种药去诱哄体面的女患者，让她们不再羞怯保守。例如1848年，詹姆斯·米勒反复鼓吹氯仿在治疗女性病痛上的价值——对那些更容易引起羞耻感的身体部位来说。被召去一名"精神敏感到了病态程度，直肠患病"的女性床边时，他观察到她在自己卧室里，"窗帘拉得严严实实；百叶窗放下来；一切都尽可能黑暗和隐秘"。她甚至不愿让他号脉。他设法劝服她吸入氯仿，她一开始打呼噜，他就行动起来：

> 拉开窗帘，升起百叶窗，适当调整了患者的体位。照料的护士让患者保持着必要的无意识状态时，我检查了肛门，发现了一处瘘管，探查它，切开它，包扎它。放下百叶窗，拉上窗帘，让患者恢复原先的体位，一切都跟这场迅速变化的戏剧开演前一样。

他的患者醒来，只发现"护士、床、房间、她自己，都没有变化；唯一的区别是，瘘管不知怎么被切开了，不再完整"。[53]米勒可能是"狂热的乙醚化拥护者"之一，阿诺德指控他们"制造无知觉"，以规避女性的道德敏感性。

男性外科医师挥舞着浸透氯仿的手帕，玷污了患者的清白——会受害的可不光是女性。纯真的儿童也面临这种风险。1904年，伦敦医院麻醉学助理讲师哈维·希利亚德（Harvey Hilliard）甚至提出，儿童在麻醉过程中所体验的恐慌可能比"纯粹的身体疼痛，不进行全身麻醉的情况"更具破坏性。在耸人听闻的散文里，他想起了两个抓人眼球的形象："可怜的小病号"和贪婪的麻醉师。麻醉师"毫不客气地"走近女孩，拿着"臭气熏天的克洛弗（Clover）吸入器"。刺鼻的味道把孩子吓到了，她"挣扎着想要透气，试图将让人窒息的东西搜掉"。麻醉师不光没停手，还被"唤起了天生的好斗性情"，他用蛮力按住她，迫使她吸入乙醚。希利亚德目瞪口呆，他注意到，这个孩子"[之后]好几周里都苦于某种伴随着尖叫的痉挛，好几个月里都被'夜惊'和舞蹈病折磨"，还对"所有男性，特别是男性医师，产生了根深蒂固的不信任"。[54]麻醉师就像强奸犯一样，夺取了女孩和女人的贞洁。

最后，减轻尘世痛苦的医疗技术可能在天国带来危险。在第4章里，我讨论了肉体疼痛的积极精神功能——上帝有意让痛苦充当对罪恶的提醒、教导的工具、个人重生的催化剂，更不用说它可以促使受苦受难者将生命献给基督。因此，一名神职人员告诉詹姆斯·杨·辛普森（首

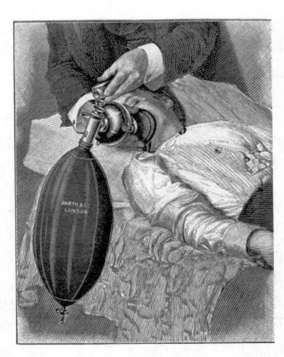

图9.3　通过对克洛弗乙醚吸入器和一氧化二氮旋塞阀进行大口径改造，来施用一氧化二氮和乙醚，引自Frederic W. Hewitt, *Anaesthetics and their Administration* (London: Macmillan & Co., 1912), 583, 惠康收藏馆，M0009691。

　　　　　　　　　　　　　9　为什么没能用上止痛药

位用氯仿来减轻分娩剧痛的医师），氯仿简直是"撒旦的诱饵"，会让"社会变得冷酷无情，自上帝那里盗走深挚诚恳的呼声，人们陷入麻烦时就会这样寻求帮助"。[55] 鉴于以上观点，去除如此强大的善良动机会引发焦虑，就毫不奇怪了。

　　毕竟，对镇痛有明确的神学限制。《创世记》3: 16 的宣告最为著名："我必多多加增你怀胎的苦楚；你生产儿女必多受苦楚。"正如 1810 年烹饪作家玛丽亚·伊丽莎·朗德尔（Maria Eliza Rundell）对怀孕女儿的劝告，重要的是欣然接受"宗教思想"，确信"上帝命定的都必然是对的……凡事皆有价，又有谁不愿经受重重苦难，获得一个孩子这样的赐福呢？"[56] 分娩的疼痛是原罪（夏娃和禁果）的"自然"结果，必须忍受，就像千百年来女性所做的一样。这就是辛普森在 1848 年暗示的，他哀叹，根据自己所闻，唯一反对在分娩时使用氯仿的人是"刻薄的老处女"：

　　　　她使用氯仿的可能性永远消失了，或者……某些老女人，因女儿不用遭受此前她们不得不忍耐的煎熬而悲伤怨恨。[57]

　　痛苦和罪孽之间的这种联系一直维持到 20 世纪。工人阶层母亲乔伊斯·斯托里（Joyce Storey）回忆道，1941 年分娩时，"矮胖的小妹妹"将她头朝下推到冰冷的担架车上，嘲笑说："你已经尝过甜头，现在该吃点苦头了！"护士气冲冲地出了房间，把斯托里一个人留在那里，发出"可怕的噪音，就像某些动物"，因为疼痛"威胁要把她的心脏挤出去"。[58]

　　对这种待遇，斯托里非常愤恨：**护士**可能相信，分娩的剧痛是罪孽的报应，然而斯托里拒绝接受任何认为痛苦不是救赎的观念。在这方面，20 世纪晚期的受苦受难者（例如斯托里）确实和过去其他人不一样。在19世纪，更多人相信，苦难是为了实现更高的目标。例如1814年时，一名因肺结核而痛苦垂死的女性让朋友们承诺，"特别小心，不给她用阿片类药物，不管她可能遭受怎样的肉体痛楚"。她非常害怕，鸦片会让自己的头脑"不适合进行祈祷和赞美，而这些是她现在唯一的工作"。[59] 著名南方邦联将军托马斯·G."石墙"杰克逊（Thomas J. 'Stonewall' Jackson）的心灵也为此困扰。1863年5月2日的钱斯勒斯维尔（Chancellorsville）战役当中，他受了致命伤。此后他拒绝在截掉手臂时使用氯仿，因为"我一直认为，在可能立即死亡的情况下使用氯仿是错误的……我最不喜欢的就是以这种状态进入来世"。杰克逊的传记作者声称，他"静静躺在朋友们怀里，一动不动"，外科大夫做手术的时候，"毫无疑问他的灵魂在默默专心祈祷"。[60]

《苦难的女儿》（1871年）作者同样忧心忡忡。尽管经历了几十年的痛苦折磨，玛丽·兰金还是拒绝任何形式的镇痛，因为她担心，那些会"让我的头脑变得愚笨，不适合未来的智力活动"，特别是精神活动。兰金相信，痛苦是"让我的心和世界全然分离，并同基督联合的外部手段"。她的腿最终被截掉时，甚至连不怎么管用的镇痛方式——酒——都拒绝了，因为"我现在感觉同截肢和解了，不再害怕"。她表示：

> 不希望被哄睡；因为如果我在手术当中死去，我希望那时候知觉还在，而非在无意识状态下进入精神世界。

她说：

> 刀子扎进来以后，第一个冲动是，"**我受不了了；我会叫他们停手**"。然而恩典又一次占了上风，我感觉沉入了**上帝**的意志，那样甜

　　　　　　　　　　9 为什么没能用上止痛药

蜜。"吾之恩典够汝用的",我从未如此强烈地意识到这个祝福承诺会实现。基督爱的臂膀就在我身下,在艰难时刻支撑着我。

由于她"不指望动完手术还活着",所以拒绝在昏迷状态下被"引领……到像上帝一样神圣的存在面前"。[61]

死亡的剧痛

玛丽·兰金害怕会在酒精、鸦片、乙醚或者氯仿导致的迷茫状态下"去见造物主"。这类恐惧在神学界和医学界激起了热烈争论。著名医师赫伯特·L. 斯诺(Herbert L. Snow)代表了一个极端,他妻子死于癌症。在《癌症治疗改进之路》(1893年)里,他总结道:

> 对无法通过手术根除来治愈的癌症。黄金法则是尽早开始使用鸦片或者吗啡,剂量要小、持续不断、逐渐增加。因此,应当有意诱导无法治愈的恶性肿瘤患者养成永远依赖吗啡的习惯。[62]

斯诺相信,这至关重要,不仅对患者及其家人精神上的宁静而言,还因为它会减缓癌细胞的增殖。[63]

然而在神学上,他的论点颇有问题。有意诱导成瘾会让人心灵糊涂,让垂死的信徒无法全神贯注于自己来世的命运。像兰金和其他虔诚的受苦受难者一样,许多神学家和信仰基督教的医师担心,给在剧痛中濒临死亡的人提供镇痛剂是否会抹杀他们临终前"用行为表现虔诚的机会",从而让他们面临"永远丧失"灵魂的风险,正如19世纪中叶加拿大罗马天主教理事会所言。[64]或者用一个世纪以后某名牧师的话来说,"真正被允许面对死亡"的临终患者实在太少了。

随着死期临近,他们使用了麻醉剂,陷入昏睡,比失去理智早很多,所以没有机会知道自己要走了。医师避免死亡这个话题,替患者维持一种会好起来的假象,不让他们清醒地迎接生命当中最后一次了不起的体验。[65]

这比欺骗还要糟糕:它是对患者灵魂和身体的谋杀。

信仰基督教的医师往往采取实用主义立场。例如19世纪50年代,南卡罗来纳州医师塞缪尔·迪克逊(Samuel Dickson)承认,极端痛苦的死亡可能对有着"高度狂热的心灵"(他指的是那种虔诚)的病人有益。然而他提醒读者,大多数受苦受难者在这样的时刻无法虔诚。"恐惧和疼痛无情地用毒牙攻击垂死的受害者",导致"无法忍受的剧痛,因此尖叫打滚",他声称,这种情况下"人道的观察者"应当干预。用迪克逊的话来说:

当行动能力已经无可挽回地明显丧失,我们眼前的残骸里只剩下易受折磨和剧痛影响的骨架时,我们不仅有理由干预,而且有义务用这样的化学药剂去干预:有指望施加……正面影响。[66]

关于给正经受痛苦死亡的基督徒麻醉剂,南汉普皇家医院(Royal South Hants Infirmary)的医师约瑟夫·布拉(Joseph Bullar)提出了更加有力的辩护。1856年和1866年,他试图劝服《不列颠医学杂志》的读者,医师的人道主义职责是消除每一次死亡的剧痛。他试图这样减轻神学上的顾虑:强调鸦片和氯仿能够缓解难以忍受的剧痛,同时确保垂死患者的头脑一直"相当清醒"。给垂死者吗啡以前,他可能全神贯注于自己的"极度疼痛",乞求解脱;使用阿片类药物的效果是"让身心平静,而且意识没有半点丧失",因此在"家人给他念祈祷文时",他能够聆听。鸦片可能造成"在麻醉状态下死亡",这种观点完全没有事实依据;鸦片不会"让清明的头脑变得混沌模糊"。相反,它让受苦受难者得以证明对**信仰**的忠诚。[67]

十年后,布拉重拾这一主题,更加直接地对付神学上的异议。他指出,玛丽亚·特蕾莎(Maria Theresa)皇后在临终病榻上要求:"别给我鸦片,我要清醒地去见上帝。"布拉承认,他不时会遇到对"在麻醉状态下死亡"表达此类异议的患者。自然,他声称,阿片类药物"不是推荐给这些'伟大心灵'的"。然而,那些"濒临死亡而身心痛苦不堪的弱者"又怎样呢?氯仿让垂死的女人能够抛开剧痛,"怀着感激和希望谈论她的永恒关切,她已经很久没这么做了"。另一个案例当中,有名家属原本执拗地反对"当一个人自时间进入永恒时使用止痛药",照顾她叔叔时,她却改变了主意。他的痛苦是"那样折磨人,除了和这个有关的,一切意识都消失了"。氯仿可以"暂时缓解疼痛",让他能够"致力于同灵魂得救有关的事情"。[68]疼痛风暴与其说引领罪人走向十字架,不如说遮蔽了它:镇痛是希望和救赎的明亮灯塔。

《医学伦理学新问题》(1956年)这册书里,细致入微地探讨了天主教对经历痛苦死亡的基督徒采用镇痛的立场。彼得·弗勒德(Peter Flood,本笃会信徒)首先坚持道,疼痛者必须接受煎熬,"这是上帝准许的,为了让我们变好"。更有甚者,疼痛是"我们的特权,同基督赎罪性的煎熬一致,我们在团结和基督教希望的安全之中与其一起死去"。出于上述理由,这点至关重要:提供一切机会,让人死去时能够"意识清楚,实现对我们罪孽的忏悔,在为时已晚之前寻求上帝的宽恕"。只有这样,垂死的患者才能对"永恒的幸福"充满信心。因此,永远没有正当理由对一个人隐瞒他即将死去的事实,谁也无权"判断我们是如此之好,所以不需要这样的时间为永生做准备,从而危及我们的救赎"。

不过,弗勒德的确承认,在某些情况下,信仰天主教的医师有责任缓解严重的肉体痛苦。此类状况下,"对镇痛有必要的话,我们可以给他任何剂量的适当药物,哪怕所需的最低剂量都可能顺带让他失去知觉,甚至缩短寿命"。主要限制条件是,患者被告知来日无多、警告用药可能缩短寿命以后,同意用药。弗勒德坚持认为,即使在这种情形下,医师依然可以拒绝镇痛。如果众所周知,垂死者先前过着"邪恶的生活,没有忏悔"(例如,如果他是"背弃信仰的天主教徒,没有领受圣礼"[69]),那么无论如何都禁止为他提供镇痛。"人的永恒得救"比"任何暂时的安适都重要"。[70]最后的审判中,信仰天主教的医师和他的精神顾问被授予为更高的善而不提供镇痛的权力。

耶稣会伦理学者尤金·泰松(Eugene Tesson)更加积极地阐述了教会的立场。他认为,基督徒具有"不可剥夺的权利"——清醒而勇敢地面对死亡,因为在死亡的"终极羞辱和苦难当中,人性[可能]达到最高贵辉煌的一刻"。泰松承认,如果垂死者已经"作出了服从神明的举动"并领受了圣礼,有些神学家就允许医师给予止痛药。如果垂死者"被疼痛折磨,有陷入绝望和亵渎上帝恩慈的危险",那么也可以给他镇痛。然而,例外情况如下:

> 在各方面都和经常采取的态度完全不同,包括让患者完全不清楚自己的病情,而且让他人事不省,以免知道死亡临近。[71]

死亡,哪怕在剧痛当中,也必须以基督徒的顺服来面对。

这种"双重影响学说"已经被普遍接受,尽管剥除了神学上的顾虑:根据它,哪怕可能产生意外却已知的负面结果,也允许采取能够获得良好结果的行动。到20世纪中叶,给正在经历痛苦且不可避免的死亡的患者提供镇痛(虽然我们将会看到,它可能并非全然有效),经常被看作医疗人道主义使命不可或缺的一部分。1944年,布朗普顿

（Brompton）医院（"布朗普顿鸡尾酒"的发源地，这是一种吗啡和可卡因的混合物，发明于20世纪20年代）的克利福德·霍伊尔（Clifford Hoyle）陈述了给垂死者提供镇痛的案例。[72]"应当尽量温和地让垂死者进入昏迷状态，如果有必要，越快越好"，他宣称。"事实证明，治疗剂量的吗啡可能致命"，这显示出"生命悬于多么细的一根线上，任何情形下死亡都近在咫尺"。他提醒医师们塞涅卡（Seneca，古罗马政治家、斯多葛派哲学家、悲剧作家）的睿智之言："死亡有时是惩罚，经常是礼物，然而对不少人来说是恩惠。"关于耐受度的争论根本无关紧要。霍伊尔承认，开出正确剂量的阿片类药物"常常会吓到最坚强的"医师，因为"有时候［患者］真的会把药吃下去"。不过，临床医师应当做好思想准备，开出任何必要的处方。霍伊尔坚持道，应当让垂死者自由选择他或她喜欢的方法来缓解症状："双份威士忌或荷兰金酒，热牛奶里搁朗姆酒再加些糖，无气葡萄酒，或特别受喜爱的利口酒都值得推荐"，尽管香槟是种"被高估的饮料"，事实上却证明，它是"对脏兮兮的嘴巴而言最清爽的"。他的评论表明，最有效的镇痛剂——阿片类药物——并没有被充分使用。霍伊尔最后平静地指出，需要镇痛的可能不光是垂死者："我们不总是在临终现场把药给患者，而是给家属。"[73]

霍伊尔的看法得到了广泛认同。20世纪50年代，新成立的皇家医学会全科医师分会首任主席言简意赅地指出，有时候医师需要告诉自己："顶住！够了……吗啡存在是为了给人用，而不是就扣留在那里。"[74]大致与此同时，在《不列颠医学杂志》上的一篇文章里，伊恩·格兰特（Ian Grant）医师同样主张，大夫对垂死者的首要职责是"缓解疼痛，出于这一目的，我提倡自由使用吗啡"，以让"他们生命的最后几个钟头尽可能平静而无痛"。和霍伊尔相比，他更加担心患者对吗啡产生耐受这一可能性，然而"当患者的痛苦变得绝望时……我们不应该放着'忘川之水'不用"。跟霍伊尔一样，他鼓励医师给垂死者和家属提供镇静剂。[75]这类观点会吓坏前面提到的那些神学家。在剧痛当中垂死的人不光要在"去见造物主"之前被麻醉，陷入遗忘，还无法拥有家人、朋友的虔诚祈祷和讲道，那些人的剧痛也被药物钝化了，变得模糊。

然而，所有这些评论者面临的问题是，**实践当中**，许多垂死男女的剧**痛并没有**得到缓解。例如，"布朗普顿鸡尾酒"私底下被叫做"闭塞性迷雾"，是种"由医生提供给病人的东西，让他们不知道自己在干什么，而医生显然也不知道自己在做什么"（正如两名疼痛医师2002年承认的那样）。[76]

此外，在医生坚称已经使用镇痛剂时，许多人还在承受煎熬。这就是让西塞莉·桑德斯（Cicely Saunders）医师生气的东西，她提出了"全方位疼痛"的概念。用她1964年的话来说：

> 持续的疼痛需要持续的控制，这意味着应该定期给药，好让疼痛一直得到缓解。要是例行给患者自己剂量的止痛药，那么他对医务人员和药物就远远不会这样依赖了。要是每次你感觉疼痛时都得请求什么东西来缓解，你就每次都会被提醒自己对药物本身的依赖，然而如果你在疼痛发作之前就按时服药，这就不会发生。这很重要，因为必须以各种可能的方式维护患者的独立性。[77]

桑德斯的深刻见解却被降格成了对垂死者的护理：临终关怀是作为一般姑息治疗的**例外**发展起来的。和其他忍受疼痛者（特别是那些非终末期慢性疼痛患者）不同，临终关怀医院的患者已经被看作"规范"或社会之外的存在，因为他们已经被证明无法治愈。所以对他们来说减轻痛苦是唯一的重点。

　　　　　　　　9　为什么没能用上止痛药

现代镇痛

在20世纪和21世纪，有望缓解疼痛的药片和药水已经变成了世界上最有利可图的药剂。尽管一直是主要业务，然而20世纪70年代以来，致力于镇痛的企业呈指数级增长。[78]这一定程度上反映了20世纪最后几十年里，机构对研究和减轻疼痛的兴趣迅速上升。1967年，英国麻醉师马克·斯沃德洛（Mark Swerdlow）组织了对疼痛感兴趣的临床医师的第一次正式会议，并且创立了顽固性疼痛协会。六年后，华盛顿居民约翰·博尼卡（John Bonica，麻醉师，本身也是慢性疼痛患者）举办了第一届国际疼痛研究和治疗讨论会。这场讨论会让国际疼痛研究协会（IASP）成立。1975年，《疼痛》杂志第一期出版。尽管事实上"头疼差不多跟所有其他类型的疼痛加起来一样常见"，可是国际头痛协会1981年才成立。[79]进展相当缓慢。直到1995年，约翰·D. 勒泽尔（John D. Loeser, 国际疼痛研究协会主席）还抱怨"作为一门专业，疼痛管理任重道远"。[80]

鉴于疼痛研究的最新发展，20世纪末和21世纪初，大批人依然处于疼痛当中，这或许没那么让人惊讶，即使缓解他们痛苦的药物和技术早已出现。当然，对有些形式的疼痛来说，临床缓解照样很不充分（最明显的是非特异性腰痛和许多长期慢性疾病），可其他所有"完全可控"的疼痛呢？ 2005年，一名临床医师在《妇科肿瘤学》上撰文承认："尽管资源丰富的国家取得了进步，然而在美国，癌症疼痛治疗不足依然是个优质护理服务问题。"她格外担心儿童、老年人、少数族裔、垂死的成年人得不到充分治疗。[81]2008年，一项重要文献综述显示，半数癌症患者正在遭受不必要的痛苦。[82]可悲的是，有证据表明，随着患者疼痛严重程度上升，护士和其他临床医师低估疼痛的程度也会上升。[83]事实上有些人指出,近几十年来,对疼痛的治疗不足**愈演愈烈**。[84]

　　研究发现,特定的医疗文化,比如急诊部门的发展,更容易低估患者的疼痛程度。詹姆斯·威尔逊(James Wilson)和吉尔·彭德尔顿(Jill Pendleton)将这称作"急性疼痛治疗不足"(olioanalgesia)。他们的研究表明,在一家医院的急诊部门,向工作人员抱怨疼痛的患者当中,56%没有得到镇痛剂。**确实**拿到了镇痛剂的患者当中,三分之一所得的剂量不足,还有42%等了超过两个小时。[85]以上状况并不罕见。[86]

　　正如我之前所言,在19世纪和20世纪早期,特定患者群体(年轻人、女性、穷人、少数族裔)面临疼痛治疗不足的风险要比别的群体高很多。这不是什么陈年旧事。在20世纪末和21世纪初,还可以观察到类似的忽视。非常年老的和非常幼小的格外易受伤害。在一项针对超过73 000名65岁以上癌症患者的研究当中,声称每天都处于疼痛状态的人里,只有四分之一拿到了吗啡。事实上,年纪**最大**的患者(85岁或以上)获得弱阿片类药物或者吗啡的可能性**最小**。[87]

　　住院儿童的疼痛也照例被低估了。"儿童在普通外科手术以后,几乎不需要药物来镇痛",一篇题为"儿科患者镇痛"(1968年)的文章作者宣称。他们观察到,自己诊所里的60个孩子当中,只有两个在术后接受了镇痛,而重症监护室里的180个孩子当中,只有26个获得了阿片类止痛药。[88]20世纪70年代,一家美国医院里的研究者发现,动过包括截肢在内的大手术的4到8岁儿童当中,术后超过一半没有接受镇痛药物治疗。[89]另一项针对接受开胸手术以后的成年人和儿童的研究当中,所有成年人都拿到了药物,而四分之一儿童术后三天里没有拿到任何药物。[90]外科医师明确地替不使用麻醉剂辩护,哪怕对像动脉导管未闭结扎这样的危急外科手术(即关闭在婴儿出生前让血液能够流经肺部的血管)而言也是如此。用1976年时外科医师的话来说,不需要麻醉剂或者术前用药,尽管"如有必要"可以使用"麻痹剂量的司可林"。[91]还有些人建议在给小婴儿动手术时用泮库溴铵,一种类似司可林的肌肉松弛剂,同样没有止痛效果,只是把承受疼痛的迹象压下去。[92]20世纪80年代晚期,对儿科麻醉师协会成员开展的一项调查表明,只有56%的人偶尔或者常常给新生儿使用阿片类镇痛剂。[93]20世纪80年代晚期,尽管80%的儿科麻醉师相信,新生儿能感觉到疼痛,却只有11%会在大手术以后开具阿片类镇痛剂。[94]哪怕晚到1998年,还有权威专家承认,"事实证明,评估儿童疼痛的存在与否、严重程度出人意料地困难",这导致"对幼童的疼痛管理不到位"。[95]在2010年的一篇论文里,不光55%—90%的护士相信,儿童会过度报告疼痛,她们给予婴儿的镇痛剂也一直比医院大夫的处方或者国家标准推荐量要少。[96]护士和医师习以为常地低估幼童的疼痛,同时高估止痛药对这些患者的有效性。[97]儿童和老年人就是"得不到它"。

给予女性的止痛药也依然比男性少,而且效果没那么好。[98]较之主诉相近的男性患者,她们经历更长时间的痛苦以后,才会转到专业疼痛门诊。[99]2003年,一项针对密歇根州368名医师的研究发现,较之因转移性乳腺癌或者手术切除子宫肌瘤而感觉疼痛的女性,他们给因转移性前列腺癌或者手术切除前列腺而感觉疼痛的男性开出最合适的止痛处方的可能性明显更高。事实上,和给前列腺切除术的处方不同,医师常常给剖宫产手术选择最差的镇痛方案。[100]一名女性癌症患者抱怨道:

> 我觉得,由于根据刻板印象,男人通常要养家糊口,所以家人、朋友、大夫对他们的癌症都更加上心。我觉得,大夫实际上倾向于听从男性患者对自己健康、疼痛之类问题的答案。出于某些原因,男人说"疼"时,大家会更加相信。

接着她承认，她相信女人对疼痛的耐受度更高（"可能是生孩子的缘故"），然而也指出，女人害怕"变成别人的累赘"。与之相反的是：

> 男人习惯了有人替他们照料一切，他们把培根带回家，我们来煎……"妈妈"总是照料每个人，可谁来照料"妈妈"呢？[101]

最后，来自工人阶层或者少数族裔的患者常常发现，他们的疼痛没人理睬。同更有钱的非少数族裔患者相比，他们获得疼痛治疗的机会更少，疼痛更难以被记录在案，得不到充分治疗的可能性也更高。[102]自20世纪80年代起，调查表明，因同转移性癌症相关的疼痛而接受治疗的患者当中，少数族裔得不到恰当疼痛治疗的可能性是非少数族裔的两倍。[103]哪怕大手术以后，给予某些患者（例如华裔）的镇痛措施都可能比白人要少，部分原因是假定这些人的忍痛阈值更高。[104]20世纪90年代，针对在加州大学洛杉矶分校急诊医学中心接受长骨骨折治疗的人开展了一项研究，结果表明，拉美裔得不到止痛药的可能性是非拉美裔白人的两倍。[105]在美国，依赖医疗补助计划（低收入家庭医疗保险）的女性分娩时可能用不了硬膜外麻醉，因为要花钱。有名叫查韦斯太太（Mrs. Chavez）的女性在1997年抱怨，她要是想在宫缩时减轻疼痛，就得交400美元。用她的话来说：

> 面对疼痛，我不是懦夫。然而生产过程非常痛苦。麻醉师不拿到钱，就连房间都不进。我给了她一张信用卡和支票。可她不接受。我躺在那里宫缩，他们不给我硬膜外麻醉。我感觉就像动物。[106]

有些麻醉师顽固不化。其中一名直截了当地告诉别的美国麻醉师

9 为什么没能用上止痛药

协会成员:"穷人不能指望开劳斯莱斯,或者到高级法国餐厅吃饭,所以他们为什么会指望免费领到止痛药里的'凯迪拉克'?"[107]族裔和阶层是得不到足够止痛药的"高危因素"。

可是20世纪末和21世纪初,为什么在大部分疼痛都可以得到缓解的情况下,人们继续受苦受难?医疗职业和患者两股力量合流了。

从临床角度看,对疼痛治疗不足可能仅仅是缺乏专门人才的意外后果。这个借口是麻醉师协会在20世纪70年代提出的,他们当时抱怨,训练有素的麻醉师短缺意味着在英国某些地方,医院被迫在正常分娩时"停止提供硬膜外麻醉"。[108]麻醉师协会并没有提到,这种短缺的部分原因是,他们出于巩固专业地位的欲望,不允许助产士进行麻醉操作。

临床上对镇痛的无知是治疗不足的一个重要原因,这更加典型。20世纪70年代,美国出版的肿瘤学教科书里,专门讨论疼痛的页面只有0.3%,虽说大多数癌症患者在病程中的某个时候都会感到疼痛。[109]护理学教科书也好不到哪去,只有0.5%的文本讨论了疼痛。[110]由珀斯(位于澳大利亚)玛格丽特公主儿童医院发行的《护士手册》1969年版和1974年版里,确实包括一张孩子哭泣的图片,配字是:"发声。**任何发声都意味着……求助!**",然而关于镇痛的信息非常简短,出现在题为"危险药物"和"药房与毒物法案"的章节。[111]《重症监护下的婴儿压力》(1986年)之类的书籍在索引里没有单独列出"疼痛"。[112]20世纪80年代晚期,一项向护士发放了669份问卷的调查表明,关于护理癌症患者时应当如何镇痛,一半以上的人没受过训,接近三分之一受训总共不到10小时。[113]2011年一项针对医学院的研究得出结论,在北美只有4%的医学院加入了疼痛课程:"北美医学生的疼痛教育",研究者概括道,"是有限、变化无常、往往支离破碎的。"[114]因此,医务人员无法有效处理患者的疼痛,仅仅由于他们缺少足够的药理学知识。[115]

在这种缺乏基本知识的基础上，再加上"急性疼痛治疗不足"的文化，对疼痛的系统性低估与治疗不足明显就更有可能了。[116]这就是为什么急诊部门在提供有效镇痛上表现非常糟糕：他们优先考虑诊断而非姑息治疗，而且用一名研究者的话来说，鼓励"一种支持[医务人员]同患者显著分离的文化"。[117]此外，由于急救人员和接诊的患者通常只会见一次面，他们往往对这点特别警惕："被对管制药物没有医疗需求的患者欺骗"。[118]

然而，镇痛不足是更广泛问题的一部分：较之承受疼痛者，对什么程度的疼痛可以接受，专业医疗文化**一般来说**看法或许不同。一项研究表明，所治疗的患者被诊断为转移性或晚期癌症的医务人员当中，89%相信，他们的病人拿到了足够的止痛药，尽管差不多比例的医务人员认为，他们的病人正在体验"中度疼痛"。换言之，哪怕承受着"中度疼痛"，照样可以说用了"足够的止痛药"。这些医务人员被问及止痛药的目标是什么，其中60%认为，它是**减轻**而非**消除**疼痛的。[119]

还有些调查显示，护士倾向于等到患者真正请求镇痛时才提供止痛药，即便如此，她们给予的也是可用范围内的最低剂量，尽管有证据表明这并不够。此外，许多人有意扣着止痛药不给，直到规定的4小时间隔过去。[120]根据其他研究，疼痛的非语言表达被习以为常地忽略，顽固性疼痛患者发现，他们的抱怨在"药学查房"期间才能得到处理。尽管事实是"都知道患者会疼痛"，护士却"太容易接受患者身上有无法缓解的疼痛"。[121]就像在哈克尼（Hackney）医院工作的护士保利娜·米尔斯（Pauline Mills）回忆的那样，因为她照料的终末期患者在极度疼痛中醒来：

> 我去找夜班姐姐说，你懂的，她醒了，我能再给她点吗，你懂的，不管给她写的是什么，但是夜班姐姐告诉我，不，因为离她上一次用

药还不到四个钟头,或者不管几个钟头。我说,可是她非常疼,你懂的,她疼得直哭,然而不允许我给她那个。[122]

太多时候,医务人员过于习惯痛苦,或者用心理动力学术语来说,在和异常痛苦的患者打交道时,试图避免反移情(即无意识投射),因此严格控制自己的情绪。[123]

就对疼痛治疗不足而言,前两个临床原因和教育以及"急性疼痛治疗不足"的文化有关,第三个则涵盖了这种认识:镇痛不是没有风险的。扣着止痛药不给可能是谨慎的做法。例如,许多产科医师害怕,接受硬膜外麻醉的女性需要产钳分娩的可能性更高。[124]他们担心,在某些女性身上,硬膜外麻醉会触发严重低血压、抽搐、心脏骤停、呼吸困难,有些婴儿则可能遇到母乳喂养困难和体温升高。[125]还有些医师发愁,麻醉剂会抑制呼吸,从而对患者有害。

止痛药也可能妨碍有效诊断,对在急诊部门主诉急性腹痛的患者尤其如此。[126]这种恐惧可以追溯到20世纪20年代,扎卡里·柯普(Zachary Cope)爵士这样教导医师:"虽说看上去或许残忍",然而实际上,"在确定手术干预是否必要,或者说作出合理诊断之前,不给病人吗啡"是明智的。[127]后来的证据表明,上述"一概拒绝"的做法毫无根据,或者说,这种情形下,镇痛可能事实上令诊断**变得更加准确**有效。[128]一名研究者指出,不愿在急诊室提供镇痛,这种做法是成问题的,原因有二:首先,它基于过时的笛卡尔疼痛模式;其次,它意味着有效诊断是对"主观症状"进行检查的结果,然而现实中,这"相当少见……并且无论如何,总是由客观的放射学和实验室证据来证实"。[129]

就像前面我在19世纪和20世纪早期背景下讨论过的,医务人员对疼痛治疗不足的最重要原因是,他们担心患者会对止痛剂产生耐受性(从而迫使医师开出更强效的药物),或者更糟糕的是,他们会上瘾。[130]

这些怀疑范围颇广，从害怕患者谎称自己很疼以获得同情和补偿，到因患者（他们实际上是瘾君子或者毒贩）"愚弄"大夫而焦虑。这一时段内，对患者动机的怀疑非常强烈，尽管事实上，对高估自己疼痛的患者比例的估计完全不现实。[131]

此外，在严格约束管制药物的情况下，被控不当开具阿片类药物的医师会面临高调起诉，这增加了拒绝给予镇痛的动机。[132]在《美国医学新闻》1994年进行的一项调查中，医师习以为常地承认，他们对疼痛治疗不足，原因是害怕被各州医疗执照委员会制裁。[133]"对毒品的战争"阻碍了在欠发达地区工作的医师开出有效的止痛药。通常不给少数族裔和贫困患者开奥施康定（Oxycontin，一种对许多慢性疼痛管用的止痛药）之类的药物，部分原因是媒体引起的对其滥用和黑市价值（60粒40毫克药片零售价是300美元，在街头能卖到2400美元）的恐慌。[134]

最后，文化假设意味着医务人员可能区别对待疼痛者。例如2005年，一项针对出生在澳大利亚、土耳其、越南，但都在澳大利亚墨尔本皇家妇女医院生产的女性的研究表明，较之越南女性，澳大利亚女性使用的镇痛措施明显更多（这并不让人吃惊：9%的澳大利亚人将自己的分娩经历描述为"糟糕透顶"，而对越南人来说是58%）。使用不同的镇痛措施部分是由于澳大利亚白人女性和越南女性的期望不同，可负责接生的助产士态度同样颇有影响。因为助产士知道，"文化传统"鼓励越南女性"沉默地忍受疼痛"，并且保持"自控"，力图展现"坚强性格"，所以她们不大可能给这些女性提供全面的镇痛选择。[135]

可是，认为镇痛的数量和质量完全由医务人员决定，这是错误的。处于疼痛当中的人也可能对麻醉剂心存警惕。[136]为什么有些患者不充分利用镇痛措施呢？

还有经济上的顾虑。止痛药可能相当昂贵；贫困患者获得保险的机会更少。这类受苦受难者没有真正的选择。和麻醉出现之初一样，关于什么是"**自然**"的想法也可能影响深远。用移民到英国的阿拉伯穆斯林女性哈迪尔（Hadeel）的话来说：

> 我希望一切正常。在这里，我什么药都没用就分娩了，我也受得了。生产以后我感觉正常，什么都没变，挺好的。产后，我立刻给家里打电话。我和父母通了话。我完全清醒……我永远不会忘记他们从我孩子脚上取血时，他的样子，还有他的手含在嘴里，四处张望[的样子]。要是用了麻药，我就不会知道自己都做了什么。[137]

和更早的时候一样，镇痛的副作用可能相当巨大。例如，吗啡会引起恶心、便秘、呼吸抑制、幻觉、"晕眩"、精神错乱、痉挛，甚至对疼痛更加敏感。耐受和上瘾的前景让人害怕。[138] 上瘾被高度污名化。2002年采访一名叫"玛格丽特"的女性时，她表示，自己对疼痛的抱怨产生了负面影响，导致她拒绝镇痛，理由是这让她不公平地蒙上了污名。她说：

> 上瘾是种[担忧]——我肩颈严重受伤，几年来一直服用[温和的阿片类药物]。我记得，上帝是我的审判者，尽管他们发誓我没有，然而我记得至少问了他们三四次，"你确定我该吃这么多药吗？"那会是早上一[剂]，下午一[剂]，晚上一[剂]……大约三年过去，我的大夫觉得我已经上瘾了，我需要去疼痛门诊，完全戒掉药物。他们不否认我受过伤，不否认我疼，可是他们说，我不得不在没有药物的情况下"学会要怎么过日子"。

后来，每次她出了事故，医务人员都声称她只是寻求更多的药物来满足毒瘾。她甚至面临故意伤害自己来获取阿片类药物的指控。玛格丽特解释道，她现在不情愿接受镇痛，"这是一种天生的害怕，之前大夫灌输给我的，说我是个瘾君子"。她的疼痛评分依然相当高。[139]

玛格丽特意识到她被看作"坏患者"，这让她心烦意乱。许多患者确保，自己从未抵达危机点。他们将这种观点内化了：保持控制很重要——不管是为了它本身，还是为了做个"好患者"。用一名癌症患者的话来说：

> 一方面，我用了更多药，没那么疼了，然而另一方面，我还没完全到那一步，我猜会更乐意完全到那一步，你懂的，因为睡觉太可怕了……基本上就像是放弃。[140]

他们甚至可能相信，这对人格发展有好处。[141]

就病得最严重的那些人而言，通常认为疼痛不可避免。这就是患者可能异口同声称赞医务人员的原因之一，虽说他们承受着本可以缓解的疼痛。[142]癌症疼痛是正常的，抱怨它"没有道理"。[143]移民、穷人、老年人最可能持这种观点。[144]

最后，患者担心，任何止痛药用量的增加都会证明他们是垂死群体真正、永久的成员。"仿佛疼痛属于死亡"，两名研究者在1996年观察到，"而且，如果疼痛能在没有（或者更少）人工辅助的情况下得到控制，就意味着死亡不那么近"。[145]因此患者不情愿承认疼痛。他们还焦虑医师可能过于关注对疼痛的治疗，而忽视了疼痛的真正原因。过早使用止痛药是否意味着，当疼痛真正变得严重时，止痛药会失效？[146]因此，少报告疼痛本身就严重阻碍了对它的治疗。[147]

1896年，在首次公开实施外科手术麻醉50周年纪念日上，西拉斯·韦尔·米切尔朗诵了他的名诗《疼痛的生与死》。其中有这样几句：

> 只要和我们共享人类命运，就逃脱不了这种[疼痛]:
> 剧痛的严厉民主等待着
> 在穷人的简陋床铺边，在富人的大门里。[148]

他大错特错。无论过去还是现在，疼痛都毫无民主可言。某些人群更有可能受苦受难（穷人、少数族裔、从事危险职业者，诸如此类），[149]而且正如我们在本章里看到的，镇痛分配不均。关于疼痛治疗不足的争论（不管19世纪还是今天）背后，潜藏着根本得多的问题：对麻醉剂使用不足的担忧是否根本上具有误导性？本章自托马斯·杰克逊中士开始，他在1814年身负重伤。腿被截掉时，有人给了他酒，这暂时起了作用，"鼓舞了"他的"精神，有了种所向披靡的勇气"。然而外科医师试图用钝锯子切割他的骨头时，还有恢复期间其他医务人员野蛮地扯下他残肢上裹着的绷带时，他"陷入极度疼痛当中"。杰克逊的极度疼痛不光源自生理机能：这要比他破碎的神经、肌肉、骨头之和多得多。杰克逊的疼痛异常剧烈，因为他是地位卑贱的士兵，又发现别人对他的痛苦不当回事，所以满心怨恨。

类似的论点对近几十年来的疼痛和煎熬也适用。对疼痛"医疗化不足"或"治疗不足"，关于这一点的研究数量激增，它们暗示道，解决方案相对直截了当：准确地教导医务人员和患者，镇痛药和麻醉剂有什么益处和风险；确保向患者提供最有效的镇痛形式；保证它们分配公平。然而，这样还不够。有充分证据表明，对临床医师开展疼痛管理教育收效甚微；[150]关于"有效镇痛"包含什么的决策并不稳定；想创建公平合理的分配体系，就必须对整个政治经济体系进行让人生畏的全面改革。历史学家兼伦理学家丹尼尔·S.戈德堡（Daniel S. Goldberg）敏锐地指出，任何减轻人们痛苦的尝试都必须直击根源——"复杂的社会与文化矩阵……在其中，参与者诠释和理解疼痛的含义"。[151]正如我在本书引言里的主张，疼痛事件总是属于个人生活；它们扎根于他或她的整个生命故事当中。想有效减轻疼痛（如果这是目标的话，而有些情况下可能并不是），就必须改变镇痛剂的分配方式，然而还必须留心意识形态框架、人际关系、疼痛者和身边那些人之间的环境交互。照此，它需要否定笛卡尔式的身心二分法，而且彻底重新思考在人们生活当中留下痕迹的不平等。

就像我在整本书里论述的那样，疼痛并非生理过程中自然出现的，而是在同社会世界协商时产生。从出生那一刻起，婴儿就被疼痛文化接纳了。有些婴儿是用产钳从子宫里拽出来的。许多人脚后跟遭到按压，来迫使他们第一次生涩地呼吸；其他人鼻子里塞了合成泵，好把黏液吸出来。随着婴儿成长，负责让他们社会化的人会注意某些眼泪，而忽视其他眼泪。他们伸手去碰火苗时，就会挨一巴掌。有些割伤"亲亲就好了"，有些青肿遭到忽略。如果你是男孩，就不一样了。你是穷人，这也挺不同。处于疼痛当中的人学会了怎样"沉默忍受"或者"大吵大闹"。就连那些极少数天生对疼痛刺激不敏感的孩子，也学会了对危险物体和状况作出恰当反应（至少，要活下去的话）。

这是个"凌乱"的过程，涉及大量不同（甚至相互矛盾）的语言游戏、认知过程、情感实践和动机。对此我们不应惊讶。毕竟，疼痛是一种不仅包括感觉的事件类型，还有认知、情感、动机的方面。意义、历史、学习和期望都会影响处于疼痛当中的方式。作为一种事件类型，疼痛对体验它的人总是有意义的。不存在这样的疼痛实体：同其对人们存在于世的影响方式无关。疼痛中的人并非不可抑制的自然力量的被动载体；她不断参与各种各样组成自身疼痛的活动。正如莱瑟姆所言，对"身体内部和外部不可思议的事情，还有不可估量而又不可控制的"，我们可以"通过碎片来理解，可是并不彻底"。[152]本书里，我试图探索其中一些"碎片"。

莱瑟姆对临床医师提出了一些建议。他们应当超越整齐明了的疾病分类范畴，投身于真实的、在痛苦中挣扎的身体的世界。他表示，实习医师和才崭露头角的艺术家差不多。艺术家怎样才能最好地学习技巧？哪种效果更好，是把他请到"打扫干净、布置一新的房间里，挂满了让他凝视冥思的杰作"，还是工房里，到处都是"小木条、碎片和粗糙的设计"？前者"对那些资助艺术的绅士可能非常合适，然而不是造就艺术家的方式"。[153]同样，负责驯服"疼痛风暴"（勒里什的形容）的那些人只能靠进入让别人痛苦不堪的"深渊"，来学习技巧。

在这一点上，莱瑟姆也是对的：让大家注意到，疼痛中的身体不可思议，受到"不可估量而又不可控制的"力量冲击，却依然（一定程度上）能够同自己和他人交流，并且得到认可。疼痛者的需求和欲望是在他或她整个生命当中锻造出来的——它的意义和历史是密集且模式化的，尽管不总是整齐明了。有时候，对疼痛事件的叙述几乎是偶然开展的：尝试同他人交流时，受苦受难者磕磕绊绊，他们抓住最近、最方便的隐喻。别的时候，他们"随波逐流"，正如弗吉尼亚·伍尔芙所言，"也许这么多年来第一次，能够四处看看，抬头看看——比如说，看看天空"。[154]疼痛提醒我们，身体、头脑和灵魂密不可分地结合在一起，持续对话。我们必须体验"整个变化无尽的过程"：

> 热与冷，舒适与难受，饥饿与满足，健康与疾病，直到不可避免的灾难来临；身体将自己打得粉碎，灵魂（据说）逃逸了。[155]

把手伸向疼痛中的人时，我们必须始终设法确定，大家在具体时间和地点的需求和欲望。疼痛的世界依然是意义的世界。这个过程中，历史可以提供帮助。通过了解昔日人们怎样应对痛苦的疾病，我们或许能够学会"更好地忍受"。

注 释

卷首语

1. Adrienne Rich, "Contradictions: Tracking Poems", in *Your Native Land, Your Life: Poems* (New York: W. W. Norton and Co., 1986), 111.
2. Rich, "Contradictions: Tracking Poems", 89.

1 引言: 什么是疼痛?

1. Zafar H. Zaidi, "Hula-Hoop Syndrome", *Canadian Medical Association Journal*, 80 (1959.5.1.), 715–716.
2. P. M. Latham, "General Remarks on the Practice of Medicine", *British Medical Journal* (1862.6.28.), 677.
3. Latham, "General Remarks on the Practice of Medicine", 677.
4. Latham, "General Remarks on the Practice of Medicine", 677.
5. Peter Mere Latham, *Lectures on Subjects Connected with Clinical Medicine* (Philadelphia: Haswell, Barrington, and Haswell, 1837), 75.
6. Latham, "General Remarks on the Practice of Medicine", 677.
7. Elaine Scarry, *The Body in Pain: The Making and Unmaking of the World* (New York: Oxford University Press, 1985), 4–5.
8. Geoffrey Galt Harpham, "Elaine Scarry and the Dream of Pain", *Salmagundi*, 130/131 (2001), 208.
9. Paul Ricoeur, *Oneself as Another*, trans. Kathleen Blamey (Chicago: Chicago University Press, 1992), 132.
10. Ludwig Wittgenstein, *Philosophical Investigations*, trans. G. E. M. Anscombe (Oxford: Basil Blackwell, 1953), 89.
11. Wittgenstein, *Philosophical Investigations*, 188.
12. Guy Douglas, "Why Pains Are Not Mental Objects", *Philosophical Studies*, 91.2 (1998.8.), 127–148.
13. 关于讨论, 参见 Mark D. Sullivan, "Finding Pain Between Minds and Bodies", *The Clinical Journal of Pain*, 17.2 (2001.6.), 150。
14. Latham, "General Remarks on the Practice of Medicine", 677.
15. Friedrich Nietzsche, *The Gay Science*, 1st edn 1882, trans. Walter Kaufmann (New

York: Vintage Press, 1974), 249–250.

16. Silvia Camparesi, Barbara Bottalico, and Giovanni Zamboni, "Can We Finally 'See' Pain? Brain Imaging Techniques and Implications for the Law", *Journal of Consciousness Studies*, 18.9–10 (2011), 257–258.

17. René Descartes, "Meditations on First Philosophy", 1st pub. 1641, trans. Elizabeth S. Haldane and G. R. T. Ross, ed. Enrique Chávez-Arvizo, *Descartes: Key Philosophical Writings* (Ware: Wordsworth Editions, 1997), 183和René Descartes, *Traité de l'homme* (Paris: Claude Clerselier, 1664), 27.

18. Christian Augustis Struve, *Asthenology: Or, the Art of Preserving Feeble Life; and of Supporting the Constitution Under the Influence of Incurable Diseases*, trans. William Johnston (London: J. Murray and S. Highley, 1801), 423.

19. *The New and Complete American Encyclopædia: Universal Dictionary of Arts and Sciences; On an Improved Plan: In What the Respective Sciences are Arranged into Complete Systems and the Arts Digested into Distinct Treatises; Also the Detached Parts of Knowledge Alphabetically Arranged and Copiously Explained, According to the Best Authorities*, vi (New York: E. Low, 1810).

20. *Chambers's Encyclopædia; A Dictionary of Universal Knowledge for the People*, iv (Philadelphia: J. B. Lippicott and Co., 1870), 37.

21. E. Guttmann and W. Mayor-Gross, "The Psychology of Pain", *The Lancet* (1943.2.20.), 225.

22. 对这段历史的最出色综述参见Javier Moscoso, *Pain: A Cultural History* (Basingstoke: Palgrave Macmillan, 2012), 和Roselyne Rey, *The History of Pain*, trans. Louise Elliott Wallace (Cambridge, Mass.: Harvard University Press, 1995)。

23. Harold Spiro, "Clinical Reflections on the Placebo Phenomenon", in Anne Harrington (ed.), *The Placebo Effect: An Interdisciplinary Exploration*, 37 (1997), 46.

24. 最出色的讨论参见David B. Morris, *The Culture of Pain* (Berkeley: University of California Press, 1991), 9。

25. Latham, "General Remarks on the Practice of Medicine", 617.

26. 关于讨论, 参见我的著作*What It Means To Be Human: Reflections from 1791 to the Present* (London: Virago, 2011)。

27. Descartes, "Meditations on First Philosophy", 27.

28. Howard L. Fields, "Setting the Stage for Pain: Allegorical Tales from Neuroscience", in Sarah Coakley and Kay Kaufman Shelemay (eds.), *Pain and Its Transformations. The Interface of Biology and Culture* (Cambridge, Mass.: Harvard University Press, 2007), 39.

29. 关于复杂的讨论, 参见David Biro, "Is There Such a Thing as Psychological Pain? And Why It Matters", *Culture, Medicine and Psychiatry*, 34 (2010), 662。

30. Edmund Burke, *The Works of the Right Hon. Edmund Burke, with a Biographical and Critical Introduction by Henry Rogers*, vol. 1 (London: Samuel Holdsworth, 1837), 60.

31. Burke, *Works*, 60.

32. Aziz Sheikh, "Death and Dying—A Muslim Perspective", *Journal of the Royal Society of Medicine*, 91 (1998.3.), 139.

33. Douglas, "Why Pains Are Not Mental Objects", 127–148.

34. D. D. Price, S. W. Harkins, and C. Baker, "Sensory-Affective Relationship Among Different Types of Clinical and Experimental Pain", *Pain*, 28 (1987), 297.

35. 转引自 Colin A. Scott, "Old Age and Death", *The American Journal of Psychology*, 8.1 (1896.10.), 103。

36. Kevin J. Fraser, "William Stukeley and the Gout", *Medical History*, 36.2 (1992.4.), 160; Roy Porter and G. S. Rousseau, *Gout: The Patrician Malady* (New Haven: Yale University Press, 1998).

37. Lynn Clark Callister, Inaam Khalaf, Sonia Semenia, Robin Kartchner, and Katri Vehvilainen-Julkunen, "The Pain of Childbirth: Perceptions of Culturally Diverse Women", *Pain Management Nursing*, 4.4 (2003.12.), 148.

38. Callister *et al.*, "The Pain of Childbirth", 148.

39. Sue Savage-Rumbaugh, Stuart G. Shanker, and Talbot J. Taylor, Apes, *Language, and the Human Mind* (New York: Oxford University Press, 1998), 194–195. 此作让关于语言习得的这一点更加普遍。

40. H. K. Beecher, "Experimental Pharmacology and the Measurement of the Subjective Response", *Science* (1952), 157–162. 还可参见 Henry K. Beecher, "Generalization from Pain of Various Types and Diverse Origins", *Science*, 130.3370 (1959.7.31.), 267。

41. 某些最出色的分析探索了比我的研究更早的时段，参见 Esther Cohen, *The Modulated Scream: Pain in Late Medieval Culture* (Chicago: University of Chicago Press, 2010); Esther Cohen, "The Animated Pain of the Body", *The American Historical Review*, 105.1 (2000.2.), 36–68; Esther Cohen, "Towards a History of European Physical Sensibility: Pain in the Later Middle Ages", *Science in Context*, 8.1 (1995), 47–7; Lisa Wynne Smith, "An Account of an Unaccountable Distemper: The Experience of Pain in Early Eighteenth Century England and France", *Eighteenth-Century Studies*, 41.4 (Summer 2008), 459–480。还可参见 Andrew Wear, "Perceptions of Pain in Seventeenth Century England", *The Society for the Social History of Medicine Bulletin*, 36 (1985), 7–9; Jean Jackson, "Chronic Pain and the Tension Between the Body as Subject and Object", in Thomas J. Csordas (ed.), *Embodiment and Experience: The Existential Ground of Culture and Self* (Cambridge: Cambridge University Press, 1994), 201–228; Barbara Duden, *The Woman Beneath the Skin: A Doctor's Patients in Eighteenth*

Century Germany, trans. Thomas Dunlap (Cambridge, Mass.: Harvard University Press, 1991). 两个非欧洲中心论的出色研究案例参见Arthur Kleinman, *The Illness Narratives: Suffering, Healing, and the Human Condition* (New York: Basic Books, 1988); Judy F. Pugh, "The Semantics of Pain in Indian Culture and Medicine", *Culture, Medicine, and Psychiatry*, 15.11 (1991.3.), 19–44。这类工作中最有趣的是许多自政治或机构角度进行的, 明显倾向于公共卫生问题, 例如参见David Arnold, *Science, Technology and Medicine in Colonial India* (Cambridge: Cambridge University Press, 2000); David Arnold, *Colonizing the Body: State Medicine and Epidemic Disease in Nineteenth Century India* (Berkeley: University of California Press, 1993); Biswamoy Pati and Mark Harrison (eds.), *Health, Medicine and Empire: Perspectives on Colonial India* (London: Sangam Books, 2001)。

42. Lucy Bending, *The Representation of Bodily Pain in Late Nineteenth-Century English Culture* (Oxford: Clarendon Press, 2000); Moscoso, *Pain: A Cultural History*.

43. Ronald Melzack, "The Perception of Pain", in R. F. Thompson (ed.), *Physiological Psychology* (San Francisco: W. H. Freeman, 1976), 223.

44. Burke, *Works*, 60.

45. Paul Ekman, E. T. Rolls, D. I. Perrett, and H. D. Ellis, "Facial Expressions of Emotions: An Old Controversy and New Findings", *Philosophical Transactions: Biological Sciences*, 335.1273 (1992.1.29.), 64–65; Charles Darwin, *The Expression of the Emotions in Man and Animals*, ed. Paul Ekman, 3rd ed (1998), 360.

46. Michael Kimmel, "Properties of Cultural Embodiment: Lessons from the Anthropology of the Body", in Rosleyn M. Frank, René Dirven, Tom Ziemke, and Enriquè Bernárdez (eds.), *Body, Language, and Mind. Vol. 2: Sociocultural Situatedness* (New York: Mouton de Gruyter, 2008), 99, 101.

47. Kimmel, "Properties of Cultural Embodiment", 99, 101.

48. Thomas Smyth, *Autobiographical Notes, Letters and Reflections*, ed. Louise Cheves Stoney (Charleston: Walter, Evans, and Cogswell, 1914), 739.

49. Kimmel, "Properties of Cultural Embodiment", 99, 101.

50. 1779年5月2日的信, 收入Melvill Horne, *Posthumous Pieces of the Rev. J. W. de la F.* (Madeley, 1791), 271–272。

51. Kimmel, "Properties of Cultural Embodiment", 99, 101.

52. Latham, "General Remarks on the Practice of Medicine", 563.

53. E. B. Strauss, "Intractable Pain", *British Medical Journal*, 2.4624 (1949.8.20.), 411.

54. Naomi I. Eisenberger, Matthew D. Lieberman, and Kipling D. Williams, "Does Rejection Hurt? An fMRI Study of Social Exclusion", *Science*, 302 (2003.10.10.), 290–292. 还可参见Harald Gündel, Mary-Frances O'Connor, Lindsey Littrell, Carolyn Fort,

and Richard D. Lane, "Functional Neuroanatomy of Grief: An fMRI Study", *American Journal of Psychiatry*, 160.11 (2003.11.), 1946–1953。

55. C. Nathan deWall, Geoff MacDonald, Gregory D. Webster, Carrie L. Masten, Roy F. Baumeister, Caitlin Powell, David Combs, David R. Schurtz, Tyler F. Stillman, Dianne M. Tice, and Naomi I. Eisenberger, "Acetaminophen Reduces Social Pain: Behavioral and Neural Evidence", *Psychological Science*, 21.7 (2010), 931–937.

56. 例如，参见Thomas Dormandy, *The Worst of Evils: The Fight Against Pain* (New Haven: Yale University Press, 2006); Ronald D. Mann (ed.), *The History of the Management of Pain: From Early Principles to Present Practice* (Casterton Hall: Carnforth, 1988); Martin S. Pernick, *A Calculus of Suffering. Pain, Professionalism, and Anesthesia in Nineteenth Century America* (New York: Columbia University Press, 1985); Roselynne Rey, *The History of Pain*, trans. Louise Elliott Wallace (Cambridge, Mass.: Harvard University Press, 1995); Victor Robinson, *Victory Over Pain: A History of Anesthesia* (New York: Henry Schuman, 1946); Margarete Sandelowki, *Pain, Pleasure, and American Childbirth: From the Twilight Sleep to the Read Method, 1914–1960* (Westport: Greenwood Press, 1984)。

57. "Australie", *The Balance of Pain: And Other Poems* (London: George Bell and Sons, 1877), 1.

58. Irving Kenneth Zola, "Culture and Symptoms: An Analysis of Patients' Presenting Complaints", *American Sociological Review*, 31.5 (1966.10.), 617.

59. 这个概念是M. Bury, "Chronic Illness as Biographical Disruption", *Sociology of Health and Illness*, 4.2 (1982), 167–182引入的。

60. "British Dental Association. Annual Meeting at Plymouth", *British Medical Journal* (1935.6.22.), 1281.

61. Silas Weir Mitchell, "The Birth and Death of Pain", in *Complete Poems of S. Weir Mitchell*, the American Verse Project, http://quod.lib.umich.edu/a/amverse/BAP5347.0001.001/1:7.5?rgn=div2;view=fulltext (viewed 2012.2.9.), 414.

62. Hilary Marland, "At Home with Puerperal Mania: The Domestic Treatment of the Insanity of Childbirth in the Nineteenth Century", in Peter Bartlett and David Wright (eds.), *Outside the Walls of the Asylum: The History of Care in the Community 1750–2000* (London: The Athlone Press, 1999), 50–51.

63. Tamara Cohen, "Why Having a Baby's Like Being in a Terror Attack", *Mail Online* (2012.8.9.).

64. Jonathan A. Smith and Mike Osborn, "Pain as an Assault on the Self: An Interpretive Phenomenological Analysis of the Psychological Impact of Chronic Benign Low Back Pain", *Psychology and Health*, 22.5 (2007.7.), 517; George P. Smith, II, "Refractory

Pain, Existential Suffering, and Palliative Care: Releasing an Unbearable Lightness of Being", *Cornell Journal of Law and Public Policy*, 20 (2010–11), 483.

65. M. Stokes, T. K. Wilcox, L. Wells, M. Manack, W. J. Becker, R. B. Lipton, S. D. Sullivan, I. Proskorovsky, J. Gladstone, D. C. Buse, S. F. Varon, P. J. Goodsby, and A. M. Blumenfeld, "Cost of Health Care Among Patients with Chronic and Episodic Migraine in Canada and the USA: Results from the International Burden of Migraine Study (IBMS)", *Headache*, 51.7 (2011), 1058–1077; L. M. Bloudek, M. Stokes, D. C. Buse, T. K. Wilcox, R. B. Lipton, P. J. Goodsby, S. F. Varon, A. M. Blumenfeld, Z. Katsaraval, J. Pascual, M. Lanteri-Minet, P. Cortelli, and P. Martelletti, "Cost of Health Care for Patients with Migraine in Five European Countries: Results from the International Burden of Migraine Study (IBMS)", *Journal of Headache Pain*, 13 (2012), 361.

66. Biro, "Is There Such a Thing as Psychological Pain?", 660.

67. 关于更加详细的分析, 参见我的 "Pain: Bodies, Metaphor and Culture in Anglo-American Societies from the Eighteenth Century to the Present", *Rethinking History* (即出, 2014年)。

2　疼痛为何难以言说?

1. Peter Mere Latham, "Lectures on Medicine", vol. 1 (1971), 15, 收藏于皇家医师学院 (Royal College of Physicians), MS 393.

2. Margaret Edson, "Wit", in Angela Belli (ed.), *Bodies and Barriers: Dramas of Dis-Ease* (Kent, Ohio: The Kent State University Press, 2008), 101. 这出戏赢得了1999年普利策戏剧奖。

3. Sophocles, *Sophocles: Plays. Philoctetes* (London: Bristol Classical, 2004), 124–125.

4. Harriet Martineau, *Life in the Sick-Room*, 1st edn 1844 (Ontario: Broadview Press Ltd., 2003), 44–45.

5. Lucy Bending, "Approximation, Suggestion, and Analogy: Translating Pain into Language", *The Yearbook of English Studies*, 36.1 (2006), 131–137。事实上, 当人们试图表达性高潮的体验时, 其方式跟传达疼痛感觉差不多, 也就是说, 通过使用开枪、爆炸、悸动、颤抖、战栗之类的比喻。

6. Virginia Woolf, *On Being Ill*, intro. by Hermione Lee, 1st pub. 1930 (Ashfield, Mass.: Paris Press, 2002), 6–7.

7. John Ashhurst, "Surgery Before the Days of Anæsthesia", in *The Semi-Centennial of Anæsthesia* (Boston: Massachusetts General Hospital, 1897), 28.

8. 关于讨论, 参见Mariet A. E. Vrancken, "Schools of Thought on Pain", *Social Science and*

Medicine, 29.3 (1989), 435–444, 和Gillian A. Bendelow and Simon J. Williams, "Transcending the Dualisms: Towards a Sociology of Pain", *Sociology of Health and Illness*, 17.2 (1995), 139–165。

9. Mike Osborne and Jonathan A. Smith, "Living with the Body Separate from the Self: The Experience of the Body in Chronic Benign Low Back Pain: An Interpretive Phenomenological Analysis", *Scandinavian Journal of Care Sciences* 20.2 (2006.6.), 219.

10. Elaine Scarry, *The Body in Pain: The Making and Unmaking of the World* (New York: Oxford University Press, 1985), 31–38.

11. Jean Améry, *At the Mind's Limits: Contemplations by a Survivor on Auschwitz and its Realities* (London: Granta Books, 1999), 28–29, 33. 关于对这种脱节的类似反思（相当敏锐深刻），参见Elie Wiesel, *Night* (New York: Bantam Books, 1982), 82–83。.

12. Sylvius, "On Recovery from Illness", *The Gentleman's Magazine*, 7 (1737.4.), 248.

13. William Cowper, "To Mrs Margaret King, 28 August 1788", Letter cowpwiOU0030204_ikey001cor, of *Electronic Enlightenment*, ed. Robert McNamee et al., Vers. 2.2, University of Oxford, 2011, 2011.6.7. viewed.

14. 1888年9月29日，安大略（Ontario）的安娜·海致克雷格斯［Craigs，属于安特里姆（Antrim）郡］的G. 柯克帕特里克牧师（Revd G. Kirkpatrick）的信，收入PRONI B.1424/11。

15. William Macewen, "Case of Phosphorus Poisoning", *Glasgow Medical Journal*, 5 (1873), 408.

16. *The Intrepid & Daring Adventures of Sixteen British Seamen to which is Added a Cure for the Toothach* (Paisley: G. Caldwell, 1837), 21.

17. Samuel Wilks, "On Sick-Headache", *British Medical Journal*, 1.575 (1872.1.6.), 8.

18. Paolo Mantegazza, *Physiognomy and Expression*, 3rd edn (London: The Walter Scott Publishing Co., 1904), 114.

19. René Leriche, *The Surgery of Pain*, trans. and ed. Archibald Young (London: Ballière, Tindall and Co., 1938), 31.

20. S. Prasad and S. Galetta, "Trigeminal Neuralgia: Historical Notes and Current Concept", *Neurologist*, 15.2 (2005), 87–94.

21. Mrs. W., 1962年10月5日采访，收入Cecil Saunders's papers, 收藏于伦敦国王学院档案馆（King's College London archives）, Third Accession, Box 1, 1/1/6。

22. Silas Weir Mitchell, "The Birth and Death of Pain", in *Complete Poems of S. Weir Mitchell*, the American Verse Project, http://quod.lib.umich.edu/a/amverse/BAP5347.0001.001/1:7.5?rgn=div2;view=fulltext (2012.2.9. viewed), 414.

23. Jonathan Swift, "To Martha Whiteway, 6 August 1740", Letter swifjoOU0050192b_1key001cor, in *Electronic Enlightenment*, ed. Robert McNamee et al., Vers. 2.2, University of Oxford,

注 释

2011, 2011.6.6. viewed.

24. 罗伯特·彭斯（Robert Burns）致威廉·克里奇（William Creech）的信, 1789年5月30日, 收入 *The Prose Works of Robert Burns; Containing his Letters and Correspondence, Literary and Critical; and Amatory Epistles, Including Letters to Clarena* (Newcastle upon Tyne: Mackenzie and Dent, 1819), 471。

25. Edward Young, "To Margaret Cavendish Bentinck, Duchess of Portland, 5 November 1747", Letter youngedOU0010286_1key001cor, in *Electronic Enlightenment*, ed. Robert McNamee et al., Vers. 2.2, University of Oxford, 2011, 2011.6.7. viewed.

26. Jane Winscom, "The Head-Ache, Or an Ode of Health", *Poems on Various Subjects, Entertaining, Elegiac, and Religious*, 4th edn (Bristol: N. Biggs, 1795), 154.

27. Louis Fitzgerald Tasistro, *Random Shots and Southern Breezes, Containing Critical Remarks on the Southern States and Southern Institutions, with Semi Serious Observations on Men and Manners* , vol. 1 (New York: Harper and Brothers, 1842), 27–28.

28. Leriche, *The Surgery of Pain*, 25.

29. Seguin Henry Jackson, *A Treatise on Sympathy in Two Parts* (London: The Author, 1781), 9.

30. Francis Burney, "Letter (Berg) to Esther (Burney) Burney, 22 March–June 1812", in *Fanny Burney: Selected Letters and Journals*, ed. Joyce Hemlow (Oxford: Oxford University Press, 1986), 139.

31. Harriet Martineau, *Life in the Sick-Room*, 1st edn 1844 (Ontario: Broadview Press Ltd, 2003), 44–45.

32. 转引自一位无名医师写给詹姆斯·辛普森（James Simpson）爵士的信, 收入 John Ashhurst, "Surgery Before the Days of Anæsthesia", in *The Semi-Centennial of Anæsthesia* (Boston: Massachusetts General Hospital, 1897), 32。

33. Miss Mary Rankin, *The Daughter of Affliction: A Memoir of the Protracted Sufferings and Religious Experiences of Miss Mary Rankin*, 2nd edn (Dayton, Ohio: The Author and the United Brethren Printing Establishment, 1871), 44.

34. Adam Smith, *The Theory of Moral Sentiments*, 1st edn 1759, ed. Knud Haakonssen (Cambridge: Cambridge University Press, 2002), 11–12.

35. Dugald Stewart, *The Philosophy of the Active and Moral Powers of Man. Vol. I: To Which is Prefixed, Part Second of the Outlines of Moral Philosophy. With Many New and Important Additions*, 1st pub. 1828, ed. Sir William Hamilton (Edinburgh: Thomas Constable and Co., 1855), 409.

36. S. Emma E. Edmonds, *Nurse and Spy in the Union Army: Comprising the Adventures and Experiences of a Woman in Hospitals, Camps, and Battle-Fields* (Philadelphia: W.

S. Williams and Co., 1865), 359.

37. C. E. Tisdall, "Memoirs of the London Ambulance Column, 1914–1918", 32–33, 帝国战争博物馆档案馆（Imperial War Museum Archives）1859 92/22/1. 还可参见埃克托尔·柏辽兹（Hector Berlioz）的回忆录, 转引自 John Cope, *Cancer: Civilization: Degeneration. The Nature, Causes and Prevention of Cancer, Especially in its Relation to Civilization and Degeneration* (London: H. K. Lewis and Co. Ltd, 1932), 32。

38. Latham, "Lectures on Medicine", 13.

39. "Toothache", *The New-York Visitor, and Lady's Album* (1842.7—12), 17.

40. 1863年10月20日, 简·韦尔什·卡莱尔（Jane Welsh Carlyle）致爱丁堡的格蕾丝·韦尔什（Grace Welsh）小姐的信, 收入 *James Anthony Froude (ed.), Letters and Memorials of Jane Welsh Carlyle*, vol. 2 (New York: Charles Scribner's Sons, 1883), 274–275。

41. William Cowper, "To Walter Bagot, 7 June 1792", Letter cowpwiOU0040099_key001cor, in *Electronic Enlightenment*, ed. Robert McNamee et al., Vers. 2.2, University of Oxford, 2011, 2011.6.15. viewed.

42. Theodore Clapp, *Autobiographical Sketches and Recollections, During a Thirty-Five Years' Residence in New Orleans*, ed. John Duff y (Boston: Phillips, Sampson, and Co., 1858), 97–99.

43. Alice James, *The Diary of Alice James*, ed. Leon Edel (London: Rupert Hart-Davis, 1965), 208. 还可参见 "A Man of Grief, Because a Man of Love", *The Monthly Packet of Evening Readings for Members of the English Church* (1873.4.1.), 316。

44. William Lorimer, 转引自 *Sixteenth Annual Report of the Glasgow Cancer Hospital (Free)* (Glasgow: Glasgow Cancer Hospital, 1906), 9–10, 格拉斯哥癌症医院, 收藏于英国国家医疗服务体系大格拉斯哥和克莱德档案馆（NS Greater Glasgow and Clyde Archive）, HB11/4/16ii. 还可参见 "Appeal for Funds" (Glasgow: Glasgow Cancer Hospital, 1896), 2, 格拉斯哥癌症医院, 收藏于英国国家医疗服务体系大格拉斯哥和克莱德档案馆, HB11/13, 和 *Sixth Annual Report of the Glasgow Cancer Hospital (Free)* (Glasgow: Glasgow Cancer Hospital, 1896), 18–19, 格拉斯哥癌症医院, 收藏于英国国家医疗服务体系大格拉斯哥和克莱德档案馆, HB11/4/6。

45. 对这个问题最出色的概述, 参见 Ruth Leys, "'Both of Us Disgusted in My Insula': Mirror Neuron Theory and Emotional Empathy", *Nonsite*, 5 (2012.3.18.), http://nonsite.org/article/"both-of-us-disgusted-in-myinsula"-mirror-neuron-theory-and-emotional-empathy, 2013.4.5. viewed。

46. Francis Burney, "Letter (Berg) to Esther (Burney) Burney, 22 March–June 1812", in *Fanny Burney: Selected Letters and Journals*, ed. Joyce Hemlow (Oxford: Oxford University Press, 1986), 135。

47. *Memoir of the Last Illness and Death of Rachel Betts* (London: Edward Couchman for

the Society of Friends, 1834), 22.

48. 1856年11月的日记条目, 收入Henry Conrad Brokmeyer, *A Mechanic's Diary* (Washington, DC: privately published, 1910), 237。

49. Martin Kevill (ed.), *The Personal Diary of Nurse de Trafford*, 1916/1920 (Sussex: Book Guild, 2001), 39.

50. Jessie Cargill Begg, "The Optimistic Patient", *The British Journal of Nursing* (1923.12.29.), 413-414.

51. Reuven Dar, Cheryl M. Beach, Peras L. Barden, and Charles S. Cleeland, "Cancer Pain in the Marital System: A Study of Patients and their Spouses", *Journal of Pain Symptom Management*, 7.2 (1992.2.), 90.

52. Robert T. Davis, "Reminiscences of 1845", in *The Semi-Centennial of Anæsthesia* (Boston: Massachusetts General Hospital, 1897), 21.

53. Jos. H. Carliss, 转引自S. Weir Mitchell, George R. Morehouse, and William W. Keen, *Gunshot Wounds and Other Injuries of Nerves* (Philadelphia: J. B. Lippincott and Co., 1864), 111。

54. James Hicks, "A Toothache—You Know How It Is", *Afro-American* (1951.4.28.), A4.

55. Mary Roesly, *The Misfortunes of Mary Roesly; Or, the Lost Arm. A True Story* (Boston: W. L. Deland, 1872), 8-9.

56. "The Editor to His Friends", *Chums* (1894.9.26.), 78.

57. Ian Donaldson, "At the Receiving End: A Doctor's Personal Recollections of Cardiac-Valve Replacement", *The Lancet*, 7630 (1969.11.22.), 1130. 还可参见Ian Donaldson, "At the Receiving End: A Doctor's Personal Recollections of Second-Time Cardiac Valve Replacement", *Scottish Medical Journal*, 21.6 (April 1976), 49-57。

58. Mark Zborowki, *People in Pain* (San Francisco: Jossey-Bass Inc., 1969), 52.

59. *The Intrepid & Daring Adventures of Sixteen British Seamen*, 21. 它在这里重印了:"Toothache", *The New-York Visitor, and Lady's Album* (1842.7—12.), 16。

60. 1851年8月的日记条目, 收入Rudolph Friedrich Kurz, *Journal of Rudolph Friedrich Kurz* (Washington: Government Printing Office, 1937)。

61. "Home Grown. A True 'Tale' ", *Fun* (1884.4.16.), 163.

62. Enid Bagnold, *A Diary Without Dates* (London: William Heinemann, 1918), 26; E. F. Howard, "Fra Lorenzo", *The Monthly Packet* (1895.7.1.), 28; Sarah Macnaughton, *My War Experience in Two Continents* (London: John Murray, 1919), 6.

63. Bill Arp, *From Uncivil War to Date, 1861–1903* (Atlanta: The Hudgin's Publishing Co., 1905), 253.

64. William Myers Slowe, "Of Interest to Dentists", *Journal of the National Medical Association*, 3.1 (1911.1.—3.), 91.

65. Nexhmie Zaimi, *Daughter of the Eagle: The Autobiography of an Albanian Girl* (New York: Ives Washburn Inc., 1937), 105.

66. 例如，参见A. M. Brandt, *No Magic Bullet: A Social History of Venereal Disease in the United States Since 1800* (New York: Oxford University Press, 1987); D. Crimp (ed.), *AIDS: Cultural Analyses, Cultural Activism* (Cambridge, Mass.: The MIT Press and October Books, 1988); P. Farmer, The Modern Plagues (Berkeley: University of California Press, 1999); E. Goffman, *Stigma: Notes on Management of Spoiled Identity* (Englewood Cliff s: Prentice-Hall, 1963); T. Heatherton, R. Kleck, M. Hebl, and J. Hull (eds.), *The Social Psychology of Stigma* (New York: T. Guilford Press, 2000)。

67. Ada K. Jacox, "Assessing Pain", *American Journal of Nursing*, 79.5 (1979), 896.

68. 不具名慢性疼痛患者, 转引自 Richard A. Hilbert, "The Acultural Dimensions of Chronic Pain: Flawed Reality Construction and the Problem of Meaning", *Social Problems*, 31.4 (1984.4.), 371。

69. 这是相当出色的讨论: Jean E. Jackson, "Stigma, Liminality, and Chronic Pain: Mind-Body Borderlands", *American Ethnologist*, 32.2 (2005), 332–353。

70. Philip Dormer Stanhope, 4th Earl of Chesterfield, "To Philip Stanhope, 28 November 1765", Letter stanphOU0010340_1key001cor, in *Electronic Enlightenment*, ed. Robert McNamee et al., Vers. 2.2, University of Oxford, 2011, 2011.6.16. viewed.

71. Laurence Sterne, "To Elizabeth Drapter, 23 April–16 May 1767", Letter sterlaOU0010329_1key001cor, in *Electronic Enlightenment*, edited by Robert McNamee et al., Vers. 2.2, University of Oxford 2001, 2011.3.1. viewed。这里能找到另一个版本: Sterne, "To William Petty, 21 May 1767", Letter sterlaOU0010342_1key00cor in *Electronic Enlightenment*, edited by Robert McNamee et al., Vers. 2.2, University of Oxford 2001, 2011.3.1. viewed。

72. Robert Jardine, "Medical Report—Out-Door Department", in *Third Annual Report of the Glasgow Cancer Hospital (Free)*, 1893, 13, in the Papers of The Glasgow Cancer Hospital, 收藏于英国国家医疗服务体系大格拉斯哥和克莱德档案馆, HB11/4/3。

73. Henry Gervis, *Arms and the Doctor: Being the Military Experiences of a Middle-Aged Medical Man* (London: C. W. Daniel, 1920), 47–48.

74. James, *Diary of Alice James*, 208.

75. David Love, *The Life, Adventures, and Experience of David Love. Written by Himself*, 3rd edn (Nottingham: Sutton and Son, 1823), 158.

76. Sarah Richmond, "Private Papers", 1915.10., p. 3, 收藏于帝国战争博物馆档案馆, 14015 05/72/1。

77. Francis Bennett, *A Canterbury Tale: The Autobiography of Dr Francis Bennett* (Wellington: Oxford University Press, 1980), 10–11.

注 释

78. Henry Sidgwick, "[Review of] *The Science of Ethics*. By Leslie Stephen", *Mind*, (1882), 579.

79. "Our Foreign Letter. In an Italian Hospital (Pages from an Englishwoman's Diary)", *Nursing Record and Hospital World* (1895.12.7.), 418.

80. "F. A. V." [Frederick Augustus Voigt], *Combed Out* (London: The Swarthmore Press, 1920), 63.

81. William Cowper, "To Walter Bagot, 7 June 1792", Letter cowpwiOU0040099_key001cor, in *Electronic Enlightenment,* ed. Robert McNamee et al., Vers. 2.2, University of Oxford, 2011, 2011.6.15. viewed.

82. Clapp, *Autobiographical Sketches and Recollections*, 97–99.

83. Samuel Henry Dickson, *Essays on Life, Sleep, Pain etc.* (Philadelphia: Blanchard and Lea, 1852), 132.

84. 此书的前言: Cynthia Taggart, *Poems*, 2nd edn (Cambridge: Charles Folsom, 1834), p. iii。

85. 1864年6月, 理查德·罗思韦尔(蒙特利尔)致萝拉·罗思韦尔(爱尔兰)的信, 收藏于北爱尔兰公共档案馆 (Public Record Office of Northern Ireland), T2621/3。

86. "A Mother", *Hints on the Sources of Happiness. Addressed to her Children* (London: Longman, Hurst, Rees, Orme, and Brown, 1819), 170.

87. William Paley, *Natural Theology: Or Evidences of the Existence and Attributes of the Deity, Collected from the Appearances of Nature*, 1st pub. 1802 (Hallowell: Glazier and Co., 1826), 263.

88. Louis Bertrand, *The Art of Suffering* (London: Sheed and Ward, 1936), 115–116.

89. Dr Percival, 转引自Thomas Turner, "Introductory Address to the Students of the Royal Society of Medicine and Surgery, Pine-Street, Manchester, for the Winter Session of 1840–41", *Provincial Medical and Surgical Journal*, 3.1 (1840.10.17.), 37–38。

90. "Australie", *The Balance of Pain: And Other Poems* (London: George Bell and Sons, 1877), 23.

91. "The Troubles of Children. I—The Dread of Pain", *Little Folks*, 未标明日期(约19世纪80年代), 38。

92. Edmonds, *Nurse and Spy in the Union Army*, 276–277.

93. Claire Elise Tisdall, "Memoirs of the London Ambulance Column, 1914–1918", p. 28, 收藏于帝国战争博物馆档案馆, 1859 92/22/1。

94. I. Burney Yeo, "Why is Pain a Mystery?", *Contemporary Review*, 35 (1870.7.), 637.

95. Harriet Martineau, *Autobiography*, vol. i (London: Virago, 1983), 20–21. 还可参见Ron Barnes, *A License to Live: Scenes from a Post-War Working Life in Hackney* (London: Hackney Workers' Educational Association and Hackney Libraries Committee, 1974),

20。

96. E. H. Trethowan and M. F. Conlan, "The Couvade Syndrome", *British Journal of Psychiatry*, 111 (1965), 57–66. 还可参见 E. B. Taylor, *Researchers into the Early History of Mankind and the Development of Civilization* (London: John Murray, 1865)。

97. "Jane", 1997 年 5 月 8 日由 Mitra C. Emad 采访, "At WITSEND: Communal Embodiment Through Storytelling on Women's Experience with Endometriosis", *Women's Studies International Forum*, 29 (2006), 204。

98. 参见 Medard Boss, *Existential Foundations of Medicine and Psychiatry* (New York: Jason Aronson, 1979), 102–103; Hester Parr, "New Body-Geographies: The Embodied Spaces of Health and Medical Information on the Internet", *Environment and Planning D: Society and Space*, 20.1 (2002), 73–95。

3 "仿佛电流正在劈开身体": 疼痛的隐喻

1. Peter Mere Latham, "General Remarks on the Practice of Medicine", *British Medical Journal* (1862.7.12.), 26.

2. Virginia Woolf, *On Being Ill*, intro. by Hermione Lee, 1st pub. 1930 (Ashfield, Mass.: Paris Press, 2002), 7.

3. *Aristotle on the Art of Poetry*, trans. Ingram Bywater (Oxford: Oxford University Press, 1909), 63.

4. Raymond W. Gibbs Jr, "Taking Metaphor Out of Our Heads and Putting It in the Cultural Worlds", in Gibbs and Gerald J. Steen (eds.), *Metaphor in Cognitive Linguistics* (Amsterdam: John Benjamins Publishing Co., 1999), 145.

5. 关于详细的理论探讨, 参见我的文章: "Pain: Metaphor, Body, and Culture in Anglo-American Societies, Between the 18th and 20th Centuries", *Rethinking History* (即出, 2014)。

6. Susan Sontag, *Illness as Metaphor and AIDS and its Metaphors* (New York: Doubleday, 1990).

7. Elaine Scarry, "Among Schoolchildren: The Use of Body Damage to Express Physical Pain", in Sarah Coakley and Kay Kaufman Shelemay (eds.), *Pain and Its Transformations. The Interface of Biology and Culture* (Cambridge, Mass.: Harvard University Press, 2007), 282.

8. Susan Sontag, "Man With a Pain: A Story", *Harper's Magazine* (April 1964), 73. 这个故事是乔·沙普科特 (Jo Shapcott) 一首诗的起点, 后者由伯克贝克疼痛项目 (Birkbeck Pain Project, 惠康信托基金资助的一个研究项目, 由我指导) 委托创作。这首诗可以在我们的网站上读到: http://www.bbk.ac.uk/history/our-research/birkbeckpainproject/。

9. James D. Hardy, "The Nature of Pain", *Journal of Chronic Disease*, 4.1 (1956.7.), 34.

10. Will Cook, "Elizabeth by Name", *Atlanta Daily World* (1958.12.6.), 6.

11. Michael Datcher, "The April 1992 Uprising—With Anger" *Los Angeles Sentinel* (1996.4.25.), A1.

12. Mary Russell Mitford, "Letter from Mary Russell Mitford to Emily Jephson, September 1845", in Alfred Guy L'estrange (ed.), *The Life of Mary Russell Mitford. Related in a Selection of her Letters to her Friends*, vol. 3 (London: Richard Bentley, 1870), 201.

13. *The Intrepid & Daring Adventures of Sixteen British Seamen to which is Added a Cure for the Toothach* (Paisley: G. Caldwell, 1837), 21. 这个故事被转载了："Toothache", *The New-York Visitor, and Lady's Album* (1842.7—12.), 16.

14. William Allingham, *Fistula, Hæmorrhoids, Painful Ulcer, Stricture, Prolapsus, and Other Diseases of the Rectum, Their Diagnosis and Treatment* (London: J. & A. Churchill, 1871), 153.

15. Thomas Lewis Johnson, *Twenty-Eight Years a Slave, or the Story of my Life in Three Continents* (Bournemouth: Mate and Sons, 1909), 221.

16. Alexander Haig, *Uric Acid in the Clinic: A Clinical Appendix to "Uric Acid as a Factor in the Causation of Disease"* (Philadelphia: P. Blakiston's Son and Co., 1910), 271.

17. "V. A. D.", *Down the Line. A War Memorial* (London: Arthur H. Stockwell, 1921), 5.

18. "Toothache in Leg", *Mirror* (Perth, Australia), 1929.6.15., 141.

19. "Unable to Lift Baby", *Hull Daily Mail* (1938.6.14.), 8. 还可参见R. M. Mather, "Some Aspects of the Management of Cancer Pain", *From the Post-Graduate Centres* (1969), 752（收藏于国家档案馆, MH 160/935）, 其中说癌症像是牙痛。

20. George L. Engel, "'Psychogenic' Pain and the Pain-Prone Patient", *American Journal of Medicine*, 26 (1959), 906.

21. Ariel G. Glucklich, "Sacred Pain and the Phenomenal Self", *The Harvard Theological Review*, 91.4 (1998.10.), 396–397.

22. William Gooddy, "On the Nature of Pain", *Brain*, 80.1 (1957), 123.

23. Engel, "'Psychogenic' Pain and the Pain-Prone Patient", 901.

24. Mrs W., 1961年8月14日采访, 转引自Cicely Saunders papers, 收藏于伦敦国王学院档案馆, Third Accession, Box 1, 1/1/6。

25. Glucklich, "Sacred Pain and the Phenomenal Self", 396–397.

26. Henry Maudsley, *The Pathology of Mind: A Study of the Distempers, Deformities, and Disorders* (London: Macmillan and Co., 1895), 172–173.

27. Pam Kress-Dunn, "The Patient's Perspective: Poems Born of Migraine", *Headache* (2011.4.), 637.

28. Matthew Hoff man, "The Medico-Legal Significance of Pain and Suffering" , *Southern Texas Law Journal*, 15 (1973-4), 280.

29. Sir Terence Ward, "Closing the Gate to Pain" , *Annals of the Royal College of Surgeons of England*, 57 (1975), 231.

30. Joseph Jankovic and J. Peter Glass, "Metoclopramide-Induced Phantom Dyskinesia" , *Neurology*, 35 (1985), 433.

31. Lorna A. Rhodes, Carol A. McPhillips-Tangum, Christine Markham, and Rebecca Klenk, "The Power of the Visible: The Meaning of Diagnostic Tests in Chronic Back Pain" , *Social Science and Medicine*, 48 (1999), 1196.

32. "Neuralgia" , *Fun* (1809.2.6.), 226.

33. Henry Saul Zolinsky, "Pain" , *Poetry*, 19.3 (December 1921), 137.

34. Bill Arp, *From the Uncivil War to Date, 1861-1903* (Atlanta: The Hudgins Publishing Co., 1905), 98.

35. Thomas Smyth, *Autobiographical Notes, Letters, and Reflections*, ed. Louise Cheves Stoney (Charleston: Walter, Evans, and Cogswell, 1914), 515. 这一文本撰写于1839年到1859年间。

36. Bobib, "Philosophy and Toothache" , *The Westminster Review* (1909.10.), 445.

37. "Professional Review" , *The Nursing Record and Hospital Record* (1898.1.8.), 38.

38. Enid Bagnold, *A Diary Without Dates* (London: William Heinemann, 1918), 102. 她是一名VAD（志愿救护队成员）。

39. Silvester Gordon Boswell, *The Book of Boswell: Autobiography of a Gypsy*, ed. John Seymour (Harmondsworth: Penguin, 1973), 91-92.

40. Mrs M., 1963年12月8日说, 收入 "Conversations with Patients, Recorded During Research Conducted at St. Joseph's Hospice, Hackney, East London, during a Sir Halley Stewart Trust Fellowship" , Cicely Saunders papers, 收藏于伦敦国王学院档案馆,Third Accession, Box 1, 1/1/6。

41. Friedrich Nietzsche, *The Gay Science*, trans. Walter Kaufmann (New York: Vintage Press, 1974), 249-250.

42. "The Pain" , *The [Adelaide] Advertiser* (1927.2.9.), 8.

43. John Wesbrook, in "Medical Notes Taken at St. Bartholomew's Hospital 1778-81", 收藏于惠康档案馆, MS 4337/44579。

44. C. V. Bulstrode, "Habit Spasm of the Neck Involving the Palate" , *The London Gazette, &, Clinical Supplement* (1901.6.), 4, in MC/A/25/3.

45. "Our Foreign Letter. In an Italian Hospital (Pages from an Englishwoman's Diary)" , *Nursing Record and Hospital World* (1895.12.7.), 418. 着重号为原文所加。

46. R. F. Klein and W. A. Brown, "Pain as a Form of Communication in the Medical

Setting", 1965年的摘要, 未发表, 这篇文章里提到了: H. Merskey and F. G. Spear, "The Concept of Pain", *Journal of Psychosomatic Research*, 11 (1967), 65。

47. "Glasgow Pathological and Clinical Society. Session, 1774–75", *Glasgow Medical Journal*, 7 (1875), 407.

48. John L. Clark, "Wylie Avenue", *The Pittsburgh Courier* (1945.5.19.), 22. 还可参见Gilbert A. Bannatyne, *Rheumatoid Arthritis: Its Pathology, Morbid Anatomy, and Treatment*, 2nd edn (Bristol: John Wright and Co., 1898), 108; "Gout", *London Hospital Gazette*, xxiv.214 (1921.2.), 84, 收藏于伦敦皇家医院档案馆（The Royal London Hospital Archives）, C/A/25/10; "Letter from Mrs. S.", 1894.6.8., in *The London Hospital Gazette*, iii.3 (1896.10.), 52, in MC/A/25/1; "Our Foreign Letter. In an Italian Hospital", 418; Benjamin Douglas Perkins, *New Cases of Practice with Perkins's Patent Metallic Tractors* (London: G. Cooke, 1802), 53。

49. John W. Murray, *An Essay on Neuralgia* (New York: J. Seymour, 1816), 19. 还可参见 "Glasgow Royal Infirmary—Ward Day Book, Female Surgical, Ward 10", 收藏于英国国家医疗服务体系大格拉斯哥档案馆, HH67; Robert Moffatt, "Case of Renal Calculus. Under the Care of Professor M'Call Anderson, in the Glasgow Western Infirmary", *Glasgow Medical Journal*, 9 (1877), 202; Samuel Young, *Minutes of Cases of Cancer and Cancerous Tendency Successfully Treated by Mr. Samuel Young, Surgeon* (London: E. Cox and Son and J. Ridgway, 1815), 3。

50. T. S. Arthur, "The Angel Pain", *The Lady's Home Magazine*, xi (1858.1.—6.), 183. 还可参见Alexander Ure, "On the Nature and Treatment of Cancer", *British Medical Journal*, 4.44 (1852.8.), 735。

51. Jos. H. Carliss, 前墙面板粉刷匠, 转引自S. Weir Mitchell, George R. Morehouse, and William W. Keen, *Gunshot Wounds and Other Injuries of Nerves* (Philadelphia: J. B. Lippincott and Co., 1864), 111。还可参见约翰·麦戈根（John McGoogan）致他兄弟的信, 1878年7月24日, 于阿尔斯特民俗公园（Ulster Folk Park）, 收入爱尔兰移民数据库（Irish Emigration Database), http://ied.dippam.ac.uk/records/40066 (2012.4.16. viewd)。

52. Daniel Alexander Payne, *Recollections of Seventy Years*, ed. Charles Spencer Smith (Nashville: A. M. E. Sunday School Union, 1888), 322.

53. "Hal Gray; Or, a Tragic Game of Hide and Seek", *Boys of England: A Journal of Sport, Travel, Fun, and Instruction for the Youth of All Nations* (1890.6.20.), 401.还可参见 Thomas Buzzard, "On a Prolonged First Stage of Tabes Dorsalis: Amaurosis Lightning Pains, Recurrent Herpes; No Ataxia; Absence of Patellar Tendon Reflex", *Brain*, 1.2 (1878), 168, 172–173; Engel, "'Psychogenic' Pain and the Pain-Prone Patient", 908; Haig, *Uric Acid in the Clinic*, 251; Lindley Williams Hubbell, "Something the Matter", *Poetry*, 75.4 (1950.1.), 204 ; "Injury Fells Dave Sime", *Daily Defender*

(1956.6.18.), 21; T. K. Monro, "A Case of Sympathetic Pain: Pain in Front of the Chest Induced by Friction of the Forearm", *Brain*, 18.4 (1895), 567; Henry Pryer, " 'Daddy' She Cried, 'Here's a Book' ", *John Bull* (1891.1.3.), 15; "Silent Force", *New Journal and Guide* [Danville] (1932.1.30.), A2。

54. Harry S. Olin and Thomas P. Hackett, "The Denial of Chest Pain in 32 Patients with Acute Myocardial Infarction", *Journal of the American Medical Association*, 190.11 (1964.12.14.), 979.

55. "Letter from Mrs. S.", 1894.6.8., in *The London Hospital Gazette*, iii.3 (1896.10.), 52, 收藏于伦敦皇家医院档案馆, MC/A/25/1. 还可参见 C. M. Cooper, "A Diverting Medically Useful Hobby: Imitation, Self-Exploration and Self-Experimentation in the Practice of Medicine", *California Medicine*, 74.1 (1951.1.), 19; Charles H. Frazier, F. H. Lewy, and S. N. Rowe, "The Origin and Mechanism of Paroxysmol Neuralgic Pain and the Surgical Treatment of Central Pain", *Brain*, 60.1 (1937), 45; Peter Marshall, *Two Lives* (London: Hutchinson and Co., 1962), 89。

56. Mrs C., 1962年6月18日说, 收入 "Conversations with Patients, Recorded During Research Conducted at St. Joseph's Hospice, Hackney, East London, During a Sir Halley Stewart Trust Fellowship", Cicely Saunders papers, 收藏于伦敦国王学院档案馆,Third Accession, Box 2, 1/1/18。

57. John Gray, *Gin and Bitters* (London: Jarrolds, 1938), 90.

58. George Rees, *Practical Observations on Disorders of the Stomach with Remarks on the Use of Bile in Promoting Digestion* (London: M. Allen, 1811), 151.

59. 1869年12月21日,致凯瑟琳·帕尔·斯特里克兰·特雷尔 (Catherine Parr Strickland Traill) 的信, 收入 Suzanna Moodie, *Letters of a Lifetime* (Toronto: University of Toronto Press, 1985)。

60. W. B. Outter, "Entasis", *Medico-Legal Journal*, 11 (1893–1894), 142.

61. "Sevestre on Retroperitoneal Cancerous Tumour", *The Medical Record* (1876.9.15.), in "Extracts from Medical Newspapers (1873–1907)", the papers of the Glasgow Cancer Hospital, 收藏于英国国家医疗服务体系大格拉斯哥和克莱德档案馆, HB11 11/65。

62. "Dr Chamber's and Dr Aveling's Case Notes: Indexed", May 1877-March 1881, 收藏于切尔西女子医院 (Chelsea Hospital for Women), H27/CW/B/02/002, paper 216 (59)。

63. Charles M., in "Post-Mortem Reports 1893. Patient Admitted 19 November 1892, died 9 January 1893", 收藏于伦敦皇家医院档案馆, LH/M/6/50。

64. "Neuralgia", *The Nursing Record and Hospital World* (1893.12.16.), p. ix.

65. "Three Cases of Pyosalpinx, Forming an Abdominal Tumour Reaching Above the Umbilicus. Under the Case of Dr Herman", *The London Hospital Gazette*, 4, clinical supplement (1897.7.), 21.

注 释

66. "Dr McCartney's Journal, 1895-1905", 46, 236, 300, 416, 458, the papers of the Glasgow Cancer Hospital, 收藏于英国国家医疗服务体系大格拉斯哥和克莱德档案馆, HB11/6/453。

67. "Good Qualities of Gout", *All the Year Round*, 5 (1859.5.28.), 102. 这是种常用表达: 参见 "Gout", *London Hospital Gazette*, xxiv.214 (1921.2.), 84-85, 收藏于伦敦皇家医院档案馆, MC/A/25/10。

68. "Gout. A Sonnet", *Fun*, 21 (1875.4.3.), 148.

69. William Vost, "Case of Tubercular Tumour of the Cerebellum", *Glasgow Medical Journal*, 22 (July-December 1884), 18. 还可参见Gilbert A. Bannatyne, *Rheumatoid Arthritis: Its Pathology, Morbid Anatomy, and Treatment*, 2nd edn (Bristol: John Wright and Co., 1898), 101; "Dispatches from Kimberley", *Illustrated Chips* (1899.12.9.), 7; Haig, *Uric Acid in the Clinic*, 251; René Leriche, *The Surgery of Pain*, trans. Archibald Young (London: Ballière, Tindall and Cox, 1939), 65; Marshall, *Two Lives*, 88, 97; "The Mad Dog". *The Court Magazine and La Belle Assemblée* (1836.7.1.), 27; Revd Joseph Townend, *Autobiography of the Rev. Joseph Townend: With Reminiscences of his Missionary Labours in Australia*, 2nd edn (London: W. Reed, United Methodist Free Churches' Book-Room, 1869), 12-13, 18。

70. 未具名犹太患者, 转引自G. M. Wauchape, "Types of Patients in General Practice", *London Hospital Gazette*, xxxvii.312 (1933.12.), 83, 收藏于伦敦皇家医院档案馆, MC/A/25/17。

71. George Buchanan, "Nerve Stretching in a Case of Locomotor Ataxia, with Good Result", *Glasgow Medical Journal*, 17 (1882.1.—6.), 263; McCall Anderson, "Southern Medical Society. Meeting 9 March 1882", *Glasgow Medical Journal*, 17 (1882.1.—7.), 392.

72. Luis Alberto Urrea, *Nobody's Son* (Tucson: University of Arizona Press, 1998), 37.

73. Charles H. Frazier, F. H. Lewy, and S. N. Rowe, "The Origin and Mechanism of Paroxysmol Neuralgic Pain and the Surgical Treatment of Central Pain", *Brain*, 60.1 (1937), 45.

74. Mr A., 1960年7月12日, 文字记录见 "Conversations with Patients, Recorded During Research Conducted at St Joseph's Hospice, Hackney, East London During a Sir Halley Stewart Trust Research Fellowship", Cicely Saunders papers, 收藏于伦敦国王学院档案馆, Third Accession, Box 2, 1/1/18. 还可参见Edna Kaehele, *Living with Cancer* (London: Victor Gollancz, 1953), 61-62。

75. "My Time on the Sofa", in Pam Kress-Dunn, "The Patient's Perspective. Poems Born of Migraine", *Headache* (2011.4.), 637. 还可参见Anthony Babington, *No Memorial* (London: Leo Cooper, 1954), 184; Max Michelson, "Pain", *Poetry*, 13.2 (1918.11.), 85。

76. John Parkarnes, in "Medical Notes Taken at St. Bartholomew's Hospital 1778-1781", 惠康档案馆, MS 4337/44579; Suzanna Strickland Moodie, "Letter From Suzannah Moudie

to Catherine Parr Strickland Trail, December 28, 1862", Carl Ballstadt, Elizabeth Hopkins, and Michael Peterman (eds.), *Letters of a Lifetime* (Toronto: University of Toronto Press, 1985), n.p。

77. Maud Sabine, "A Passing Thought", *The Dart: The Birmingham Pictorial* (1891.1.9.), 10.

78. Ilse Davidsohn Stanley, *The Unforgotten* (Boston: Beacon Press, 1957), 132; MacDonald Critchley, "Some Aspects of Pain", *British Medical Journal* (1934.11.17.), 892.

79. 例如，参见G. D. Schott, "Communicating the Experience of Pain: The Role of Analogy", *Pain*, 108 (2004), 209–12; Elaine Scarry, *The Body in Pain: The Making and Unmaking of the World* (New York: Oxford University Press, 1985)。

80. George Lakoff and Mark Johnson, *Metaphors We Live By* (Chicago: University of Chicago Press, 1980), 6.

81. Mark Johnson, *The Body in the Mind: The Bodily Basis of Meaning, Imagination, and Reason* (Chicago: Chicago University Press, 1990), p. xix.

82. George Lakoff and Mark Johnson, *Philosophy in the Flesh: The Embodied Mind and Its Challenge to Western Thought* (New York: Basic Books, 1999), 6.

83. Gibbs, "Taking Metaphor Out of Our Heads and Putting It in the Cultural Worlds", 148.

84. Laurence J. Kirmayer, "On the Cultural Mediation of Pain", in Sarah Coakley and Kay Kaufman Shelemay (eds.), *Pain and its Transformations: The Interface of Biology and Culture* (Cambridge, Mass.: Harvard University Press, 2007), 369, 371.

85. Gibbs, "Taking Metaphor Out of Our Heads and Putting It in the Cultural Worlds", 153.

86. Ning Yu, "The Relationship Between Metaphor, Body, and Culture", in Tom Ziemka, Jordan Ziatev, and Roselyn M. Frank (eds.), *Body, Language, and Mind*, vol. 2 (New York: Moutin de Gruyter, 2008), 389.

87. P. J. Pöntinen and Heikki Ketovuori, "Verbal Measurement in Non-English Language: The Finnish Pain Questionnaire", in Ronald Melzack (ed.), *Pain Measurement and Assessment* (New York: Raven Press, 1983), 85.

88. Heikki Ketovuori and P. J. Pöntinen, "A Pain Vocabulary in Finnish—The Finnish Pain Questionnaire", *Pain*, 11 (1981), 252.

89. Emiko Ohnuki-Tierney, *Illness and Healing Among the Sakhalin Ainu* (Cambridge: Cambridge University Press, 1981), 49–50.

90. Judy Pugh, "The Language of Pain in India", in Constance Classen (ed.), *The Book of Touch* (Oxford: Berg, 2005), 117–118.

91. Horacio Fabrega and Stephen Tyma, "Culture, Language, and the Shaping of Illness:

An Illustration Based on Pain", *Journal of Psychosomatic Research*, 20 (1976), 332.

92. Ning Yu, "The Relationship Between Metaphor, Body, and Culture", 393.

93. Donna Haraway, *Simians, Cyborgs, and Women: The Reinvention of Nature* (New York: Routledge, 1991), 10.

94. *A Journal of a Young Man of Massachusetts, Late a Surgeon on Board an American Privateer* (Boston: Rowe and Hooper, 1816), 35.

95. Ulinka Rublack, "Fluxes: The Early Modern Body and the Emotions", trans. Pamela Selwyn, *History Workshop Journal*, 53 (2002), 2.

96. John Hervey, "An Account of my Own Constitution and Illness, With Some Rules for the Preservation of Health; for the Use of my Children", 收入他的*Some Materials Towards Memoirs of the Reign of King George II*, 1st pub. 1731, vol. 3, ed. Romney Sedgwick (London: Eyre and Spottiswoode, 1931), 971。

97. Thomas Gray, "To Horace Walpole, 4th Earl of Oxford, 8 August 1755", Letter graythOU0010429a_1key001cor, in *Electronic Enlightenment*, ed. Robert McNamee et al., Vers. 2.2, University of Oxford, 2011, 2011.6.16. viewed. 众多例证参见John Pearson, "Medical Casebooks, 1804–19 and Lectures on Ives Venerea and Gonorrhoea, 1812–13", 1804–19, 爱丁堡皇家医师学院（Royal College of Physicians in Edinburgh）, 未标明页码。

98. Edward Young, "To Margaret Cavendish Bentinck, Duchess of Portland, 24 August 1762", Letter younedOU0010559_1key001cor, in *Electronic Enlightenment*, ed. Robert McNamee et al., Vers. 2.2, University of Oxford, 2011, 2011.6.16. viewed.

99. Horace Wapole, 4th Earl of Oxford, "To Thomas Gray, 19 November 1765", Letter graythOU0020902_1key001cor, in *Electronic Enlightenment*, ed. Robert McNamee et al., Vers. 2.2, University of Oxford, 2011, 2011.6.9. viewed.

100. George Cheyne, *The Letters of Doctor Cheyne to Samuel Richardson* (1733–1743), ed. with introduction by Charles F. Mullett (Columbia: University of Missouri, 1943), 61–62.

101. "E.C.", 描述见: Rees, *Practical Observations on Disorders of the Stomach with Remarks on the Use of Bile in Promoting Digestion*, 63。

102. David Hume, "To William Strahan, 12 June 1776", Letter humedaOU0020325_1key001cor, in *Electronic Enlightenment*, ed. Robert McNamee et al., Vers. 2.2, University of Oxford, 2011, 2011.6.19. viewed. 还可参见Alexander Pope, "To Hugh Bethel, 7 October 1740", Letter popealOU0040268_1key001cor, in *Electronic Enlightenment*, ed. Robert McNamee et al., Vers. 2.2, University of Oxford, 2011, 2011.6.16. viewed。

103. Rublack, "Fluxes: The Early Modern Body and the Emotions", 2.

104. Ludwig Wittgenstein, *Philosophical Investigations*, trans. G. E. M. Anscombe (Oxford:

Basil Blackwell, 1953), 188.

105. Thomas Csordas, 转引自Raymond W. Gibbs Jr, "Taking Metaphor Out of Our Heads and Putting It in the Cultural Worlds", in Gibbs and Gerald J. Steen (eds.), *Metaphor in Cognitive Linguistics* (Amsterdam: John Benjamins Publishing Co., 1999), 154。还可参见Laurence J. Kirmayer, "The Body's Insistence on Meaning: Metaphor as Presentation and Representation in Illness Experience", *Medical Anthropology Quarterly*, 6.4 (1992.12.), 325。

106. Benjamin Douglas Perkins, *Experiments with the Metallic Tractors in Rheumatic and Gouty Affections, Inflammations and Various Topical Diseases* (London: Luke Hanfard, 1799), 174–175.

107. *The Intrepid & Daring Adventures of Sixteen British Seamen*, 16.

108. Henry Head, "On Disturbance of Sensation with Especial Reference to the Pain of Visceral Disease", *Brain*, xvii (1894), 375. 还可参见*Report of the Surgical Staff of the Middlesex Hospital, to the Weekly Board and Governors, Upon the Treatment of Cancerous Diseases in the Hospital, on the Plan Introduced by Dr. Fell* (London: John Churchill, 1857), 63。

109. "Heard in the Receiving Room", *The London Hospital Gazette*, 35 (1899.4.), 193.

110. John Donne, *Devotions Upon Emergent Occasions*, ed. Anthony Raspa (Montreal: McGill-Queen's University Press, 1975), 52–54. 关于对战争隐喻历史的讨论，参见S. L. Montgomery, "Codes and Combat in Biomedical Discourse", *Science as Culture*, 2.3 (1991), 341–391。

111. "Most People Who are Tolerably Advanced in Years", *Illustrated London News* (1875.6.26.), 598.

112. John Kent Spender, "Remarks on 'Analgesics' ", *British Medical Journal*, 1.1374 (1887.4.16.), 819–820.

113. Marshall, *Two Lives*, 12–13.

114. S. L. Montgomery, "Codes and Combat in Biomedical Discourse", *Science as Culture*, 2.3 (1991), 341–391.

115. "Pimple", *Illustrated Chips* (1900.3.17.), 7.

116. Townend, *Autobiography of the Rev. Joseph Townend*, 18.

117. "A Doctor", "Illness that Comes in the Night", *The [Adelaide] Advertiser* (1952.1.19.), 6.

118. Henry Miller, "Pain in the Face", *British Medical Journal* (1968.6.8.), 577.

119. Jan R. McTavish, "Pain, Democracy, and Free Enterprise: The Headache and its Remedies in Historical Perspective", *Pain and Suffering in History: Narratives of Science, Medicine, and Culture* (Los Angeles: University of California, 1999), 46.

120. "Genaspirin Kills Pain Quickly—Time It!", *The Times* (1941.9.23.), 9.

注 释

121. "Defeat the Silent Enemy", *The Times* (1940.10.21.), 7.

122. Ethel Ramfelt, Elisabeth Severinsson, and Kim Lützen, "Attempting to Find Meaning in Illness to Achieve Emotional Coherence: The Experiences of Patients with Colorectal Cancer", *Cancer Nursing: An International Journal for Cancer Care*, 25.2 (2002), 146.

123. Carola Skott, "Expressive Metaphors in Cancer Narratives", *Cancer Nursing: An International Journal for Cancer Care*, 25.3 (2002), 232.

124. 以下文章相当中肯地论证了这一点: Scott L. Montgomery, "Illness and Image in Holistic Discourse: How Alternative is 'Alternative'?", *Cultural Critique*, 25 (Autumn 1993), 66。

125. Joyce Slayton Mitchell, *Winning the Chemo Battle* (New York: Norton, 1988); Cornelius Ryan and Kathryn Morgan Ryan, *A Private Battle* (London: The New English Library, 1979).

126. Montgomery, "Illness and Image in Holistic Discourse", 66.

127. Valentine Mott, *Pain and Anæsthetics: An Essay, Introductory to a Series of Surgical and Medical Monographs* (Washington: Government Printing Office, 1862), 5.

128. Mark Zborowski, *People in Pain* (San Francisco: Jossey-Bass Inc., 1969), 62–63.

129. "Enjoy 6 Blessings for Rheumatic Pains", *New Journal and Guide* (1939.11.25.), 2.

130. Zborowski, *People in Pain*, 85.

131. Zborowski, *People in Pain*, 87.

132. 这是相当常见的广告: 试举一例, 参见 "Electricity is Life", *John Bull* (1870.9.17.), 642。还可参见 "On the Therapeutic Employment of Electricity", *The Lady's Newspaper* (1856.2.16.), 108。

133. Buzzard, "On a Prolonged First Stage of Tabes Dorsalis", 181. 还可参见 "General Monthly Meeting", *Transactions of the Odontological Society of London* (1863.2.2.), 296, 收藏于皇家医学会档案馆 (Royal Society of Medicine Archives) (伦敦); "The Valley of Gold", *The Marvel* (1898.9.24.), n.p.; "Many Fear Pain More Than Death", *The Mail* [Adelaide, Australia] (1954.6.12.), 15。

134. "Neuralgia", *The Nursing Record and Hospital World* (1893.12.16.), p. ix.

135. Leriche, *The Surgery of Pain*, 120.

136. Zborowski, *People in Pain*, 85. 还可参见 "Dental Health", *The Chicago Defender* (1947.9.13.), 14, 指的是三叉神经痛。

137. Jonathan Swift, "To Martha Whiteway, 10 May 1740", Letter swiftjoOU0050183_1key001cor, in *Electronic Enlightenment*, ed. Robert McNamee et al., Vers. 2.2, University of Oxford, 2011, 2011.6.6. viewed。

138. Moodie, "1862年12月28日, 苏珊娜·穆迪致凯瑟琳·帕尔·斯特里克兰·特雷尔的信"。

这里也简要提及了：Rudolph Friedrich Kurz, *Journal of Rudolph Friedrich Kurz* (Washington, DC: Government Printing Office, 1937)，1951年8月的条目；"The Treatment of Inoperative Cancer of the Cervix"，*The Hospital*, xlvii, 未标明年份，收入"Extracts from Medical Newspapers (1909–10)"，in the papers of the Glasgow Cancer Hospital，收藏于英国国家医疗服务体系大格拉斯哥和克莱德档案馆，HB11 11/67; E. B. Waggett, "Criteria of Intolerable Pain"，*The British Medical Journal* (1936.5.18.), 1036。

139. "An Inhabitant of Bath"，*John v. 6. Wilt Thou Be Made Whole; Or, the Virtues and Efficacy of the Water of Glastonbury in the County of Somerset* (London: Benjamin Matthew, 1751), 20, 23, 50.

140. Thomas Gray, "To Horace Walpole, 4th Earl of Oxford, 8 September 1756"，Letter graythOU0020479_1key001cor, in *Electronic Enlightenment*, ed. Robert McNamee et al., Vers. 2.2, University of Oxford, 2011, 2011.6.7. viewed。还可参见1771年9月3日，杰里米·边沁（Jeremy Bentham）致耶利米·边沁（Jeremiah Bentham）的信：Letter bentjeOV0010149_1key001cor, in *Electronic Enlightenment*, ed. Robert McNamee, et al., Vers. 2.2, University of Oxford, 2011, 2011.6.13. viewed。

141. "Guys Hospital Case Notes, 1810"，15，收藏于惠康档案馆，MS 5267。

142. Buzzard, "On a Prolonged First Stage of Tabes Dorsalis"，172, 174.

143. Smyth, *Autobiographical Notes, Letters, and Reflections*, 515.

144. Thomas Sidless, 1778.7.7., in "Medical Notes Taken at St. Bartholomew's Hospital 1778–81"，收藏于惠康档案馆，MS 4337/44579。

145. Rees, *Practical Observations on Disorders of the Stomach, with Remarks on the Use of the Bile in Promoting Digestion*, 191.

146. Elizabeth Harper, 1767年2月22日的日记条目，收入Harper, *An Extract from the Journal of Elizabeth Harper* (London: privately published, 1779), 29。

147. "Extraordinary Cure of Hypochondria"，*La Belle Assemblée; or, Bell's Court and Fashionable Magazine* (1816.3.1.), 144.

148. Thomas Hudson, "The Tooth-Ache"，*Comic Songs* (London: T. Hudson, 1818), 20.

149. *Perry's Treatise on the Prevention and Cure of the Tooth-Ache; with Directions for Preserving the Teeth and Gums from Disease and Discolouration to the Latest Period of Life. Also, Instructions to Mothers on the Management and Cutting of Teeth in Children*, 2nd edn (London: Messrs. Butler, 1828), 20.

150. "The Toothache"，*The Royal Lady's Magazine, and Archive of the Court of St. James's*, xxv (London: W. Sams and S. Robinson, 1833.1.), 37.

151. "Almost a Quixote"，*The Englishman's Domestic Magazine* (1878.8.1.), 71.

152. Tracey Tupman, "To the Editor of the 'Sporting Times'"，*The Sporting Times* (1881.1.1.), 902.

153. Smyth, *Autobiographical Notes, Letters, and Reflections*, 517.

154. Warren Burton, *Cheering Views of Man and Providence Drawn from a Consideration of the Origin, Uses, and Remedies of Evil* (Boston: Carter, Hendee and Co., 1832), 28-29. 还可参见 Arp, *From Uncivil War to Date, 1861-1903*, 98, 和 "G. A. Rowell. An Essay on the Beneficent Distribution of the Sense of Pain", *Quarterly Review*, 103.205 (1858.1.), 180。

155. E. H. Sieveking, "On Chronic and Periodic Headache", *Medical Times and Gazette: A Journal of Medical Science, Literature, Criticism, and News* (1854.7.1.—12.30.), 157.

156. T. S. Arthur, "The Angel Pain", *The Lady's Home Magazine*, xi (1858.1.—6.), 183. 另一个将疼痛比作天使的例子参见: S. M. Scholastica, "The Angel of Pain", *The Irish Monthly*, 43.501 (1915.3.), 150; "W. G. W.", "Died of Wounds", *The Classical Review*, 32.3/4 (1918.5.—6.), 84。

157. "The President's Address", *The Dental Review*, 1 (1859), 705.

158. "The Meaning of Pain", *Review of Reviews*, 50.296 (1914.8.), 125.

159. 就像我在下一章里更详细阐述的, 不过分夸大宗教隐喻的衰减, 这一点相当重要。犹太-基督教意象处在我们社会的核心, 对信众和非信众来说都是如此。

160. D. C. Agnew and H. Mersky, "Words of Chronic Pain", 2, *Pain* (1976), 73.

161. Andrew Dunlop, "On Influenza in Jersey", *Glasgow Medical Journal*, 33 (1890.1.—6.), 417.

162. Janet Hitchman, *The King of the Barbareens* (Harmondsworth: Penguin, 1966), 33.

163. Mary F. Kodiath and Alex Kodiath, "A Comparative Study of Patients Who Experience Chronic Malignant Pain in India and the United States", *Cancer Nursing: An International Journal for Cancer Care*, 18.3 (1995), 193.

164. Dhan Gopal Mukerji, *Gay-Neck: The Story of a Pigeon* (New York: E P. Dutton, 1927), 155.

165. "N" 写给托马斯·珀西·克劳德·柯克帕特里克 (Thomas Percy Claude Kirkpatrick) 的信, 盖有1935年邮戳, 收藏于爱尔兰皇家医师学院 (Royal College of Physicians of Ireland) (都柏林), ref. TDCK/3/5。

166. Skott, "Expressive Metaphors in Cancer Narratives", 232.

167. Rebecca R. Henry, "Measles, Hmong, and Metaphor: Culture Change and Illness Management Under Conditions of Immigration", *Medical Anthropology Quarterly*, 13.1 (1999.3.), 33.

168. Zborowski, *People in Pain*.

169. Luigi Barzini, *The Italians* (New York: Bantam, 1965), 104.

170. Irving Kenneth Zola, "Culture and Symptoms: An Analysis of Patients' Presenting Complaints", *American Sociological Review*, 31.5 (1966.10.), 623-627.

171. William Coulson, *On Diseases of the Bladder*, 1st edn (London: Longman, Orme, Brown, Green and Longmans, 1838), 61; William Coulson, *On Diseases of the Bladder*, 4th edn (London: John Churchill, 1852), 331; William Coulson, *On Diseases of the Bladder*, 6th edn (New York: William Wood and Co., 1881), 81, 244.

172. Coulson, *On Diseases of the Bladder*, 4th edn, 135; Coulson, *On Diseases of the Bladder*, 6th edn, 70.

4 试炼与指引：疼痛的精神作用

1. Peter Mere Latham, *Lectures on Subjects Connected with Clinical Medicine* (Philadelphia: Haswell, Barrington, and Haswell, 1837), 76.

2. Revd Joseph Townend, *Autobiography of the Rev. Joseph Townend: With Reminiscences of his Missionary Labours in Australia*, 2nd edn (London: W. Reed, United Methodist Free Churches' Book-Room, 1869), 6, 13–19.

3. Sarah Coakley, "Introduction", in Coakley and Kay Kaufman Shelemay (eds.), *Pain and its Transformations: The Interface of Biology and Culture* (Cambridge, Mass.: Harvard University Press, 2007), 1–2.

4. John Henry Newman, *Parochial Sermons*, vol. iii, 4th edn (London: Francis and John Rivington, 1844), 157.

5. James Hinton, *The Mystery of Pain: A Book for the Sorrowful* (New York: D. Appleton and Co., 1872), 3–4. 还可参见 "The Theology and Mystery of Pain", *Eclectic Review*, 10 (1866.6.), 458–471。

6. "Is Pain Necessary?", *Ohio State Monitor*, 1.18 (1918.5.10.), 4.

7. Jenny Mayhew, "Godly Beds of Pain: Pain in English Protestant Manuals (c. 1550–1650)", in Jans Frans von Dijkhuizen and Karl A. E. Enenkel (eds.) *The Sense of Suffering: Constructions of Physical Pain in Early Modern Culture* (Leiden: Brill, 2009), 313.

8. *The Bible*, King James Version, Genesis 3:16 and Numbers 12: 5–7, 11–12.

9. John Wesley, *Primitive Physic: An Easy and Natural Method of Curing Most Diseases*, 21st edn, 1st pub. 1747 (London: J. Paramore, 1785), p. iii.

10. Josiah Atkins, *Diary of Josiah Atkins* (New York: New York Times, 1975), 56.

11. 1849年1月10日的日记条目, 收入 William Thomas Swan and William Swan, *The Journals of Two Poor Dissenters, 1786–1880* (London: Routledge and Kegan Paul, 1970), 30。

12. "Pastor Says Disease is Punishment", *Afro-American* (1928.9.8.), n.p.

13. *The Bible*, King James Version, Proverbs 3: 11–12.

14. Scholastica, "The Angel of Pain", *The Irish Monthly*, 43.501 (1915.3.), 152–153. 引文出自《圣经·希伯来书》12: 6–8。

15. William Nolan, *An Essay on Humanity: Or a View of Abuse in Hospitals. With a Plan for Correcting Them* (London: The Author, 1786), 29.

16. Charles Bell, *The Hand. Its Mechanism and Vital Endowments as Evincing Design* (London: William Pickering, 1833), 157–159.

17. Charles Bell, *Essays on the Anatomy and Philosophy of Expression*, 2nd edn (London: John Murray, 1824), 94.

18. George Augustus Rowell, *An Essay on the Beneficent Distribution of the Sense of Pain* (Oxford: The Author, 1857), 2, 6.

19. Anonymous, "G. A. Rowell. An Essay on the Beneficent Distribution of the Sense of Pain", *Quarterly Review*, 103.205 (1858.1.), 180.

20. Charles Eliphalet Lord, *Evidences of Natural and Revealed Theology* (Philadelphia: J. B. Lippincott and Co., 1869), 178.

21. "Is Pain Necessary?", 4.

22. J. Milner Fothergill, *The Physiological Factor in Diagnosis. A Work for Young Practitioners*, 2nd edn (London: Baillière, Tindall, and Co., 1884), 209, 和 J. Milner Fothergill, "The Logic of Pain", *Contemporary Review*, 45 (1884.5.), 683. Fothergill 声称, 最后这个短语起初是 Romberg 写下的。以下文章里也用到了这个短语: Edward Henry Sieveking, "On Chronic and Periodic Headache", *Medical Times and Gazette: A Journal of Medical Science, Literature, Criticism, and News* (1854.7.1.—12.30.), 157。

23. Warren Burton, *Cheering Views of Man and Providence, Drawn from a Consideration of the Origins, Uses, and Remedies of Evil* (Boston: Carter, Hendie, and Co., 1832), 28–29.

24. Rowell, *An Essay on the Beneficent Distribution of the Sense of Pain*, 2, 6. 还可参见 Veeshnoo, "Letters to Public Men—No. 15", *The Dart: The Birmingham Periodical* (1895.5.10.), 6。

25. "The Blessed Ministry of Pain", *The Reformed Presbyterian and Covenanter*, vii (1869), 85–86.

26. Lady Darcy Brisbane Maxwell, "Diary of Darcy Brisbane Maxwell, June, 1779", in John Lancaster (ed.), *The Life of Darcy, Lady Maxwell, of Pollock: Late of Edinburgh: Compiled from her Voluminous Diary and Correspondence, and from Other Authentic Documents* (New York: N. Bangs and T. Mason for the Methodist Episcopal Church, 1822), 352.

27. *Justina; Or, the Will. A Domestic Story*, vol. 1 (New York: Charles Wiley, 1823), 148–149.

28. William Shepherd, *Memoir of the Last Illness and Death of the Late William Tharp Buchanan, Esq. of Ilfracombe* (London: The Religious Tract Society, 1837), 36.

29. Henry Carey［汉普郡奥尔德肖特（Aldershot）的终身助理牧师］, *A Memoir of the Rev. Thomas Brock* (London: Seeleys, 1851), 172, 195, 197, 199。布洛克是根西岛（Guernsey）St. Pierre-du-Bois 的教区牧师。

30. Harriet Martineau, *Life in the Sick-Room*, 1st edn 1844, ed. Maria H. Frawley (Ontario: Broadview Press Ltd., 2003), 43, 46–47.还可参见 *Brief Account of Charles Dunsdon, of Semington, Wilts. With Extracts from his Letters*, 6th edn (London: Tract Association of the Society of Friends, 1833), 24–25。

31. Revd George Martin, *Our Afflicted Prince. A Sermon the Substance of Which was Preached in the Lewisham High Road Congregational Church on Sunday Morning, December 17th, 1871* (London: Elliot Stock, 1871), 5, 11.

32. Edward Young, "To Margaret Cavendish Bentinck, Duchess of Portland, 5 March 1742", Letter youngedOU0010138_1key001cor, in *Electronic Enlightenment*, ed. Robert McNamee et al., Vers. 2.2, University of Oxford, 2011, 2011.6.7. viewed.

33. James Baldwin Brown, *Memoirs of the Public and Private Life of John Howard, the Philanthropist: Compiled from his Own Diary, in the Possession of his Family; His Confidential Letters; The Communication of His Surviving Relatives and Friends; and Other Authentic Sources of Information* (1777), 236–237.

34. George Brookes, *Brief Memoir of the Last Illness of Mr. Frederick Brookes, Who Died 4th June, 1824, Aged 21 Years* (London: The Author, 1824), 4–5, 13.着重号为原文所加。

35. "C. D. H.", "Obey the Scriptures or Perish", *British Millennial Harbinger* (1859.5.2.), 238, 和 Martin, *Our Afflicted Prince*, 14.

36. "Of Voluntary Suffering", *Harper's Weekly* (1912.10.26.), 20.

37. John M. Finney, *The Significance and Effect of Pain* (Boston: Griffith and Stillings Press, 1914), 16. 还可参见耶稣会神职人员 Revd J. Herney 在墨尔本圣帕特里克大教堂的布道, in "Ennoblement of Pain", *The Argus* (Melbourne) (1937.10.25.), 2, 和 John Kent Spender, *Therapeutic Means for the Relief of Pain. Being the Prize Essay for Which the Medical Society of London Awarded the Fothergillian Gold Medal in 1874* (London: Medical Society of London, 1874), 223。

38. Hinton, *The Mystery of Pain*, 2–3, 30, 35, 40, 42, 58–59.着重号为原文所加。

39. "Ennoblement of Pain", *The Argus* (Melbourne) (1937.10.25.), 2.

40. Newman, *Parochial Sermons*, 158, 171.

41. Revd William Romaine, *Treatises Upon the Life, Work, and Triumph of Faith* (New York: Robinson and Franklin, 1839), 229.

42. "Old Humphrey" [George Mogridge 的化名], *Thoughts for the Thoughtful* (London: The

Religious Tract Society, 1841), 130.

43.　Mary Granville Pendarves Delany, Letter to the Revd John Dewes, 26 May 1775, in *The Autobiography and Correspondence of Mrs Delany*, vol. 2, ed. Sarah Chauncey Waulsey (Boston: Roberts Bros., 1879), 267。

44.　Rachel Gurney, 1809年10月的日记条目, 收入 "Diary of Rachel Gurney, October 1809", in Katherine Fry and Rachel Elizabeth Fry (eds.) *Memoir of the Life of Elizabeth Fry, with Extracts from Her Journal and Letters*, vol. 1 (London: C. Gilpin, J. Hatchard and Co., 1847), 147。

45.　John Brown, "Letter to John Cairns, D.D. Being Personal and Domestic Memoirs of Dr John Brown's Father", 收入他的*Rab and His Friends and Other Papers* (London: A. & C. Black, 1901), 31.

46.　Revd John Bruce, *Sympathy; or the Mourner Advised and Consoled* (London: Hamilton, Adams and Co. and Westley and David, 1829), 12–15.

47.　Letter dated 2 May 1779, in Melvill Horne, *Posthumous Pieces of the Late Rev. John William de la Flechere* (Madeley: J. Edmunds, 1791), 271–272。

48.　"Some Experiences of Elizabeth Clarke, Wife of Joseph Clarke, of Philadelphia. Who Departed this Life on the 22nd of the Sixth Mo. 1788", *Friends' Intelligencer*, xiv (1858), 340–341.

49.　*Memoir of the Last Illness and Death of Rachel Betts* (London: Edward Couchman for the Society of Friends, 1834), 11, 13, 20, 23.

50.　George Clayton, *A Sermon Delivered on Sunday, 19th of February, 1826, in Orange Street Chapel, On the Occasion of the Death of The Rev. John Townsend, Late of Bermondsey, Surrey, and for Thirty-Nine Years One of the Stated Ministers of that Chapel* (London: The Author, 1826), 31–34.

51.　Thomas Hamitah Patoo, *Memoir of Thomas Hamitah Patoo, a Native of the Marquesas Islands: Who Died June 19, 1823, While a Member of the Foreign Mission School in Cornwall, Connecticut* (New York: New-York Religious Tract Society, 1825), 41, 43–44.

52.　Scholastica, "The Angel of Pain", 155. 关于天主教患者的叙述, 参见 Kay Garrett, "Autobiography", p. 2, 布鲁内尔(Brunel) 大学图书馆, 特别收藏室(Special Collections Room), no. 305。

53.　Joseph Gwyer, *Sketches of the Life of Joseph Gwyer (Potato Salesman); with his Poems (Commended by Royalty), Ramble Round the Neighbourhood and Glimpse of Departed Days*, 2nd edn (Penge: The Author, 1875), 30.

54.　Ralph H. Jones, "Sick Pastor Hears Hymn Requesting Solace Dies in the Arms of his Wife", *Afro-American* (1950.12.30.), 50.

55. *Brief Account of Charles Dunsdon, of Semington, Wilts. With Extracts from his Letters*, 6th edn (London: Tract Association of the Society of Friends, 1833), 27, 29.

56. "Of Voluntary Suffering", *Harper's Weekly* (1912.10.26.), 20.

57. "The Blessed Death of the Reverend Mother Marie de L'Incarnation", in Claude Dablon, *Jesuit Relations and Allied Documents*, vol. 61, ed. Reuben Gold Thwaites (Cleveland: Burrows Brothers, 1901), 295–297.

58. Azozzi [Rosa Gilbert], "The Third Degree of Humility", *The Irish Monthly*, 10.114 (1882.12.), 784.

59. Seaghan Ó Deagham "Pain", *The Irish Monthly*, 55.649 (1927.7.), 345.

60. E. Brooks Holifield, "Let the Children Come: The Religion of the Protestant Child in Early America", *Church History*, 76.4 (2007.12.), 270–279.

61. Clive Ponting, *World History: A New Perspective* (London: Chatto and Windus, 2000), 510.

62. "The Teeth of Elementary School Children", *British Medical Journal*, 1.2405 (1907.2.2.), 275–276.

63. Horace Mann, *Lectures on Education* (Boston: Ide and Dutton, 1855), 313.

64. "A Mother", *Hints on the Sources of Happiness. Addressed to her Children*, vol. 1 (London: Longman, Hurst, Rees, Orme, and Brown, 1819), 170.

65. Benjamin S. Shaw, 致《波士顿每日广告报》（*Boston Daily Advertiser*）编辑的信（1869年4月），转引自Helen Hughes Evans, "Hospital Waifs: The Hospital Care of Children in Boston, 1860–1920" (PhD thesis, Harvard University, 1995), 51。

66. Harriet Martineau, *Autobiography*, vol. ii (London: Virago, 1983), 148–149.

67. 一种有趣解释参见: Diana Walsh Pasulka, "A Communion of Little Saints: Nineteenth-Century American Child Hagiographies", *Journal of Feminist Studies of Religion*, 23.2 (Fall 2007), 51–67。

68. 致她孩子们的信, 1818年9月6日, 收入Sarah Lynes Grubb, *A Selection from the Letters of the Late Sarah Grubb, Formerly Sarah Lynes* (Sudbury: J. Wright, 1848), 1。

69. "Dialogue Between Mother and Daughter on Peace of Mind: Dialogue II", *The Christian Lady's Magazine* (1835.1.), 545–547.

70. "W. A. E.", "Charles H.", *The Child's Companion* (1843.5.1.), 140.

71. "W. L.", "Memoir of Anne Lewins", The Juvenile Companion and Sunday-School Hive, 未署日期（约19世纪50年代）, 69.《让这脆弱的身体凋亡》("And Let This Feeble Body Fail")是查尔斯·卫斯理于1759年发表的。

72. "Elsie Lee; Or, Impatience Cured", *The Child's Companion* (1865.3.1.), 71.

73. 托马斯·史密斯1852年的日记条目, 收入他的*Autobiographical Notes, Letters, and Reflection*, ed. Louise Cheves Stoney (Charleston: Walter, Evans, and Cogswell, 1914),

198。

74. "Elizabeth", *Elizabeth. A Colored Minister of the Gospel Born in Slavery* (Philadelphia: Tract Association of Friends, 1889), 14.

75. Dablon, *Jesuit Relations and Allied Documents*, 183–185.

76. The Revd Henry Melvill, *The Golden Lectures. Forty-Six Sermons Delivered at St. Margaret's Church, Lathbury, on Tuesday Mornings from January 4, to December 27, 1853* (London: James Paul, 1853), 494–495.

77. Frederick J. Brown, "Endurance of Suffering Conferred by Religious Principle", *British Medical Journal*, 1337 (1867.6.15.), 719.

78. H. T. Butlin, "Remarks on Spiritual Healing", *British Medical Journal* (1910.6.18.), 1466; William Osler, "The Faith That Heals", *British Medical Journal*, 1472.

79. Roger W. Barnes, "Beyond the Surgeon's Skill", *California Medicine*, 80.3 (1954.3.), 192.

80. W. H. Manwaring, "Comparative Religiotherapy", *California and Western Medicine*, xxxv.1 (1931.7.), 40.

81. Paul C. Gibson, "[Letter to the Editor] Divine Healing", *British Medical Journal* (1956.7.28.), 242.

82. Edna Kaehele, *Living With Cancer* (London: Victor Gollancz Ltd., 1953), 567.

83. Laurel Archer Copp, "The Spectrum of Suffering", *The American Journal of Nursing*, 74.3 (1974.3.), 493–494.

84. Gillian Bendelow, "Pain Perceptions, Emotions, and Gender", *Sociology of Health and Illness*, 15.3 (1993), 288. 还可参见Beatrice Priel, Betty Rabinowitz, and Richard J. Pels, "A Semiotic Perspective on Chronic Pain: Implications for the Interaction between Patient and Physician", *British Journal of Medical Psychology*, 64.1 (1991), 65–71。

85. 一个有趣案例参见Vicente Abad and Elizabeth Boyce, "Issues in Psychiatric Evaluations of Puerto Ricans: A Socio-Cultural Perspective", *Journal of Operational Psychiatry*, 10.1 (1979), 34。

86. 转引自Michael Schultz, Kassim Baddarni, and Gil Bar-Sela, "Reflections on Palliative Care from the Jewish and Islamic Tradition", *Evidence-Based Complementary and Alternative Medicine* (2012), 2。还可参见Aziz Sheikh and Abdul Rashid Gatrad (eds.), *Caring for Muslim Patients* (Abington: Radcliff e Medical Press, 2000), 和John R. Hinnells and Roy Porter (eds.), *Religion, Health and Suffering* (London: Kegan Paul, 1999)。

87. 关于这一点的有趣讨论参见Lynn Clark Callister, Sonia Semenia, and Joyce Cameron Foster, "Cultural and Spiritual Meanings of Childbirth: Orthodox Jewish and Muslim

Women", *Journal of Holistic Nursing*, 17.3 (1999.9.), 280–295。

88. Kathleen Vaughan, "[Letter to the Editor] Natural Position for Childbirth", *British Medical Journal*, 1.4543 (1948.1.31.), 222.

89. 不具名女性, 转引自 Doris D. Coward and Diana J. Wilkie, "Metastatic Bone Pain: Meanings Associated with Self-Report and Self-Management Decision Making", *Cancer Nursing: An International Journal for Cancer Care*, 23.2 (2000), 105。

90. Martineau, *Autobiography*, 148.

91. "The Function of Physical Pain: Anæsthetics", *Westminster Review*, 40.1 (1871.7.), 198–200, 205.

92. Silas Weir Mitchell, "The Birth and Death of Pain", in *Complete Poems of S. Weir Mitchell*, the American Verse Project, http://quod.lib.umich.edu/a/amverse/BAP5347.0 001.001/1:7.5?rgn=div2;view=fulltext (2012.2.9. viewed), 414.

93. Sir Wolfe Longdon-Brown, "Fear and Pain", *The Lancet* (1935.10.19.), 912.

94. Valentine Mott, *Pain and Anæsthetics: An Essay, Introductory of a Series of Surgical and Medical Monographs* (Washington, DC: Government Printing Office, 1862), 6.

95. "Pain", *British Medical Journal*, 1.3551 (1926.1.26.), 164–165.

96. 引文出自神学家 Charles Bell, *The Hand: Its Mechanism and Vital Endowments as Evincing Design* (London: William Pickering, 1833), 157–159。

97. Longdon-Brown, "Fear and Pain", 912, I. Burney Yeo, "Why Is Pain a Mystery?" *Contemporary Review*, 35 (1879.7.), 631.

98. Alexander Marsden, *A New and Successful Mode of Treating Certain Forms of Cancer. To Which is Prefixed a Practical and Systematic Description of All Varieties of the Disease, Showing How to Distinguish Them From One Another, and From Tumours, etc., Assimilating Them* (London: John Churchill and Sons, 1869), 44.

99. Edward Young, "To Margaret Cavendish Bentinck, Duchess of Portland, 6 December 1744", Letter youngedOU0010188_1key001cor, in Electronic Enlightenment, ed. Robert McNamee et al., Vers. 2.2, University of Oxford, 2011, 2011.6.7. viewed.

100. John Gray, *Gin and Bitters* (London: Jarrolds, 1938), 177, 213.

101. Jennings Carmichael, *Hospital Children. Sketches of Life and Character in the Children's Hospital Melbourne*, 1st pub. 1891 (Melbourne: Loch Haven Books, 1991), 5.

102. Jim Ingram, "A Wartime Childhood", 14, 布鲁内尔大学图书馆, 特别收藏室, No. 430。

103. 引文出自一位不具名医师致詹姆斯·辛普森（James Simpson）爵士的信, in John Ashhurst, "Surgery Before the Days of Anæsthesia", in *The Semi-Centennial of Anæsthesia* (Boston: Massachusetts General Hospital, 1897), 31–32。

104. Isaac Burney Yeo, "Why Is Pain a Mystery?", *Contemporary Review*, 35 (1879.7.), 637.

105. Yeo, "Why Is Pain a Mystery?", 634.

106. Edwin Bramwell, "An Address on Some Clinical Aspects of Pain", *British Medical Journal* (1930.1.24.), 2.

107. Lucy Bending, *The Representation of Bodily Pain in Late Nineteenth-Century English Culture* (Oxford: Clarendon Press, 2000).

108. H. H. Greenwood, "[Letter to the editor] Pain and Euthanasia", *The Lancet* (1936.1.4.), 55.

109. Eliza Davies, *The Story of an Earnest Life* (Cincinnati: Central Book Concern, 1881), 364.

5 应该相信谁: 疼痛的叙述与诊断

1. P. M. Latham, "General Remarks on the Practice of Medicine", *British Medical Journal* (1862.6.28.), 677.

2. "G. F. R.", "Psycho-Therapeutics", *The London Hospital Gazette*, II.5 (1896.3.), 86.

3. "The Meaning of Pain", *Review of Reviews*, 50.296 (1914.8.), 125.

4. "Stomach Pains are Warning Signals", *Radio Times* (1936.10.23.), 96.

5. Alice James, *The Diary of Alice James*, ed. Leon Edel (London: Rupert HartDavis, 1965), 206–207. 还可参见 Richard A. Hilbert, "The Acultural Dimensions of Chronic Pain: Flawed Reality Construction and the Problem of Meaning", *Social Problems*, 31.4 (1984.4.), 768。

6. J. Alvin Jefferson, "The Diagnostic Value of Pain", *Journal of the National Medical Association*, 9.2 (1917), 76. 请注意, 杰弗逊本人的确认为, 闪电、灼烧、刀割、酸痛之类描述疼痛的术语具有诊断价值。

7. 例如, 参见 Dr Edwards and Mr Callender, *Saint Bartholomew's Hospital Records*, 1 (London: Longmans, Green, and Co., 1865), 264, 和 Peter Mere Latham, *The Collected Works of Dr. P. M. Latham*, ed. Robert Martin, 2 (London: The New Sydenham Society, 1878), 92。

8. John Rutherford, *Clinical Lectures* (1752), 4, 惠康研究所图书馆 (Wellcome Institute Library), MS 4217。

9. Bernard A. Mandeville, *A Treatise of the Hypochondriack and Hysterick Diseases in Three Dialogues*, 3rd edn (London: J. Tonson, 1730), 19–20.

10. Constantine Hering, "Instructions for Patients. How to Communicate Their Case to a Physician by Letter", 收入他的 *The Homœpathic Domestic Physic*, 1st pub.1851, 7th edn (Philadelphia: F. E. Bœricke, 1859), pp. xxix-xxx。

11. Samuel David Gross, *A System of Surgery: Pathological, Diagnostic, Therapeutic, and Operative*, vol. 1 (Philadelphia: Blanchard and Lea, 1859), 73. 托马斯·埃金斯（Thomas Eakins）的画作《格罗斯诊所》（1875年）里, 那位创伤外科医师就是格罗斯, 他因而永垂不朽。该画作收藏于费城艺术博物馆（Philadelphia Museum of Art）。

12. John Simon, "Inflammation", in T. Holmes (ed.), *A System of Surgery, Theoretical and Practical, in Treatises by Various Authors*, vol. 1 (London: John W. Parker, 1860), 38.

13. Bransby B. Cooper, *Lectures on the Principles and Practice of Surgery* (London: John Churchill, 1851), 27.

14. John M. Finney, *The Significance and Effect of Pain* (Boston: Griffith and Stillings Press, 1914), 19–21.

15. Peter Salmon, "Conflict, Collusion, or Collaboration in Consultations about Medically Unexplained Symptoms: The Need for a Curriculum of Medical Explanation", *Patient Education and Counseling*, 67 (2007), 246.

16. Mandeville, *A Treatise of the Hypochondriack and Hysterick Diseases in Three Dialogues*, 19–20.

17. Latham, *Collected Works*, 31.

18. Mary E. Fissell, "The Disappearance of the Patients' Narrative and the Invention of Hospital Medicine", in Roger French and Andrew Wear (eds.), *British Medicine in an Age of Reform* (London: Routledge, 1991), 93, 99–100, 103.

19. 例如, 参见Christopher Lawrence, "The Meaning of Histories", *Bulletin of the History of Medicine*, 66 (1992), 638–645。

20. Henry Head, "An Address on Certain Aspects of Pain. Delivered Before the Sheffield Medical Chirurgical Society, December 8th, 1921", *The British Medical Journal* (1922.7.1.), 1.

21. "Old Age as a Factor in the Diagnosis, Prognosis and Treatment of Disease", *The Canadian Medical Association Journal* (1940.1.), 596.

22. G. W. A. Luckey, "Some Recent Studies on Pain", *The American Journal of Psychology*, 7.1 (1895.10.), 110.

23. Samuel Henry Dickson, *Essays on Life, Sleep, Pain, Etc.* (Philadelphia: Blanchard and Lea, 1852), 99–101.

24. Sir Henry Holland, *Medical Notes and Reflections*, 1st pub. 1839, 3rd edn (Philadelphia: Blanchard and Lea, 1857), 300.

25. "The Clinical Significance of Pain", *British Medical Journal*, 1.3184 (1922.1.7.), 24.

26. Lawrence LeShan, "The World of the Patient in Severe Pain of Long Duration", *Journal of Chronic Disease*, 17 (1964), 120.

27. Allan Walters, "Psychogenic Regional Pain Alias Hysterical Pain", *Brain*, 84.1 (1961.3.), 6–7.

28. Roger O. Gervais, Paul Green, Lyle M. Allen III, and Grant L. Iverson, "Effects of Coaching on Symptom Validity Testing in Chronic Pain Patients Presenting for Disability Assessments", *Journal of Forensic Neuropsychology*, 2.2 (2001), 13–14; Wiley Mittenberg, Christine Patton, Elizabeth M. Canyock, and Daniel C. Condit, "Base Rates of Malingering and Symptom Exaggeration", *Journal of Clinical and Experimental Neuropsychology*, 24.8 (2002), 1094.

29. Richard C. Cabot, *Differential Diagnosis. Presented Through an Analysis of 385 Cases*, 2nd edn (Philadelphia: W. B. Saunders, 1913), 18–19.

30. Thomas Savill, *A System of Clinical Medicine*, 4th edn (London: Edward Arnold, 1914), 2. 原文当中，这条规则加了下划线。还可参见J. N. Blau, "How to Take a History of Head or Facial Pain", *British Medical Journal*, 285.6350 (1982.10.30.), 1249; W. T. Fullerton, "Dyspareunia", British Medical Journal, 2.5752 (1971.4.3.), 31; Thomas Inman, "Inframammary Pain", *British Medical Journal*, 2.98 (1858.11.13.), 955; J. Y. Lau, "How Women View Postepisiotomy Pain", *British Medical Journal*, 284.6321 (1982.4.3.), 1042 ; "Trigeminal Neuralgia: Treat but Do Not Prolong", *British Medical Journal*, 282.6279 (1981.6.6.), 1820。

31. 例如，参见A. H. Douthwaite, "Some Recent Advances in Medical Diagnosis and Treatment", *British Medical Journal* (1938.5.28.), 1144; P. W. Nathan, "Newer Synthetic Analgesic Drugs", *British Medical Journal* (1952.10.25.), 904; J. R. O' Brien, "Is Liver a 'Tonic' ? A Short Study of Injecting Placebos", *British Medical Journal* (1954.7.17.), 137; K. R. Palmer, J. R. Goepol, and C. D. Holdsworth, "Sulphasalazine Retention Enemas in Ulcerative Colitis: A Double-Blind Trial", *British Medical Journal* (1981.5.16.), 1571; T. Simpson, "Acute Respiratory Infections in Emphysema: An Account of 118 Cases", *British Medical Journal* (1954.2.6.), 298; Dorothy I. Vollum, "Skin Lesions in Drug Addicts", *British Medical Journal* (1970.6.13.), 648。

32. Steven D. Passik and Kenneth L. Kirsh, "Commentary on Jung and Reidenberg's 'Physicians Being Deceived' : Aberrant Drug-Taking Behaviors: What Pain Physicians Can Know (Or Should Know)", *Pain Medicine*, 8.5 (2007), 442. 还可参见Allen Lebovits, "Physicians Being Deceived: Whose Responsibility?", *Pain Medicine*, 8.5 (2007), 441。本期收录了好几篇讨论这个问题的文章。

33. "The Clinical Significance of Pain", *British Medical Journal*, 1.3184 (1922.1.7.), 24.

34. Alexander Kennedy, "The Psychology of the Surgical Patient", *British Medical Journal* (1950.2.18.), 399.

35. John Rutherford, *Clinical Lectures* (1752), 4, 惠康研究所图书馆, MS 4217。

36. Latham, *Lectures on Subjects Connected with Clinical Medicine*, 76–7.

37. Bransby Blake Cooper, *Lectures on the Principles and Practice of Surgery* (London: John Churchill, 1851), 27.

38. Glentworth Reeve Butler, *The Diagnostics of Internal Medicine. A Clinical Treatise Upon the Recognized Principles of Medical Diagnosis, Prepared for the Use of Students and Practitioners of Medicine* (London: Henry Kimpton, 1901), 35–36.

39. John H. Musser, *A Practical Treatise on Medical Diagnosis for Students and Physicians*, 4th edn revised and enlarged (London: Henry Kimpton, 1901), 37–38. 1894、1913和1914年版里, 措辞都一样。还可参见J. Milner Fothergill, *The Physiological Factor in Diagnosis. A Work for Young Practitioners*, 2nd edn (London: Baillière, Tindall, and Co., 1884), 209–213。

40. Finney, *The Significance and Effect of Pain*, 15.

41. The Horther, "De Shammibus", *The London Hospital Gazette*, 9.70 (1902.12.), 110–111.

42. A. S. David, "The War", *The London Hospital Gazette*, 8.57 (1901.8.), 25.

43. 骚塞医师 (Dr. Southey) 的证词, 收入 "Millbank Penitentiary. Select Committee Report with Minutes of Evidence and Appendix", *British Parliamentary Papers*, [533], vol. v (1923), 505。

44. 关于分析, 参见我的*Dismembering the Male: Men's Bodies, Britain, and the Great War* (London: Reaktion, 1996)。

45. Finney, *The Significance and Effect of Pain*, 15.

46. Sir George Ballingall, *Outlines of Military Surgery*, 5th edn, 1st edn 1833 (Edinburgh: Adam and Charles Black, 1855), 614.

47. 关于分析, 参见我的*Dismembering the Male*。

48. Roger O. Gervais, Paul Green, Lyle M. Allen III, and Grant L. Iverson, "Effects of Coaching on Symptom Validity Testing in Chronic Pain Patients Presenting for Disability Assessments", *Journal of Forensic Neuropsychology*, 2.2 (2001), 1–19.

49. George L. Engel, "'Psychogenic' Pain and the Pain-Prone Patient", *American Journal of Medicine*, 26 (1959.6.), 9034. E. Guttmann and W. Mayor-Gross提出了非常类似的论点, "The Psychology of Pain", *The Lancet* (1943.2.20.), 225。

50. Sir Henry Holland, *Medical Notes and Reflections*, 3rd edn, 1st pub. 1839 (Philadelphia: Blanchard and Lea, 1857), 300–301.

51. Sir Thomas Lewis, "Suggestions Relating to the Study of Somatic Pain", *The British Medical Journal* (1938.2.12.), 321.

52. René Leriche, *The Surgery of Pain*, trans. Archibald Young (London: Ballière, Tindall and Co., 1938), 27.

53. W. E. Fisher, *Cardiac Pain* (Sydney: The Australasian Medical Publishing Co., 1937), 20–21.

54. W. S. C. Copeman, *Textbook of the Rheumatic Diseases*, 2nd edn (Edinburgh: E. and S. Livingstone Ltd., 1955), 14. 所有版本的题目、出版地、出版商都一致。第一版于1948年刊行; 第三版于1964年 (引文在第14页)、第四版于1969年 (引文在第19页)。

55. Copeman, *Textbook of the Rheumatic Diseases*, 4th edn, 19.

56. Copeman, *Textbook of the Rheumatic Diseases*, 2nd edn, 14 and 4th edn, 18.

57. Copeman, *Textbook of the Rheumatic Diseases*, 4th edn, 19–20.

58. Harold G. Wolff and Stewart Wolf, *Pain*, 2nd edn (Oxford: Blackwell Scientific Publications, 1958), 3.

59. 这里给出了不同版本: Ronald Melzack, "The McGill Pain Questionnaire: Major Properties and Scoring Methods", *Pain*, 1 (1975), 277–299, 和 Ronald Melzack, "The McGill Pain Questionnaire: From Description to Measurement", *Anesthesiology*, 103 (2005), 199–202。

60. Ronald Melzack and Joel Katz, "The McGill Pain Questionnaire: Appraisal and Current Status", in Dennis C. Turk and Melzack (eds.), *Handbook of Pain Assessment* (New York: Guildford Press, 1992), 153–157; Ronald Melzack and Warren S. Torgerson, "On the Language of Pain", *Anesthesiology*, 34.1 (1971.1.), 50–59.

61. Melzack, "The McGill Pain Questionnaire: Major Properties and Scoring Methods", 283.

62. Miriam Grushka and Barry J. Sessle, "Applicability of the McGill Pain Questionnaire to the Differentiation of 'Toothache' Pain", *Pain*, 19 (1984), 49–57; Albert Jerome, Kenneth A. Holroyd, Angelo G. Theofanous, Jeffrey D. Pingel, Alvin E. Lake, and Joel R. Saper, "Cluster Headache Pain vs. Other Vascular Headache Pain: Differences Revealed with Two Approaches to the McGill Pain Questionnaire", *Pain*, 34 (1988), 35–42; Ewan A. Masson, Linda Hunt, Joan M. Gem, and Andrew J. M. Boulton, "A Novel Approach to the Diagnosis and Assessment of Symptomatic Diabetic Neuropathy", *Pain*, 38 (1989), 25–28; Ronald Melzack, Christopher Terrence, Gerhard Fromm, and Rhonda Amsel, "Trigeminal Neuralgia and Atypical Facial Pain: Use of the McGill Pain Questionnaire for Discrimination and Diagnosis", *Pain*, 27 (1986), 297–302; David Dubuisson and Ronald Melzack, "Classification of Clinical Pain Descriptions by Multiple Group Discriminant Analysis", *Experimental Neurology*, 51 (1976), 480–487.

63. David C. Agnew and Harold Merskey, "Words of Chronic Pain", *Pain*, 2.1 (1976), 73–81.

64. Wilbert E. Fordyce, Steven F. Brena, Richard J. Holcomb, Barbara J. de Lateur, and

John D. Loeser, "Relationship of Patient Semantic Pain Descriptions to Physician Judgment, Activity Level Measures and MMPI", *Pain*, 5 (1978), 293–294, 303.

65. Edwin F. Kremer and J. Hampton Atkinson, Jr, "Pain Language as a Measure of Affect in Chronic Pain Patients", in Ronald Melzack (ed.), *Pain Measurement and Assessment* (New York: Raven Press, 1983), 124. 还可参见Joseph H. Atkinson, Jr, Edwin F. Kremer, and Ronald J. Ignelzi, "Diffusion of Pain Language with Affective Disturbance Confounds Differential Diagnosis", Pain, 12 (1982), 375–384。

66. Edwin F. Kremer and J. H. Atkinson, Jr, "Pain Language: Affect", *Journal of Psychosomatic Research*, 28.2 (1984), 131.

67. Ann Hilton and Myriam Skrutkowski, "Translating Instruments into Other Languages: Development and Testing Processes", *Cancer Nursing: An International Journal for Cancer Care*, 25.1 (2002), 1. 然而, 在中国进行的一项针对疼痛评估工具的调查结论是, 它们对讲汉语的患者有效: Xin Shelley Wang, "Cancer Pain Management in China: A Personal Narrative", in Daniel B. Carr, John D. Loeser, and David B. Morris (eds.), *Narrative, Pain, and Suffering* (Seattle: IASP Press, 2005), 171。

68. P. J. Pöntinen and Heikki Ketovuori, "Verbal Measurement in Non-English Language: The Finnish Pain Questionnaire", in Ronald Melzack (ed.), *Pain Measurement and Assessment* (New York: Raven Press, 1983), 85.

69. Heikki Ketovuori and P. J. Pöntinen, "A Pain Vocabulary in Finnish—The Finnish Pain Questionnaire", *Pain*, 11 (1981), 252.

70. Horacio Fabrega and Stephen Tyma, "Culture, Language, and the Shaping of Illness: An Illustration Based on Pain", *Journal of Psychosomatic Research*, 20 (1976), 332.

71. http://www.ethnologue.com/show_country.asp?name=GB (2012.7.22. viewed).

72. http://factfinder2.census.gov/faces/tableservices/jsf/pages/productview.xhtml?pid=ACS_10_1YR_S1601&prodType=table (2012.7.22. viewed).

73. Helen McLachlan and Lilla Waldenström, "Childbirth Experiences in Australia of Women Born in Turkey, Vietnam, and Australia", *Birth*, 32.4 (2005.12.), 272.

74. Vicente Abad and Elizabeth Boyce, "Issues in Psychiatric Evaluations of Puerto Ricans: A Socio-Cultural Perspective", *Journal of Operational Psychiatry*, 10.1 (1979), 34.

75. Fabrega and Tyma, "Culture, Language, and the Shaping of Illness", 329–330, 332.

76. Thomas Ots, "The Angry Liver, the Anxious Heart, and the Melancholy Spleen: The Phenomenology of Perceptions in Chinese Culture", in *Culture, Medicine, and Psychiatry*, 4 (1990), 34.

77. Ning Yu, *From Body to Meaning in Culture: Papers on Cognitive Semantic Studies of Chinese* (Amsterdam: John Benjamins Publishing Co., 2009).

78.　Anthony Diller, "Cross-Cultural Pain Semantic", *Pain*, 9 (1980), 22.

79.　Judy Pugh, "The Language of Pain in India", in Constance Classen (ed.), *The Book of Touch* (Oxford: Berg, 2005), 118.

80.　Marilyn Savedra, Patricia Gibbons, Mary Tesler, Judith Ward, and Carole Wegner, "How do Children Describe Pain? A Tentative Assessment", *Pain*, 14 (1982), 95, 102.

81.　Mary Jerrett and Kathleen Evans, "Children's Pain Vocabulary", *Journal of Advanced Nursing*, 11 (1986), 403–408.

82.　Marilyn C. Savedra, Mary D. Tesler, and Carole Wagner, "How Adolescents Describe Pain", *Journal of the Adolescent Health Care*, 9 (1988), 318.

83.　Cassandra S. Crawford, "From Pleasure to Pain: The Role of the MPQ in the Language of Phantom Limb Pain", *Social Science and Medicine*, 69 (2009), 659.

84.　Jeanette Adams, "A Methodological Study of Pain Assessment in Anglo and Hispanic Children with Cancer", in Donald C. Tyler and Elliot J. Krane (eds.), *Advances in Pain Research Therapy*, 15 (New York: Raven Press, 1990), 50.

85.　Patricia C. Crowley, "No Pain, No Gain? The Agency of Health Care Policy and Research's Attempt to Change Inefficient Health Care Practices of Withholding Medication for Patients in Pain", *Journal of Contemporary Health Law and Policy*, 10 (1994), 390.

86.　Sussanah B. Mintz, "On a Scale from 1 to 10: Life Writing and Lyrical Pain", *Journal of Literary and Cultural Disability Studies*, 5.3 (2011), 248.

87.　文献综述参见Judith A. Paice and Felissa L. Cohen, "Validity of a Verbally Administered Numeric Rating Scale to Measure Cancer Pain Intensity", *Cancer Nursing: An International Journal for Cancer Care*, 20.2 (1997), 88–93。

88.　Eun-Ok Im, "White Cancer Patients' Perceptions of Gender and Ethnic Differences in Pain Experiences", *Cancer Nursing: An International Journal for Cancer Care*, 29.6 (2006), 446–447.

89.　Eula Biss, "The Pain Scale", *Harper's Magazine* (2005.6.), 26, 30. 她引用了自己父亲（一名医师）的话。

90.　Amanda C. de C. Williams, Huw Talfryn Oakley Davies, and Yasmin Chadury, "Simple Pain Rating Scales Hide Complex Idiosyncratic Meanings", *Pain*, 85 (2000), 457–463.

91.　Im, "White Cancer Patients' Perceptions of Gender and Ethnic Differences in Pain Experiences", 446.

92.　Biss, "The Pain Scale", 26, 30.

93.　Daniel J. Gabler, "Conscious Pain and Suffering is Not a Matter of Degree", *Macquarie Law Review*, 289 (1990–91), 306. 其他技术包括脑电图描记法（EEG）和单光子发射计算机断层扫描（SPECT）。

94. Richard J. Byrne, "Therography: The Double-Edged Sword Which Can Either Corroborate the Existence of Pain or Weed Out the Malingerer", *Drake Law Review*, 38 (1988–1989), 365.

95. Irene Tracey, "Taking the Narrative Out of Pain: Objectifying Pain Through Brain Imaging", in Daniel B. Carr, John D. Loeser, and David B. Morris (eds.), *Narrative, Pain, and Suffering* (Seattle: IASP Press, 2005), 130.

96. Silvia Camparesi, Barbara Bottalico, and Giovanni Zamboni, "Can We Finally 'See' Pain? Brain Imaging Techniques and Implications for the Law", *Journal of Consciousness Studies*, 18.9–10 (2011), 261.

97. Camparesi, Bottalico, and Zamboni, "Can We Finally 'See' Pain?", 262.

98. Tracey, "Taking the Narrative Out of Pain", 135.

99. Camparesi, Bottalico, and Zamboni, "Can We Finally 'See' Pain?", 257–258.

100. Adam J. Kolber, "Pain Detection and the Privacy of Subjective Experience", *American Journal of Law and Medicine*, 33 (2007), 444, 448.

101. Lorna A. Rhodes, Carol A. McPhillips-Tangum, Christine Markham, and Rebecca Klenk, "The Power of the Visible: The Meaning of Diagnostic Tests in Chronic Back Pain", *Social Science and Medicine*, 48 (1999), 1194.

102. "Lectures on Subjects Connected with Clinical Medicine. By P. M. Latham, M. D.", *The Medica-Chirurgical Review and Journal of Practical Medicine*, new series, 25 (1836), 76.

103. Glentworth Reeve Butler, *The Diagnostics of Internal Medicine. A Clinical Treatise Upon the Recognized Principles of Medical Diagnosis, Prepared for the Use of Students and Practitioners of Medicine* (London: Henry Kimpton, 1901), 35. 1922年版里出现了同样的话: Glentworth Reeve Butler, *The Diagnostics of Internal Medicine. A Clinical Treatise Upon the Recognized Principles of Medical Diagnosis, Prepared for the Use of Students and Practitioners of Medicine*, 4th revised edn (New York: D. Appleton and Co., 1922), 34–35。

6 无字之书: 解读疼痛的姿态语言

1. Peter Mere Latham, *Lectures on Subjects Connected with Clinical Medicine* (Philadelphia: Haswell, Barrington, and Haswell, 1837), 36.

2. "L. E. H.", "Me an' the Dentist", *The London Hospital Gazette*, 7.50 (1900.11.), 97.

3. "A Mother", *Hints on the Sources of Happiness. Addressed to her Children*, vol. 1 (London: Longman, Hurst, Rees, Orme, and Brown, 1819), 170.

4. John Kent Spender, *Therapeutic Means for the Relief of Pain. Being the Prize Essay for Which the Medical Society of London Awarded the Fothergillian Gold Medal in 1874* (London: Medical Society of London, 1874), 4.

5. "C. R." , "The Toothache" , *The Scholar's Leaf of the Tree of Knowledge*, I (1849), 248.

6. William Cowper, Letter to John Johnson, 17 April 1790, in *The Works of William Cowper Comprising His Poems, Correspondence, and Translations. With the Life of the Author by the Editor Robert Southey*, vol. 4 (London: H. G. Bohn, 1854), 122。

7. Michael Braddick, "Introduction" , in Braddick (ed.), *The Politics of Gesture: Historical Perspectives* (Oxford: Oxford University Press, 2009), 11.

8. 最出色的解释参见: Braddick (ed.), *The Politics of Gesture*; Jan Bremmer and Herman Roodenburg (eds.), *A Cultural History of Gesture* (Ithaca: Cornell University Press, 1991); Anthony Corbeill, *Nature Embodied: Gestures in Ancient Rome* (Princeton: Princeton University Press, 2004)。

9. *The Works of Francis Bacon, Baron of Verulam, Viscount St. Alban, and Lord High Chancellor of England*, ed. James Spedding, Robert Leslie Ellis, and Douglas Denan Heath, vol. 3 (London: Longman and Co., et al., 1859), 400.

10. Pierre Bourdieu, *The Logic of Practice*, trans. R. Nice (Stanford: Stanford University Press, 1990), 69. 着重号为原文所加。

11. Revd Joseph Townend, *Autobiography of the Rev. Joseph Townend: With Reminiscences of his Missionary Labours in Australia*, 2nd edn (London: W. Reed, United Methodist Free Churches' Book-Room, 1869), 15.

12. Robert Wistrand, "Field Hospital" , *Poetry*, 64.3 (1944.6.), 138.

13. "Crying, Weeping, and Sighing" , *The South-Western Monthly. A Journal Devoted to Literature and Science, Education, The Mechanical Arts and Agriculture*, I.5 (1852.5.), 311.

14. Thomas Blizard Curling, *The Advantage of Ether and Chloroform in Operative Surgery. An Address to the Hunterian Society on the 9th of February, 1848* (London: S. Highley, 1848), 19.

15. "The Cry of Pain" , *The Lancet* (1904.4.23.), 1142.

16. "Crying, Weeping, and Sighing" , 311.

17. William Potts Dewees, *A Treatise on the Physical and Medical Treatment of Children*, 5th edn (Philadelphia: Carey, Lea, and Blanchard, 1834), 123. 他声称这个病例是本杰明·拉什（Benjamin Rush）经手的。

18. Edmund Burke, *The Works of the Right Hon. Edmund Burke, with a Biographical and Critical Introduction by Henry Rogers*, vol. 1 (London: Samuel Holdsworth, 1837), 60.

19. William James, "What is an Emotion?", *Mind*, 9 (1884), 188–205, 和 Charles Darwin, *The Expression of the Emotions in Man and Animals*, ed. Paul Ekman, 3rd edn (1998), 360. 还可参见 Roberto Caterina, "Bodily Sensations in Emotional Models and in Social Schemata", in Paolo Santangelo in cooperation with Ulrike Middendorf (ed.), *From Skin to Heart: Perceptions of Emotions and Bodily Sensation in Traditional Chinese Culture* (Wiesboden: Harrassowitz, 2006), 28–29。

20. Paul Ekman, E. T. Rolls, D. I. Perrett, and H. D. Ellis, "Facial Expressions of Emotions: An Old Controversy and New Findings", *Philosophical Transactions: Biological Sciences*, 335.1273 (1992.1.29.), 64–65.

21. Paolo Mantegazza, *Physiology and Expression* (London: Walter Scott, 1904), 92.

22. Kathleen S. Deyo, Kenneth M. Prkachin, and Susan R. Mercer, "Development of Sensitivity to Facial Expression of Pain", *Pain*, 107.1–2 (2004.1.), 20.

23. Kenneth M. Prkachin and Kenneth D. Craig, "Expressing Pain: The Communication and Interpretation of Facial Pain Signals", *Journal of Nonverbal Behavior*, 19.4 (Winter 1995), 194.

24. Kenneth M. Prkachin, Neil A. Currie, and Kenneth D. Craig, "Judging Nonverbal Expressions of Pain", *Canadian Journal of Behavioral Science*, 15.4 (1983), 411; Kenneth M. Prkachin, Patty Solomon, Teresa Hurang, and Susan R. Mercer, "Does Experience Influence Judgments of Pain Behavior? Evidence from Relatives of Pain Patients and Therapists", *Pain Research Management*, 6.2 (Summer 2001), 101; Rita de Cássia Xavier Balda, Ruth Guinsburg, Maria Fernanda Branco de Almeida, Clóvis de Araújo Peres, Milton Harumi Miyoshi, and Benjamin Israel Kopelman, "The Recognition of Facial Expressions of Pain in Full-Term Newborns by Parents and Health Professionals", *Archive of Pediatrics and Adolescent Medicine*, 154 (2000.10.), 1009, 1015.

25. Kenneth M. Prkachin, Sandra Berzins, and Susan R. Mercer, "Encoding and Decoding Pain Expressions: A Judgment Study", *Pain*, 5.8 (1994), 257.

26. Prkachin, Berzins, and Mercer, "Encoding and Decoding Pain Expressions", 253. 不同观点参见: Kenneth M. Prkachin, Heather Mass, and Susan R. Mercer, "Effects of Exposure on Perceptions of Pain Experience", *Pain*, 111(2004), 8。

27. "Hysteria", *The London Encyclopædia, or Universal Dictionary of Science, Art, Literature, and Practical Mechanics, Comprising a Popular View of the Present State of Knowledge*, vol. xiv (London: Thomas Tegg, 1829), 172.

28. Nelson Sizer and H. S. Drayton, *Heads and Faces and How to Study Them; a Manual of Phrenology and Physiognomy for the People* (New York: Fowler and Wells Co., 1886), 152.

29. John Kirby, *Observations on the Treatment of Certain Severe Forms of Hemorrhoidal Excrescence. Illustrated with Cases* (London: Longman, Hurst, Rees, Orme, and Brown, 1817), 5.

30. John W. Murray, *An Essay on Neuralgia* (New York: J. Seymour, 1816), 19.

31. John M. Finney, T*he Significance and Effect of Pain* (Boston: Griffith and Stillings Press, 1914), 15.

32. Colombat de L'Isere, *A Treatise Upon the Diseases and Hygiene of the Organs of the Voice*, 1st pub. 1834, trans. J. F. W. Lane (Boston: Redding and Co., 1857), 85–87.

33. W. H. Thomson, "The Significance of Pain", *Medical Notes* (1896.12.19.), 695.

34. John H. Musser, *A Practical Treatise of Medical Diagnosis for Students and Physicians*, 4th edn, revised and enlarged (London: Henry Kimpton, 1901), 37–38.

35. René Leriche, *The Surgery of Pain*, trans. Archibald Young (London: Ballière, Tindall and Cox, 1939), 30–31.

36. Huda Abu-Saad, "Cultural Components of Pain: The Arab-American Child", *Issues in Comparative Pediatric Nursing*, 7 (1984), 96–97.

37. 讨论参见: Christine Rosmus, C. Céleste Johnston, Alice Chan-Yip, and Fang Yang, "Pain Responses in Chinese and Non-Chinese Canadian Infants: Is There a Difference?", *Social Science and Medicine*, 51 (2000), 175–184; Michael Lewis, Douglas S. Ramsay, and Kibobumi Kawakami, "Differences Between Japanese Infants and Caucasian American Infants in Behavioral and Cortisol Response to Inoculation", *Child Development*, 64.6 (1993.12.), 1722–1731。

38. 讨论参见: Ki-Hong Kim, "Expressions of Emotion by Americans and Koreans", *Korean Studies*, 9 (1985), 38–56; Muneo Jay Yoshikawa, "Implications of Martin Buber's Philosophy of Dialogue in Japanese and American Intercultural Communication", *Communication: The Journal of the Communication Association of the Pacific*, 6.1 (1977.7.), 103–125。

39. Mark Zborowski, "Cultural Components in Response to Pain", in E. Gartley Jaco (ed.), *Patients, Physicians and Illness* (New York: The Free Press, 1958), 256–268. 还可参见Jerry D. Boucher, "Display Rules and Facial Affective Behavior: A Theoretical Discussion and Suggestins for Research", in Richard W. Brislin (ed.), *Culture Learning: Concepts, Applications, and Research* (Honolulu: The East-West Culture Learning Institute, 1977), 131–146; Mark Zborowski, *People in Pain* (San Francisco: Jossey-Bass Inc., 1969)。

40. Charles Bell, *Essays on the Anatomy and Philosophy of Expression*, 2nd edn (London: John Murray, 1824), 139.

41. Bell, *Essays on the Anatomy and Philosophy of Expression*, 139–140.

42. Charles Bell, *The Anatomy and Philosophy of Expression as Connected with the Fine Arts*, 5th edn (London: Henry G. Bohn, 1865), 158.

43. Bell, *The Anatomy and Philosophy of Expression as Connected with the Fine Arts*, 158. 图像参见第157页。类似说法参见 Bell, *Essays on the Anatomy and Philosophy of Expression*, 94–95（图像参见第94页）。

44. Burke, *Works*, 60.

45. John Graham, "Lavater's Physiognomy in England", *Journal of the History of Ideas*, 22 (1961), 562.

46. Samuel David Gross, *A System of Surgery: Pathological, Diagnostic, Therapeutic, and Operative*, vol. 1 (Philadelphia: Blanchard and Lea, 1859), 523–524.

47. Dr J. A. Tinsley, "Physiognomy in Diagnosis", *Journal of the National Medical Association*, 10.2 (1918), 74.

48. E. F. Bartholomew, "The Nurse's Voice and Manner of Speech", *The American Journal of Nursing*, 23.1 (1923.7.), 843, 846.

49. "Neurasthenia from the Nurses' Point of View", *The British Journal of Nursing* (1909.12.4.), 455, 伦敦圣约瑟医院（St Joseph's Hospital）兰金小姐（Miss Rankin）宣读的论文。

50. 关于这一点的文献汗牛充栋, 参见 Eleanor Drexler Danca, "The Aphasic Patient", *The American Journal of Nursing*, 46.4 (1964.4.), 234–236; Anne J. Davis, "The Skills of Communication", *The American Journal of Nursing*, 63.1(1963.1.), 66–70; Stanley H. Eldred, "Improving Nurse-Patient Communication", *The American Journal of Nursing*, 60.11 (1960.11.), 1600–1602; Emilie M. Fedorov, "Helping Patients with Aphasia", *The American Journal of Nursing*, 101.1 (2001.1.), 24; Madeline J. Fox, "Talking with Patients Who Can't Answer", *The American Journal of Nursing*, 71.6 (1971.6.), 1146–1149; Sidney Goda, "Communicating with the Aphasic or Dysarthric Patient", *The American Journal of Nursing*, 63.7 (1963.7.), 80–84; Doris Moser, "An Understanding Approach to the Aphasic Patient", *The American Journal of Nursing*, 61.4 (1961.4.), 52–55; Susan Newman and Robin Baratz, "Understanding Aphasia", *The American Journal of Nursing*, 79.12 (1979.12.), 2135–2138; Denise M. Perron, "Deprived of Sound", *The American Journal of Nursing*, 74.6 (1974.6.), 1057–1059; Tonie Preston, "When Words Fail", *The American Journal of Nursing*, 73.12 (1973.12.), 2064–2066; Robert Veninga, "Communications: A Patient's Eye View", *The American Journal of Nursing*, 73.2 (1973.2.), 320–322; Donna Yancey, "Without Words", *The American Journal of Nursing*, 62.11 (1962.11.), 118–119。

51. C. M. Cooper, "A Diverting Medically Useful Hobby: Imitation, Self-Exploration and Self-Experimentation in the Practice of Medicine", *California Medicine*, 74.1

(1950.1.), 18. 还可参见此处对库珀的报道:"Imitation Aids Diagnosis", *The Science News-Letter*, 59.4 (1951.1.27.), 61。

52. William Evans, "Faults in the Diagnosis and Management of Cardiac Pain", *British Medical Journal*, 1.5117 (1959.1.31.), 251.

53. L. A. Nichols, "[Letter to the Editor] Cardiac Pain", *British Medical Journal*, 1.5128 (1959.4.18.), 1042–1043.

54. L. A. Nicols, "The Emotions, Muscle Tension and Rheumatism", *Journal of the College of General Practitioners*, 8 (1964), 157–158.

55. Alexander Somerville, *The Autobiography of a Working Man by "One Who Has Whistled of the Plough"* (London: Charles Gilpin, 1848), 289.

56. Susan Liddell Yorke, "Letter from Susan Liddell Yorke", 1847.9.20., *Extracts of Letters from Maria, Marchioness of Normandy: the Hon. Frances Jane Liddell: the Hon. Anne Elizabeth Liddell, Lady Williamson: Jane Elizabeth Liddell Keppel, Viscountess Barrington: the Hon. Elizabeth Carlottee Liddell Villiers: Susan, Countess of Hardwicke: the Hon. Charlotte Amelia Liddell Trotter* (Hertfordshire: Simson and Co., 1892), 256–257.

57. "Anecdote of John the Great Duke of Argyle", *La Belle Assemblée; or, Bell's Court and Fashionable Magazine* (1820.8.1.), 52. 还可参见Robert Huish, *Authentic Memoir of Frederick, Duke of York and Albany, To Which is Added the Whole of Lieut.-Gen. Sir H. Taylor's Journal of the Last Illness and Death of His Royal Highness* (London: 1827), 40; Herbert Taylor, *The Last Illness and Decease of His Royal Highness the Duke of York* (London: William Sams, 1827), 53–54。

58. Edmund Owen, *The Surgical Diseases of Children* (Philadelphia: Lea Brothers and Co., 1897), 2. 孩子也可能试图避免更坏的结果, 像被注射: 参见Judith E. Beyer and Mary Lou Byer, "Knowledge of Pediatric Pain: The State of the Art", *Children's Health Care: Journal of the Association for the Care of Children's Health*, 13.4 (Spring 1985), 153。

59. Marion R. Alex and Judith A. Ritchie, "School-Aged Children's Interpretation of their Experience with Acute Surgical Pain", *Journal of Pediatric Nursing*, 7.3 (1992.6.), 179.

60. S. Emma E. Edmonds, *Nurse and Spy in the Union Army: Comprising the Adventures and Experiences of a Woman in Hospitals, Camps, and Battle-Fields* (Philadelphia: W. S. Williams and Co., 1865), 125–126.

61. William P. Chapman and Chester M. Jones, "Variations in Cutaneous and Visceral Pain Sensitivity in Normal Subjects", *Journal of Clinical Investigations*, 23.1 (1944.1.), 89.

62. W. H. Thomson, "The Significance of Pain", *Medical Notes* (1896.12.19.), 695, 和S. P.

Tyrer, "Learned Pain Behaviour", *British Medical Journal*, 292.6512 (1986.1.4.), 1.

63. Sir John Collie, "Malingering", *The Glasgow Medical Journal*, 81 (1913), 241–258; Fredk. W. Mott, *War Neuroses and Shell Shock* (London: Henry Frowde, 1919), 219–220.

64. Paul Ekman, *The Facial Action Coding System: Investigator's Guide* (Palo Alto: Consulting Psychologists Press, 1978).

65. Miriam Kunz, Kenneth Prkachin, and Stefan Lautenbacher, "The Smile of Pain", *Pain*, 145 (2009), 274.

66. Kenneth M. Prkachin and Patricia E. Solomon, "The Structure, Reliability, and Validity of Pain Expression: Evidence from Patients with Shoulder Pain", *Pain*, 139 (2009), 267.

67. Marilyn L. Hill and Kenneth D. Craig, "Detecting Deception in Pain Expressions: The Structure of Genuine and Deceptive Facial Displays", *Pain*, 98 (2002), 136, 141.

68. 关于这几点的讨论，参见 Prkachin and Craig, "Expressing Pain: The Communication and Interpretation of Facial Pain Signals", 198–199。

69. Justice Michael Musmanno of the Pennsylvania Supreme Court, in *City of Philadelphia v. Shapirio* (1965), 206 A.2d 308, 311 (Pa. 1965), 转引自 Silvia Camparesi, Barbara Bottalico, and Giovanni Zamboni, "Can We Finally 'See' Pain? Brain Imaging Techniques and Implications for the Law", *Journal of Consciousness Studies*, 18.0–10 (2011), 265。

70. "The Admission of Statements of Pain and Suffering", *University of Pennsylvania Law Review and American Law Register*, 57.5 (1909.2.), 322, 324–325.

71. "C. S. G.", "Evidence: Exception to Hearsay Rule: Statement of Present Physical Condition on Present Pain", *California Law Review*, 2.3 (1914.3.), 243.

72. W. H. Russell, "Declarations of Pain and Suffering", *The Central Law Journal*, 22 (1886), 509, 512.

73. *Barber v. Merriam*, 93 Mass. 322 (1865), 325, 转引自 Edgar A. Strausse, "Evidence: Admissibility of Expressions of Pain and Suffering", *Michigan Law Review*, 51.6 (1953.4.), 903。还可参见 *Fay v. Harlan*, 128 Mass 245 (1880), in Russell, "Declarations of Pain and Suffering", 510。

74. Roy R. Ray, "Testimony of Physician as to Plaintiff's Injuries", *Insurance Law Journal*, 1952 (1952), 204.

75. "The Admission of Statements of Pain and Suffering", 324.

76. Ray, "Testimony of Physician as to Plaintiff's Injuries", 203. 此处可以找到几乎完全相同的表述: Roy R. Ray, "Medical Proof of Symptoms in Personal Injury Cases", *Journal of Public Law*, 3 (1954), 605。此处存在不同意见: J. P. McBaine, "Admissibility in California of Declarations of Physical or Mental Condition", *California Law Review*,

19.3（1931.3.），235。

77. Strausse, "Evidence: Admissibility of Expressions of Pain and Suffering", 910–911.

78. "Evidence: Hearsay: Spontaneous Declarations", *Cornell Law Review*, 45 (1959–60), 815–816.

79. P. M. Dunn, "Michael Underwood, MD (1737–1820): Physician-Accoucheur of London", *Archives of Diseases in Childhood, Fetal and Neonatal Edition*, 91 (2006), F150.

80. Michael Underwood, *A Treatise on the Diseases of Children, with Directions for the Management of Infants from the Birth; especially Such as are Brought up by Hand* (London: J. Mathews, 1784), 4.

81. Underwood, *A Treatise on the Diseases of Children*, 7.

82. Wilfred Sheldon, "The Interpretation of Pain in Infancy", *The British Medical Journal*, 1.3664 (1931.3.28.), 530. 还可参见 Beyer and Byer, "Knowledge of Pediatric Pain", 150–159; Mary M. McBride, "Can You Tell Me Where it Hurts?", *Pediatric Nursing*, 3.4 (1977.7/8.), 7–8; "The Nursing of Children", *The British Journal of Nursing* (1910.2.12.), 124。

83. John Forsyth Meigs, *A Practical Treatise on the Diseases of Children*, 3rd edn (Philadelphia: Lindsay and Blakiston, 1858), 19–20. 这段文字（事实上，整篇导言）在1848年的第一版里都没有。其他模棱两可的评估参见 Thomas Hillier, *Diseases of Children. A Clinical Treatise Based on Lectures Delivered at the Hospital for Sick Children, London* (Philadelphia: Lindsay and Blakiston, 1868), 19。

84. Hugh Downman, *Infancy; or the Management of Children: A Didactic Poem, in Six Parts*, 1st pub. 1774 (Exeter: n.p., 1803), 161–162.

85. Marshall Hall, *Treatise on the Diseases of Children; with Directions for the Management of Infants by the Late Michael Underwood, M.D.,* 9th edn (London: John Churchill, 1835), 97–98, 100.

86. Meigs, *A Practical Treatise on the Diseases of Children*, 17–18, 22–23, 25–26.

87. Edmund Owen, *The Surgical Diseases of Children* (Philadelphia: Lea Brothers and Co., 1897), 1.

88. "The Nursing of Children", 124.

89. Charles Darwin, "A Biographical Sketch of an Infant", *Mind*, 2.7 (1877.7.), 292.

90. Hall, *Treatise on the Diseases of Children*, 97–98, 100.

91. "The Aspects of Disease", *The British Journal of Nursing* (1910.7.30.), 82.

92. McBride, "Can You Tell Me Where it Hurts?", 7.

93. Sanna Salanterä and Sirkka Lauri, "Nursing Students' Knowledge of and Views About Children in Pain", *Nurse Education Today*, 20 (2000), 545.

94. Salanterä and Lauri, "Nursing Student's Knowledge of and Views About Children in Pain", 545.

95. Professor H. E. Roaf, "Experiments in Living Animals", *London Hospital Gazette*, xxxi.262 (1927.12.), 71, 收藏于伦敦皇家医院档案馆, MC/A/25/14。

96. George Augustus Rowell, *An Essay on the Beneficent Distribution of the Sense of Pain* (Oxford: The Author, 1857), 234.

97. Edward Deacon Girdlestone, *Vivisection: In Its Scientific, Religious, and Moral Aspects* (London: Simpkin, Marshall and Co., 1884), 15.

98. James Peter Warbasse, *The Conquest of Disease Through Animal Experimentation* (New York: D. Appleton, 1910), 18–19.

99. Victor John Kinsella, *The Mechanism of Abdominal Pain* (Sydney: Australasian Medical Publishing Co., 1948), 33.

100. Humphry Primatt, *A Dissertation on the Duty of Mercy and Sin of Cruelty to Brute Animals* (London: Rittett, 1776), 13.

101. "Animals that Weep", *Harper's Weekly* (1906.10.27.), 1541.

102. "Knackers, Pork-Sausages, and Virtue", *The Penny Satirist* (1839.3.9.), 2.

103. Charles Darwin, *The Expression of the Emotions in Man and Animals* (New York: D. Appleton and Co., 1899), 20.

104. Paul H. Barrett, Peter J. Gautrey, Sandra Herbert, David Kohn, and Sydney Smith, *Charles Darwin's Notebooks, 1836–1844* (Cambridge: Cambridge University Press, 2987), 541–542.

105. Dale J. Langford, Andrea L. Bailey, Mona Lisa Chanda, Sarah E. Clarke, Tanya E. Drummond, Stephanie Echols, Sarah Glick, Joelle Ingrao, Tammy Klassen-Ross, Michael L. LaCroix-Fralish, Lynn Matsumiya, Robert E. Sorge, Susana G. Sotocinal, John M. Tabaka, David Wong, Arn M. J. M. von der Maagdenberg, Michel D. Ferrari, Kenneth D. Craig, and Jeffrey S. Mogil, "Coding of Facial Expressions of Pain in the Laboratory Mouse", *Nature Methods*, 7.6 (2010.6.), 447–452.

106. Matthew C. Leach, Kristel Klaus, Amy L. Miller, Maud Scotto di Perrotolo, Susana G. Sotocina, and Paul A. Fleckness, "The Assessment of Post-Vasectomy Pain in Mice Using Behaviour and the Mouse Grimace Scale", *PLos One*, 7.4 (2012), 11–19.

107. Susana G. Sotocinal, Robert E. Sorge, Austin Zaloum, Alexander H. Tuttle, Laren J. Martin, Jeffrey S. Wieskopf, Josiane C. S. Mapplebeck, Peng Wei, Shu Zhan, Shuren Zhang, Jason J. McDougall, Oliver D. King, and Jeffrey S. Mogil, "The Rat Grimace Scale:A Partially Automated Method of Quantifying Pain in the Laboratory Rat via Facial Expressions", *Molecular Pain*, 7.55 (2011), 1–10.

108. Kathleen S. Deyo, Kenneth M. Prkachin, and Susan R. Mercer, "Development of

Sensitivity to Facial Expression of Pain", *Pain*, 107.1-2 (2004.1.), 16-21; Miriam Kunz, Andreas Gruber, and Stafan Lautenbacher, "Sex Differences in Facial Encoding of Pain", *The Journal of Pain*, 7.2 (2006.12.), 915-928.

7 什么影响了我们对疼痛的感知力？

1. Peter Mere Latham, "General Remarks on the Practice of Medicine", *British Medical Journal* (1862.6.28.), 677.
2. "E. M. P.", "My First Experiences as a Second Year's Man", *The London Hospital Gazette*, III.5 (1896.10.), 89-90.
3. 例如，参见 "Receiving Room Letters", *The London Hospital Gazette*, 8.63 (1902.3.), 160-161, in MC/A/25/3。另几期上也刊登了差不多的来信。
4. 最出色的叙述是 Martin S. Pernick, *A Calculus of Suffering: Pain, Professionalism, and Anesthesia in Nineteenth Century America* (New York: Columbia University Press, 1985). 还可参见我的 *What it Means to be Human: Reflections from 1791 to the Present* (London: Virago, 2011)。
5. "A Professional Planter" (Dr Collins), *Practical Rules for the Management and Medical Treatment of Negro Slaves, in the Sugar Colonies* (London: J. Barfield, 1811), 201.
6. Karl Christoph Vogt, *Lectures on Man: His Place in Creation and the History of the Earth*, ed. J. Hunt (London: Longman, Green, Longman and Roberts for the Anthropological Society, 1864), 188.
7. Edward A. Balloch, "The Relative Frequency of Fibroid Processes in the DarkSkinned Races", *Medical News* (Philadelphia), 64 (1894.1.), 30. 还可参见 John Cope, *Cancer: Civilization: Degeneration. The Nature, Causes, and Prevention of Cancer, especially in its Relation to Civilization and Degeneration* (London: H. K.Lewis and Co., Ltd, 1932), 244。
8. C. Jeff Miller, "A Comparative Study of Certain Gynecologic and Obstetric Conditions as Exhibited in the Colored and White Races", *Transactions of the American Gynecological Society*, 53 (1928), 99.
9. H. A. Royster, "A Review of the Operations at St. Agnes Hospital, with Remarks Upon Surgery in the Negro", *Journal of the National Medical Association*, 6.4 (1914.8.26.), 224. 还可参见 "Present Status of the Negro Physician and Negro Patient", *Journal of the National Medical Association*, xxvii.2 (1935.5.), 80。
10. Mrs E. C. C. Baillie, "Memoir of Mrs E. C. C. Baillie, April 1871", in *A Sail to Smyrna;*

Or, an Englishwoman's Journal; Including Impressions of Constantinople, a Visit to a Turkish Harem, and a Railway Journey to Ephesus (London: Longmans, Green, and Co., 1873), 90–92.

11. Mary Anne Stewart Barker Broome, "Letter from Mary Anne Stewart Barker Broome to Guy Broome, 3 March 1884", Remembered with Affection: A New Edition of Lady Broome's Letters to Guy with Notes and a Short Life, letter 3 March 1884 (London: Oxford University Press, 1963), 112–113.

12. "Miss A. M. Crawford", The British Journal of Nursing (1905.12.30.), 543.

13. William Collier, "The Comparative Insensibility of Animals to Pain", Nineteenth Century: A Monthly Review, 26.152 (1889.10.), 624.

14. Philanthropos, Physiological Cruelty: Or, Fact v. Fancy. An Inquiry into the Vivisection Question (London: Tinsley Bros., 1883), 11.

15. John Newton McCormick, Pain and Sympathy (London: Longmans, Green, and Co., 1907), 10–11.

16. "A Toxic Theory of Pain", The British Journal of Nursing (1906.4.28.), 333.

17. Glentworth Reeve Butler, The Diagnostics of Internal Medicine. A Clinical Treatise Upon the Recognised Principles of Medicine Diagnosis, Prepared for the Use of Students and Practitioners of Medicine (London: Henry Kimpton, 1901), 35. 还可参见 G. W. A. Luckey, "Some Recent Studies on Pain", The American Journal of Psychology, 7.1 (1895.10.), 110。

18. Louis Bertrand, The Art of Suffering (London: Sheed and Ward, 1936), 119.

19. "Pain", British Medical Journal, 1.3551 (1929.1.26.), 164.

20. Webb Haymaker, "International Frontiers of Pain", Harper's Magazine (1934.11.), 744.

21. Ada Carman, "Pain and Strength Measurements of 1507 School Children in Saginaw, Michigan", American Journal of Psychology, 10.3 (1899.4.), 396.

22. "Steely Eyes and Pain", British Medical Journal, 2.5149 (1959.9.12.), 418. 这项研究是 Philip Richard Neville Sutton 开展的。

23. W. A. Bourne, "Steely Eyes", British Medical Journal, 2.5155 (1959.10.24.), 827.

24. G. M. Wauchope, "Steely Eyes and Pain", British Medical Journal, 2.5159 (1959.11.21.), 1098.

25. J. C. Hawksley, "Steely Eyes and Pain", British Medical Journal, 2.5157 (1959.11.7.), 958.

26. Lucy Bending, The Representation of Bodily Pain in Late Nineteenth Century English Culture (Oxford: Oxford University Press, 2000), 177–239.

27. Peter Mere Latham, Lectures on Subjects Connected with Clinical Medicine

(Philadelphia: Haswell, Barrington, and Haswell, 1837), 77.

28. Silas Weir Mitchell, "Civilization and Pain", *Journal of the American Medical Association*, 18 (1892), 108.

29. H. T. Roper-Hall, "Sedatives in Dentistry", *British Dentistry Journal*, 60.4 (1935), 177–184.

30. René Leriche, *The Surgery of Pain*, trans. Archibald Young (London: Ballière, Tindall and Co., 1938), 56–57.

31. 关于一个格外晚近的例子,参见 William Collier, "The Comparative Insensibility of Animals to Pain", *Nineteenth Century: A Monthly Review*, 26.152 (1889.10.), 624。

32. 例如,参见 William Coulson, *On Diseases of the Bladder and Prostate Gland*, 4th edn (London: John Churchill, 1852), 333; William Coulson, *Coulson on the Diseases of the Bladder and Prostate Gland*, 6th edn revised by Walter J. Coulson (New York: William Wood and Co., 1881), 246。

33. Sir William Bennett, "Some Clinical Aspects of Pain", *The British Journal of Nursing* (1908.7.11.), 22. Sir William Bennett, "Some Clinical Aspects of Pain and especially in Reference to its Spontaneous Disappearance", *British Medical Journal* (1908.7.4.), 1 里讲了同一个故事。

34. Robert Blockley Dodd Wells, *A New Illustrated Hand-Book of Phrenology, Physiology and Physiognomy* (London: H. Vickers, 1885), 154.

35. Samuel R. Wells, *How to Read Character: A New Illustrated Hand-Book of Phrenology and Physiognomy, for Students and Examiners, with a Descriptive Chart* (New York: Fowler and Wells, 1891), 165.

36. Nelson Sizer and H. S. Drayton, *Heads and Face and How to Study Them: A Manual of Phrenology and Physiognomy for the People* (New York: Fowler and Wells Co., 1886), 127.

37. Wells, *How to Read Character*, 166.

38. C. W. Hufeland, *Some Account of Dr Gall's New Theory of Physiognomy, Founded Upon the Anatomy and Physiology of the Brain, and the Form of the Skull* (London: Longman, Hurst, Rees, and Orme, 1807), 92.

39. Hufeland, *Some Account of Dr Gall's New Theory of Physiognomy*, 92.

40. "The President's Address", *The Dental Review*, I (1859), 705.

41. Collier, "The Comparative Insensibility of Animals to Pain", 624.

42. Edgar James Swift, "Sensibility to Pain", *The American Journal of Psychology*, 11.3 (1900.4.), 315–317.

43. Butler, *The Diagnostics of Internal Medicine*, 35.

44. Samuel Henry Dickson, *Essays on Life, Sleep, Pain, Etc* (Philadelphia: Blanchard and

Lea, 1852), 111.

45. MacDonald Critchley, "Some Aspects of Pain", *British Medical Journal*, 2. 3854 (1934.11.17.), 892.

46. E. David Sherman, "Sensitivity to Pain (With an Analysis of 450 Cases)", *Canadian Medical Association Journal*, 48 (1943.5.), 441. 还可参见 Emanuel Libman, "Observations on Sensitiveness to Pain", *Transactions of the Association of American Physicians*, vol. xli (Philadelphia: Association of American Physicians, 1926), 308, 关于拳击手的弱敏感性。在 "Observations on Individual Sensitiveness to Pain with Special Reference to Abdominal Disorders", *The Journal of the American Medical Association*, 105.2(1934.2.3.), 339中, Libman 也讲述了这一点。

47. Collier, "The Comparative Insensibility of Animals to Pain", 624. 还可参见James Kerr Love, *Deaf Mutism: A Clinical and Pathological Study* (Glasgow: Maclehose, 1896), 10。

48. Alfred Frank Tredgold, Mental Deficiency (Amentia) (New York: William Wood and Co., 1908), 102; Alfred Frank Tredgold, *Mental Deficiency (Amentia)*, 2nd edn revised (New York: William Wood and Co., 1915), 107, 327。还可参见J. C. Bucknill and D. H. Tuke, *A Manual of Psychological Medicine, Containing the History, Nosology, Description, Statistics, Diagnosis, Pathology, and Treatment of Insanity* (London: John Churchill, 1858), 30; T. A. Couston, "Indifference to Pain in Low-Grade Mental Defectives", *British Medical Journal* (1954.5.15.), 1128–1129; Clifford Hoyle, "The Care of the Dying", *Post-Graduate Medical Journal* (1944.4.), 119。

49. "A Toxic Theory of Pain", *The British Journal of Nursing* (1906.4.28.), 332.

50. Bedford Fenwick, "Lectures on Anatomy and Physiology as Applied to Practical Nursing", *The British Journal of Nursing* (1907.9.14.), 203.

51. John M. T. Finney, *The Significance and Effect of Pain* (Boston: Griffith and Stillings Press, 1914), 14.

52. William Cowper, "To Mrs Margaret King, 26 January 1792". Letter cowpwiOU0040006_1key-001cor, in *Electronic Enlightenment*, ed. Robert McNamee *et al.*, Vers. 2.2, University of Oxford, 2011, 2011.6.15. viewed.

53. Annie Mary Brunless, "I Think", *Atlanta: The Victorian Magazine* (1896.6.1.), 605.

54. [Samuel Warren], *Passage from the Diary of a Late Physician*, 3rd edn (London: William Blackwood, 1834), 42.

55. Edward Henry Sieveking, "Observations on the Etiology of Pain", *British Medical Journal* (1867.2.9.), 131–133.

56. G. K. Rainow, "*G. P.*" (London: Blackie and Son Ltd, 1939), 101.

57. Charles C. Josey and Carroll H. Miller, "Race, Sex, and Class Differences in Ability to

Endure Pain", *Journal of Social Psychology*, 3 (1932), 375.

58. Nurofen, *Pain Relief Study* (London: King's Fund, 1989), 转引自 Gillian Anne Bendelow, "Gender Differences in Perceptions of Pain: Towards a Phenomenological Approach", PhD thesis, University of London, n.d., 65。

59. Edward W. Twitchell, "Pain as a Symptom in Secondary Syphilis", *California State Journal of Medicine*, viii.8 (1910.8.), 266.

60. James Cook, "[Letter to the Editor] Pain in Childbirth", *British Medical Journal*, 1.4608 (1949.4.30.), 781. 要是男性负责分娩, 孩子会更少, 这种观点相当常见: 参见布里斯托尔 (Bristol) 的 Ernest G. Mardon 所写的信, 收入 "Aim of Birth Control Clinics", *Western Daily* (1933.5.19.), 8; "A Man Now Admits", *The Argus [Melbourne]* (1955.10.23.), 3; Harold R. Griffith, "Anæsthetics from the Patient's Point of View", *The Canadian Medical Association Journal* (1937.10.), 363。

61. A. Knyvett Gordon, "Clinical Notes on Some Common Ailments", *The British Journal of Nursing* (1913.1.11.), 22, 和 A. Knyvett Gordon, "The Relief of Pain", *The British Journal of Nursing* (1914.7.11.), 27.

62. Sieveking, "Observations on the Etiology of Pain", 131–133.

63. Francis Galton, *Inquiries into Human Faculty and Its Development* (London: Macmillan and Co., 1883), 27–29.

64. 对这类文献的最佳总结是 John Hoberman, "The Primitive Pelvis: The Role of Racial Folklore in Obstetrics and Gynecology During the Twentieth Century", in Christopher E. Forth and Ivan Crozier (eds.), *Body Parts: British Explorations in Corporeality* (Oxford: Lexington Books, 2005), 86–95。关于案例, 参见 Carl Henry Davis, "Obstetrics and Gynecology in General Practice", *Journal of the American Medical Association*, 93.13 (1929.9.28.), 963; C. Jeff Miller, "Special Medical Problems of the Colored Woman", *Southern Medical Journal*, 25.7 (1931.7.), 738。

65. Elizabeth Cady Stanton, "Letter to Lucretia Mott, 22 October 1852", in Gail Parker (ed.), *The Oven Birds: American Women on Womanhood, 1830–1920* (Garden City, New York: Doubleday Books, 1972), 260.

66. 转引自 Londa Schiebinger, *Nature's Body: Gender in the Making of Modern Science* (New Brunswick: Rutgers University Press, 1993), 156–157。

67. R. W. Alles, "A Comparative Study of the Negro and White Pelvis", *Journal of the Michigan State Medical Society*, 24 (1925), 197.

68. Julian Herman Lewis, *The Biology of the Negro* (Chicago: University of Chicago Press, 1942), 365.

69. "Incomplete Note on the Greater Facility of Labour in 'Negroid Races'", 未标日期, 收藏于爱丁堡皇家外科医学院档案馆 (Royal College of Surgeons of Edinburgh archives),

JYS 295。还可参见 "Intellectual Development and Suffering", *British Medical Journal*, 1.1322 (1886.5.1.), 837; Carl Henry Davis, "Obstetrics and Gynecology in General Practice", *Journal of the American Medical Association*, 93.13 (1929.9.28.), 963。

70. Sarah A. Webb, *Easy Parturition or Childbirth* (Southport, Lancs.: W. H. Webb, 1925), 3–5.

71. Kathleen Olga Vaughan, *Safe Childbirth: The Three Essentials* (London: Baillière, Tindall and Cox, 1937), 8, 14。还可参见 Meyrick Booth, "Women and Maternity", *The English Review* (1931.1.), 81。

72. H. Valentine Knaggs, *Safe and Easy Childbirth* (London: The C. W. Daniel Co., 1931), 6, 9. 还可参见 Edwin Bramwell, "An Address on Some Clinical Aspects of Pain", *British Medical Journal* (1930.1.24.), 1, 和 Webb, *Easy Parturition or Childbirth*, 5。

73. *Cope, Cancer*, 246.

74. Geo. J. Englemann, *Labor Among Primitive Peoples. Showing the Development of the Obstetric Science of To-Day, From the Natural and Instinctive Customs of All Races, Civilized and Savage, Past and Present*, 2nd edn (St Louis: J. H. Chambers and Co., 1883), 8.

75. Filip Sylvan, *Natural Painless Child-Birth and the Determination of Sex* (London: Kegan Paul, Trench, Trubner, and Co., 1916), 16.

76. B. Winsburgh and M. Greenlick, "Pain Response in Negro and White Obstetrical Patients", *Journal of Health and Social Behavior*, 8.3 (1967.9.), 222–227 (他们发现的唯一差异同年龄和经产状况相关); Grantly Dick Read, *Natural Childbirth* (London: William Heinemann, 1933), 39.

77. Laurence Z. Freedman and Vera Masius Ferguson, "The Question of 'Painless Childbirth' in Primitive Cultures", *American Journal of Orthopsychiatry*, 20 (1950), 363–372.

78. William F. Mengert, "Racial Contrasts in Obstetrics and Gynecology", *Journal of the National Medical Association*, 58.6 (1966), 413.

79. Kathleen Tamagawa, *Holy Prayers and a Horse's Ear* (New York: R. Long and R. R. Smith, 1932), 148–151.

80. Hugh Downman, *Infancy; or the Management of Children: A Didactic Poem, in Six Parts*, 1st pub. 1774 (Exeter: n.p., 1803), 96.

81. Michael Underwood, *A Treatise on the Diseases of Children, with Directions for the Management of Infants from the Birth; especially Such as are Brought up by Hand* (London: J. Mathews, 1784), 12–13.

82. Underwood, *A Treatise on the Diseases of Children*, 91, 93.

83. *Perry's Treatise on the Prevention and Cure of the Tooth-Ache with Directions for*

Preserving the Teeth and Gums from Disease and Discolouration to the Latest Period in Life. Also, Instructions to Mothers on the Management and Cutting of Teeth in Children (London: Messrs. Butler, 1827), 34.

84. Pye Henry Chavasse, *Advice to a Mother on the Management of her Children, and on the Treatment on the Moment of Some of Their More Pressing Illnesses and Accidents*, 9th edn (Philadelphia: J. B. Lippincott, 1868), 70.

85. Charles-Michel Billard, *A Treatise on the Diseases of Infants, Founded on Recent Clinical Observations and Investigations in Pathological Anatomy, Made at the Hospice des Enfans-Trouvés: with a Dissertation on the Viability of the Child*, 2nd edn (New York: J. & H. G. Langley, 1840), 52.

86. 保罗·弗莱西格的演讲, 由 Frederick W. Mott 概述, "Cerebral Development and Function", *British Medical Journal*, 1.3145 (1921.4.9.), 529。

87. Roselyne Rey, *The History of Pain*, trans. Louise Elliott Wallace, J. A. Cadden, and S. W. Cadden (Cambridge, Mass.: Harvard University Press, 1995), 292.

88. K. W. Cross, "Head's Paradoxical Reflex", *Brain*, 84 (1961), 533.

89. Myrtle B. McGraw, *The Neuromuscular Maturation of the Human Infant* (New York: Columbia University Press, 1943), 101–110.

90. J. L. Henderson, "The Relief of Pain in Childhood", in Sir Heneage Ogilvie and William A. R. Thomson (eds.), *Pain and Its Problems* (London: Eyre and Spottiswoode, 1950), 171–172.

91. David M. Levy, "The Infant's Earliest Memory of Inoculation: A Contribution to Public Health Procedures", *Journal of Genetic Psychology*, 96 (1960), 3–46.

92. Andrew S. Bondy, "Infancy", in Stewart Gabel and Marilyn T. Erichson (eds.), *Child Development and Developmental Disabilities* (Boston: Little, Brown and Co., 1980), 8.

93. D. J. Hatch, "Analgesia in the Neonate", *British Medical Journal*, 294.6577 (1987.4.11.), 920.

94. Kenneth D. Craig and Melanie A. Badali, "On Knowing an Infant's Pain", *Pain Forum*, 8. 2. (1999), 75.

95. D. P. Barker and N. Rutter, "Exposure to Invasive Procedures in Neonatal Intensive Care Unit Admissions", *Archives of Disease in Childhood*, 72 (1995), F47–F48.

96. S. Pohlman and C. Beardslee, "Contacts Experienced by Neonates in Intensive Care Environments", *Maternal/Child Nursing Journal*, 16.3 (1987), 207–226.

97. H. Bauchner, A. May, and E. Coates, "Use of Analgesic Agents for Invasive Medical Procedures in Pediatric and Neonatal Intensive Care Units", *Journal of Pediatrics*, 121.4 (1992.10.), 647–649.

98. 对这一文献的总结参见 K. J. S. Anand and P. R. Hickey, "Pain and its Eff ects in the

Human Neonate and Fetus", *The New England Journal of Medicine*, 317.21 (1987.11.19.), 1321–1329。

99. Charles B. Cauldwell, "Anesthesia and Monitoring for Fetal Intervention", in Michael R. Harrison, Mark I. Evans, N. Scott Adzick, and Wolfgang Holzgreve (eds.), *The Unborn Patient: The Art and Science of Fetal Therapy*, 3rd edn (Philadelphia: W. B. Saunders Co., 2001), 154. 还可参见K. J. S. Anand, "Hormonal and Metabolic Functions of Neonates and Infants Undergoing Surgery", *Current Opinion in Cardiology*, 1 (1986), 681–689; A. William Liley, "The Foetus as a Personality", *Australian and New Zealand Journal of Psychiatry*, 6.99 (1972), 99–105, http://www.ehd.org/pdf/Liley%20 Article.pdf (2012.4.21. viewed); James C. Rose, Alastair A. Macdonald, Michael A. Heymann, and Abraham M. Rudolph, "Developmental Aspects of the Pituitary-Adrenal Axis Response to Hemorrhagic Stress in Lamb Fetuses in Utero", *Journal of Clinical Investigation*, 61 (1978.2.), 424–432。

100. Fay Warnock and Dilma Sandrin, "Comprehensive Description of Newborn Distress Behavior in Response to Acute Pain (Newborn Male Circumcision)", *Pain*, 107.3 (2004.2.), 253.

101. 关于胎儿是否能感觉到疼痛的争论, 参见James Peter Warbasse, *The Conquest of Disease Through Animal Experimentation* (New York: D. Appleton, 1919), 18; M. Fitzgerald, *Foetal Pain: An Update of Current Scientific Knowledge* (London: Department of Health, 1995); V. Gover and N. Fisk, "Do Fetuses Feel Pain?", *British Medical Journal,* 313 *(1996), 796; X. Giannakoulopoulos, W. Sepulveda, P. Kourtis, V. Glover, and N. M. Fisk, "Fetal Intrauterine Needling"*, Lancet, 344 (1994), 77–81; Royal College of Obstetricians and Gynacologists, *Fetal Awareness. Working Party Report* (London: RCOG Press, 1997); and David James, "Recent Advances: Fetal Medicine", *British Medical Journal*, 316.7144 (1998.5.23.), 1580–1583。

102. Liley, "The Foetus as a Personality".

103. 1996年对利雷的采访, 发布于美国生命联盟(American Life League) 网站上: http://www. all.org/article/index/id/MjQ3Mw (2012.7.7. viewed)。

104. Mary Tighe, "Worried Over Surrogate Motherhood", *The Times* (1984.7.24.), 11. 还可参见Ian Morgan, "Worried Over Surrogate Motherhood", *The Times* (1984.7.24.), 11. 完整讨论参见 "The Science, Law, and Politics of Fetal Pain Legislation", *Harvard Law Review*, 115.7 (2002.5.), 2010–2033。

105. 罗纳德·里根总统在全国宗教广播大会上的演说, 1984年1月30日, 见http://www.americanrhetoric. com/speeches/ronaldreagannrbroadcasters.htm (2012.4.23. viewed)。

106. 这部电影可以在http://www.silentscream.org观看 (2012.4.23. viewed)。

107. "Fetal Pain Hearing", *Off Our Backs*, 15.7 (1985.7.), 9.

108. Weldon L. Witters, "The Silent Scream", *The American Biology Teacher*, 47.6 (1985.9.), 371.

109. Witters, "The Silent Scream", 371.

110. Teresa Stanton Collett, "Fetal Pain Legislation: Is It Viable?", *Pepperdine Law Review*, 30 (2002-3), 167.

111. 例如, 可以参见 "The Science, Law, and Politics of Fetal Pain Legislation", *Harvard Law Review*, 115.7 (2002.5.), 2010-2033。

112. P. J. Saunders, "We Should Give Them the Benefit of the Doubt", *British Medical Journal*, 314.7076 (1997.1.25.), 303.

113. Stuart W. G. Derbyshire, "Analgesia and Anaesthetic Procedures are Being Introduced Because of Shoddy Sentimental Argument", *British Medical Journal*, 314.7088 (1997.4.19.), 1201.

114. Stuart W. G. Derbyshire and Anand Raja, "On the Development of Painful Experience", *Journal of Consciousness Studies*, 18.9-10 (2011), 233-256.

115. Edward Deacon Girdlestone, *Vivisection: In Its Scientific, Religious, and Moral Aspects* (London: Simpkin, Marshall and Co., 1884), 22.

116. Thomas Blizard Curling, *The Advantage of Ether and Chloroform in Operative Surgery. An Address to the Hunterian Society on the 9th of February, 1848* (London: S. Highley, 1848), 15.

117. John Walker Ord, *Remarks on the Sympathetic Connection Existing, Between the Body and Mind, Especially During Disease; With Hints for Improving the Same*, Part II (London: James Ballaert, 1836), 28.

118. A. Copland Hutchison, *Some Practical Observations in Surgery: Illustrated by Cases* (London: J. Callow, 1816), 6-7.

119. John Eric Erichsen, *The Science and Art of Surgery. Being a Treatise on Surgical Injuries, Diseases, and Operations*, 5th edn, enlarged and revised, vol. 1 (London: James Walton, 1869), 107. 1853年的第一版里包含了稍短的版本（第79页）。1872年的第六版里没有包含这句话, 不过1884年那版里包含了1869年的版本（第286页）。还可参见 Finney, *The Significance and Effect of Pain*, 17; James K. Hosmer, *The Color-Guard: Being a Corporal's Notes of Military Service in the Nineteenth Army Corps* (Boston: Walker, Wise and Co., 1864), 173; S. Weir Mitchell, George R. Morehouse, and William W. Keen, *Gunshot Wounds and Other Injuries of Nerves* (Philadelphia: J. B. Lippincott and Co., 1864), 14。

120. Woods Hutchinson, *The Doctor in War* (London: Cassell and Co., 1919), 22-23.

121. Leriche, *The Surgery of Pain*, 2-3, 7.

122. Lt. Col. Henry K. Beecher, "Pain in Men Wounded in Battle", *Annals of Surgery*,

123.1 (1946.1.), 96–105.

123. Harold G. Wolf and Stewart Wolf, *Pain*, 2nd edn (Oxford: Blackwell Scientific Publications, 1958), 19, 22.

124. F. J. Ostenasek, "Prefrontal Lobotomy for the Relief of Intractable Pain", *Johns Hopkins Hospital Bulletin*, 83 (1948), 229.

125. Walter Freeman and James W. Watt, *Psychosurgery: In the Treatment of Mental Disorders and Intractable Pain*, 2nd edn (Oxford: Blackwell Scientific Pubs., 1950), 353. 还可参见Couston, "Indifference to Pain in Low-Grade Mental Defectives", 1128–1129; Alick Elithorn, Eric Glithero, and Eliot Slater, "Leucotomy for Pain", *Journal of Neurology, Neurosurgery, and Psychiatry*, 21 (1958), 249; Everett G. Grantham and R. Glen Spurling, "Selective Lobotomy in the Treatment of Intractable Pain", *Annals of Surgery*, 137.5 (1953.5.), 602; W. Tracey Haverfield and Christian Keedy, "Neurosurgical Procedures for the Relief of Intractable Pain", *Southern Medical Journal*, 42.12 (1949.12.), 1076–1078; James Peter Murphy, "Frontal Lobe Surgery in Treatment of Intractable Pain", *The Journal of Biology and Medicine*, xxiii (1951.6.), 496; John C. Nemiah, "The Effect of Leukotomy on Pain", *Psychosomatic Medicine*, xxiv.1 (1962), 75–80; Richard E. Strain and Irwin Perlmutter, "Lobotomy of the Dorsal Medial Quadrant for Intractable Pain", *Southern Medical Journal*, 50 (1957.6.), 796–798; Robert Tym, "Surgical Relief of Pain", in W. Bryan Jennett (ed.), *An Introduction to Neurosurgery* (London: William Heinemann, 1964), 293, 298–299。

126. Walter Freeman and James W. Watts, "Psychosurgery for Pain", *Southern Medical Journal*, 41.11 (1948.11.), 1048.

127. W. Tracey Hoverfield and Christina Keedy, "Neurosurgical Procedures for the Relief of Intractable Pain", *Southern Medical Journal*, 42.12 (1949.12.), 1077. 还可参见 Frances Bonner, Stanley Cobb, William H. Sweet, and Janet C. White, "Frontal Lobe Surgery in the Treatment of Pain with Consideration of Postoperative Psychological Changes", *Psychosomatic Medicine*, xiv.5 (1952), 383–405; Couston, "Indifference to Pain in Low-Grade Mental Defectives", 1128–1129; Elithorn, Glithero, and Slater, "Leucotomy for Pain", 249; Grantham and Spurling, "Selective Lobotomy in the Treatment of Intractable Pain", 602; Nemiah, "The Effect of Leukotomy on Pain", 75–80; Mical Raz, "The Painless Brain Lobotomy, Psychiatry, and the Treatment of Chronic Pain and Terminal Illness", *Perspectives in Biology and Medicine*, 52.4 (Autumn 2009), 556–557; Strain and Perlmutter, "Lobotomy of the Doral Medial Quadrant for Intractable Pain", 796–798。

128. Sidney Cohen, "LSD and the Anguish of Dying", *Harper's Magazine* (1965.9.), 78;

"Shocks for Pain", *British Medical Journal* (1959.1.17.), 161.

129. 例如, 可以参见William P. Chapman and Chester M. Jones, "Variations in Cutaneous and Visceral Pain Sensitivity in Normal Subjects", *Journal of Clinical Investigations*, 23.1 (1944.1.); Eric C. O. Jewsbury, "Insensitivity to Pain", *Brain*, 74.3 (1951), 336; E. David Sherman, "Sensitivity to Pain (With an Analysis of 450 Cases)", *Canadian Medical Association Journal*, 48 (1943.5.), 441; J. Patrick Meehan, Alice M. Stoll, and James D. Hardy, "Cutaneous Pain Threshold in the Native Alaska Indian and Eskimo", *Journal of Applied Physiology*, 6.7 (1954.1.), 397–400。

130. Mark Zborowski, *People in Pain* (San Francisco: Jossey-Bass Inc., 1969); Mark Zborowski, "Cultural Components in Response to Pain", in E. Gartley Jaco (ed.), *Patients, Physicians and Illness* (New York: The Free Press, 1958), 256–268. 关于对他研究的批评, 参见M. Bates, "Ethnicity and Pain: A Bio-Cultural Model", *Social Science and Medicine*, 24 (1987), 47–50。

131. Wallace E. Lambert, Eva Libman, and Ernest G. Poser, "The Effect of Increased Salience of a Membership Group on Pain Tolerance", *Journal of Personality*, 28 (1960), 350–357。在类似的实验当中, 研究者发现, 身份认同越强烈, 对疼痛的耐受度增加得就越多: 参见Arnold H. Buss and Norman W. Portnoy, "Pain Tolerance and Group Identification", *Journal of Personality and Social Psychology*, 6.1 (1967.5.), 106。

132. Leriche, *The Surgery of Pain*, 481–483.

133. Henry K. Beecher, "Experimental Pharmacology and Measurement of the Subjective Response", *Science*, new series, 116.3007 (1952.8.15.), 159–160.

134. Ronald Melzack and Patrick Wall, "Pain Mechanisms: A New Theory", *Science*, 150.3699 (1965.11.19.), 971–979. 另一章里, 对这点的讨论更加充分。

8 如何面对病人的疼痛: 关于同情的纠结

1. Peter Mere Latham, *Lectures on Subjects Connected with Clinical Medicine* (Philadelphia: Haswell, Barrington, and Haswell, 1837), 25.

2. René Leriche, *The Surgery of Pain*, trans. Archibald Young (London: Ballière, Tindall and Cox, 1939), 27, 29.

3. John M. Finney, *The Significance and Effect of Pain* (Boston: Griffith and Stillings Press, 1914), 4.

4. James Moore, *A Method of Preventing or Diminishing Pain in Several Operations of Surgery* (London: T. Cadell, 1784), 44.

5. 佐治亚州的约翰·博恩斯 (John Bones) 致巴利马尼 [Ballymoney, 爱尔兰安特里姆 (Antrim)

郡] 的威廉·斯泰夫基（William Staveky）牧师的信, 1923年2月7日, 收入爱尔兰移民数据库, PRONI D1835/27。

6. Silas Weir Mitchell, "Autobiography", 49, 108, 费城医学院（College of Physicians of Philadelphia）, series 7.1, Box 16, folder 2, MSS 2/0241-03。

7. Russell Noyes, "Treatment of Cancer Pain", *Psychosomatic Medicine*, 43.1 (1981.2.), 58.

8. *Perry's Treatise in the Prevention and Cure of the Tooth-Ache*, 1827, 17.

9. Eliza Davies, *The Story of an Earnest Life* (Cincinnati: Central Book Concern, 1881), 307.

10. *Professional Anecdotes, or Ana of Medical Literature*, vol. ii (London: John Knight and Henry Lacey, 1825), 38.

11. Jane Winscom, "The Head-Ache, Or An Ode to Health", *Poems on Various Subjects, Entertaining, Elegiac, and Religious*, 4th edn (Bristol: N. Biggs, 1795), 155.

12. James Arnold, *The Question Considered; Is It Justifiable to Administer Chloroform in Surgical Operations, After Its Having Already Proved Suddenly Fatal in Upwards of Fifty Cases, When Pain Can Be Safely Prevented, Without Loss of Consciousness in Momentary Benumbing Cold?* (London: John Churchill, 1854), 3. 他暗指活体解剖者马让迪（Magendie）教授。

13. Adam Smith, *The Theory of Moral Sentiments*, 1st edn. 1759, ed. Knud Haakonssen (Cambridge: Cambridge University Press, 2002), 11-12.

14. Elaine Scarry, *The Body in Pain: The Making and Unmaking of the World* (New York: Oxford University Press, 1985), 3-11.

15. William Nolan, *An Essay on Humanity; Or a View of Abuses in Hospitals. With a Plan for Correcting Them* (London: The Author, 1786), 10, 13-14, 24-27, 37-38。另一个例证参见*A Journal of a Young Man of Massachusetts* (Boston: Rowe and Hooper, 1816)。

16. Thomas Turner, "Introductory Address to the Students at the Royal School of Medicine and Surgery, Pine-Street, Manchester, for the Winter Session of 1840-41", *Provincial Medical and Surgical Journal*, 3.1 (1840.10.17.), 37.

17. Sir Henry Holland, *Medical Notes and Reflections*, 1st pub. 1839, 3rd edn (Philadelphia: Blanchard and Lea, 1857), 299, 304.

18. Robert Blockley Dodd Wells, *A New Illustrated Hand-Book of Phrenology, Physiology and Physiognomy* (London: H. Vickers, 1885), 154; Joseph Dyson, *Hand Book & Guide to Physiology, Psychology, Physiognomy and Phrenology*, 2nd edn (Sheffield: J. Dyson, 1885), 5. 在第7章里, 有幅插图标明了它的位置。

19. Samuel R. Wells, *How to Read Character: A New Illustrated Hand-Book of Phrenology and Physiognomy, for Students and Examiners, with a Descriptive Chart* (New York:

Fowler and Wells, 1891), 165.

20. Johann Gaspar Spurzheim, *The Physiognomical System of Drs. Gall and Spurzhein: Founded on Anatomical and Physiological Examination of the Nervous System in General, and of the Brain in Particular and Indicating the Dispositions and Manifestations of the Mind*, 2nd edn (London: Baldwin, Cradock, and Joy, 1815), 370.

21. Nelson Sizer and H. S. Drayton, *Heads and Face and How to Study Them; A Manual of Phrenology and Physiognomy for the People* (New York: Fowler and Wells Co., 1886), 69. 还可参见 Samuel R. Wells, *How to Read Character: A New illustrated Hand-Book of Phrenology and Physiognomy, for Students and Examiners, with a Descriptive Chart* (New York: Fowler and Wells, 1891), 56。

22. S. Emma E. Edmonds, *Nurse and Spy in the Union Army: Comprising the Adventures and Experiences of a Woman in Hospitals, Camps, and Battle-Fields* (Philadelphia: W. S. Williams and Co., 1865), 152–153, 372–373.

23. Dr Caplin, 转引自 Richard Stephen Charnock, "Cannibalism in Europe", *Journal of the Anthropological Society of London*, 4 (1866), p. xxx。

24. "Cannibalism", *The Times* (1867.9.20.), 10. 关于这一时期对食人的恐惧, 更多讨论参见我的著作: *What It Means to Be Human: Reflections from 1791 to the Present* (London: Virago, 2011)。

25. *The Vivisector* (London: Middlesex Printing Works, n.d.), 19世纪晚期。还可参见 Richard Barlow-Kennett, *Address to the Working Classes* (London: Victoria Street Society for the Protection of Animals from Vivisection, n.d.), 1。

26. "M. D.", *The Scientist at the Bedside* (London: Victoria Street Society for the Protection of Animals, 约1882年), 2–3.

27. Francis W. Peabody, "The Care of the Patient", *The Journal of the American Medical Association*, 88.12 (1927.3.19.), 878.

28. Alex G. Larson and Donald Marcer, "The Who and Why of Pain: Analysis by Social Class", *British Medical Journal*, 288 (1984.3.24.), 885. 着重号为原文所加。

29. Paul West, "In the Temple of Pain", *Harper's Magazine* (1994.12.), 30.

30. The Third Earl of Shaftesbury, *Characteristicks of Men, Manners, Opinions, Times* (London: John Darby, 1711).

31. David Hume, *A Treatise of Human Nature: Being an Attempt to Introduce the Experimental Method of Reasoning into Moral Subjects. Vol. II. Of the Passions* (London: John Noon, 1739), 72–73.

32. Adam Smith, *The Theory of Moral Sentiment*, ed. Knud Haakonssen (Cambridge: Cambridge University Press, 2002), 11–12.

33. René Descartes, "Meditations on First Philosophy", 1st pub. 1641, trans. Elizabeth S.

Haldane and G. R. T. Ross, ed. Enrique Chávez-Arvizo, *Descartes: Key Philosophical Writings* (Ware: Wordsworth Editions, 1997), 183. 还可参见René Descartes, *Traité de l'homme* (Paris: Claude Clerselier, 1664), 27, 关于那张闻名遐迩的图像。

34. Robert Whytt, "Observations on the Nature, Causes, and Cure of Those Disorders Which are Commonly Called Nervous, Hypochondriac, or Hysteric", in *The Works of Robert Whytt* (Edinburgh: T. Becket, P. A. De Hondt, and J. Balfour, 1768), 484.

35. James Crawford, "Practical Remarks on the Sympathy of the Parts of the Body", in *Medical Essays and Observations Revised and Published by a Society in Edinburgh*, v.ii (Edinburgh: T. W. and T. Ruddimans, 1744), 481.

36. Seguin Henry Jackson, *A Treatise on Sympathy in Two Parts* (London: The Author, 1781), 22–24, 30–31.

37. Robert Whytt, "An Essay on the Vital and Other Involuntary Motions of Animals", in *The Works of Robert Whytt* (Edinburgh: T. Becket, P. A. De Hondt, and J. Balfour, 1768), 583, 493.

38. *Encyclopædia Britannica; or, a Dictionary of Arts and Sciences Compiled Upon a New Plan with One Hundred and Sixty Copperplates. By a Society of Gentlemen in Scotland*, ed. W. Smellie, 3rd edn, vol. 18 (Edinburgh: A. Bell and C. Macfarquhar, 1797), 250.

39. Jackson, *A Treatise on Sympathy in Two Parts*, 13.

40. John Walker Ord, *Remarks on the Sympathetic Connection Existing Between the Body and Mind, Especially During Disease; With Hints for Improving the Same* (London: James Bollaert, 1836), 26–27.

41. 出色分析参见: Chris Lawrence, "The Nervous System and Society in the Scottish Enlightenment", in Barry Barnes and Steven Shapin (eds.), *Natural Order: Historical Studies of Scientific Culture* (Beverly Hills: Sage Publications, 1979), 19–40, 和Catherine Packham, "The Physiology of Political Economy: Vitalism and Adam Smith's 'Wealth of Nations'", *Journal of the History of Ideas*, 63.3 (2002.7.), 465–481。

42. Jackson, *A Treatise on Sympathy in Two Parts*, 173.

43. 较早的阐述参见Xavier Bichat, *General Anatomy, Applied to Physiology and to the Practice of Medicine*, trans. Constant Coffyn, vol. 1 (London: Constant Coffyn, 1824), pp. xx-xxiv。

44. I. Burney Yeo, "Why is Pain a Mystery?", *Contemporary Review*, 35 (1870.7.), 637–638.

45. Sir John Williams, "An Introductory Address on the Training of Body and Mind for the Profession of Medicine, Delivered at the Commencement of the Winter Session

of the Faculty of Medicine at the University College of South Wales on October 10th, 1900", *The British Medical Journal* (1900.10.13.), 1069.

46. Leslie Stephen, *The Science of Ethics* (London: Smith, Elder and Co., 1882), 237.

47. Revd Andrew L. Stone, *The Discipline of Sympathetic Sorrow. A Discourse Delivered Before the Howard Benevolent Society, in Park Street Church, January 20, 1861* (Boston: T. R. Marvin and Son, 1861), 3, 10.

48. "Neuralgia Cured by a New Process", *The Lady's Newspaper* (1860.2.25.), 151.

49. Dugald Stewart, *The Philosophy of the Active and Moral Powers of Man. Vol. I, To Which is prefixed Part Second of the Outlines of Moral Philosophy. With Many New and Important Additions*, ed. Sir William Hamilton (Edinburgh: Thomas Constable and Co., 1855), 38–39.

50. Joseph R. Buchanan, *Outlines of Lectures on the Neurological System of Anthropology, as Discovered, Demonstrated and Taught in 1841 and 1842* (Cincinnati: Buchanan's Journal of Man, 1854), 257.

51. Henry Sidgwick, "[Review of] *The Science of Ethics*. By Leslie Stephen", *Mind* (1882), 579.

52. James Moore, *A Method of Preventing or Diminishing Pain in Several Operations of Surgery* (London: T. Cadell, 1784), 3–5.

53. Worthington Hooker, *Physician and Patient; or, A Practical View of the Mutual Duties, Relations, and Interests of the Medical Profession and the Community* (New York: Baker and Scribner, 1849), 384–8.

54. Sir Herbert Waterhouse, "The Medical Career: Preparation and Equipment", *The British Medical Journal* (10 October 1925), 667.

55. John Gregory, *Lectures on the Duties and Qualifications of a Physician* (London: W. Strahan and T. Cadell, 1772), 18, 20. 着重号为我所加。

56. Norman Lamont, *Lectures on Sympathy, Delivered by Mr Norman Lamont, at the Oriental Hall, San Fernando on Friday, Feb. 15, ' 07* (Trinidad: Mirror Printing Works, 1907), 10.

57. Williams, "An Introductory Address on the Training of Body and Mind for the Profession of Medicine", 1065 and 1069.

58. Jackson, *A Treatise on Sympathy in Two Parts*, 112–113.

59. Lawrence, "The Nervous System and Society in the Scottish Enlightenment", 20.

60. Hume, *A Treatise of Hum an Nature ... Vol. II. Of the Passions*, 225.

61. Adam Smith, *The Theory of Moral Sentiments*, 1st edn 1759, ed. D. D. Raphael and A. L. Macfie (Oxford: Clarendon Press, 1979), 205.

62. John Gregory, *A Comparative View of the States and Faculties of Man With Those of*

the *Animal World*, 4th edn (London: J. Dodsley, 1767), 104.

63. Jackson, *A Treatise on Sympathy in Two Parts*, 30–31.

64. Herbert Spencer, "The Comparative Psychology of Man", *Mind* (1876), 12.

65. Alexander Bain, "Is There Such a Thing as Pure Malevolence?", *Mind* (1883), 568.

66. Leslie Stephen, *The Science of Ethics* (London: Smith, Elder and Co., 1882), 232–233.

67. Freeda M. Lankton, "Medical Profession For Women", in *The Congress of Women Held in the Women's Building, World's Columbian Exposition, Chicago, U.S.A. 1893* (Chicago: W. B. Conkey Co., 1894), 271.

68. Miss Lucy M. Rae, "A Question of 'Class' ", *The Nursing Record and Hospital World* (28 June 1902), 513.

69. Edgar James Swift, "Sensibility to Pain", *The American Journal of Psychology*, 11.3 (April 1900), 315–317.

70. Richard Hunt, *The Shadowless Lamp: Memoirs of an R.A.M.C. Surgeon* (London: William Kimber, 1971), 37–38.

71. John Gregory, *Lectures on the Duties and Qualifications of a Physician* (London: W. Strahan and T. Cadell, 1772), 8, 18.

72. Benjamin Rush, "On the Utility of a Knowledge of the Faculties and Operations of the Human Mind, to a Physician", *Sixteen Introductory Lectures, to Courses of Lectures Upon the Institutes and Practice of Medicine, with the Syllabus of the Latter* (Philadelphia: Bradford and Innskeep, 1811), 267.

73. 转引自Ord, *Remarks on the Sympathetic Connection Existing Between the Body and Mind*, Part II, 30。

74. 转引自Ord, *Remarks on the Sympathetic Connection Existing Between the Body and Mind*, Part II, 30。

75. Benjamin Rush, "On the Utility of a Knowledge of the Faculties and Operations of the Human Mind, to a Physician", *Sixteen Introductory Lectures, to Courses of Lectures Upon the Institutes and Practice of Medicine, with the Syllabus of the Latter* (Philadelphia: Bradford and Innskeep, 1811), 266.

76. Rush, "On the Utility of a Knowledge of the Faculties and Operations of the Human Mind, to a Physician", 272.

77. Stanley Joel Reiser, "Science, Pedagogy, and the Transformation of Empathy in Medicine", in Howard M. Spiro, Mary G. McCrea Curmen, Enid Peschel, and Deborah St. John (eds.), *Empathy and the Practice of Medicine: Beyond Pills and the Scalpel* (New Haven: Yale University Press, 1993), 124–125.

78. Edward Jackson, "The Visual Zone of the Dioptric Media and Its Study by Skiascopy", *Journal of the American Medical Association* (September 1894), 342.

79. Joel D. Howell, *Technology in the Hospital: Transforming Patient Care in the Early Twentieth Century* (Baltimore: The Johns Hopkins University Press, 1995).

80. James Miller, *Surgical Experience of Chloroform* (Edinburgh: Sutherland and Knox, 1848), 28–29.

81. Walter Blundell, *Painless Tooth-Extraction Without Chloroform. With Observations of Local Anæsthesia by Congelation in General Surgery* (London: John Churchill, 1854), 3.

82. Miller, *Surgical Experience of Chloroform*, 28.

83. Valentine Mott, *Pain and Anæsthetics: An Essay, Introductory to a Series of Surgical and Medical Monographs* (Washington: Government Printing Office, 1863), 11. 着重号为原文所加。

84. David W. Cheever, "What has Anaesthesia Done for Surgery?", *The Semi-Centennial of Anæsthesia* (Boston: Massachusetts General Hospital, 1897), 42. 近年来的例子参见 C. H. ("Tom") Selby, *Dr NX22: Memoir of an Australian Doctor in Peace and War* (Armadale: Selby Family, 2010), 368。

85. Thomas Smith Rowe, "The Intermingled Relations of Mind and Body", PhD thesis, University of Edinburgh (1850), 1.

86. Blundell, *Painless Tooth-Extraction Without Chloroform*, 3.

87. Jon Tilburt, "Enlightenment Values, Intraculture, and the Origins of Patient Mistrust", *The Pluralist*, 1.2 (Summer 2006), 8.

88. "How to Succeed as a Private Nurse", *The British Journal of Nursing* (28 January 1911), n.p.

89. "How to Succeed as a Private Nurse".

90. William Osler, "Aequanimitas", *Aequanimitas: With Other Addresses to Medical Students, Nurses, and Practitioners of Medicine* (Philadelphia: P. Blakiston's, 1904), 3–5. 着重号是后加的。

91. 例如，参见 British Medical Association, *The Training of the General Practitioner* (1950), 25; Jon Tilburt, "Enlightenment Values, Iatroculture, and the Origins of Patient Mistrust", *The Pluralist*, 1.2 (Summer 2006), 10。

92. Francis A. MacLaughlin, "The Other Side of Medicine", *The Ulster Medical Journal*, xxx.2 (1 December 1961), 54.

93. William B. Spaulding, "Osler—As Much Heart as Head", *Canadian Family Physician*, 38 (July 1992), 1617.

94. A. E. Rodin and J. D. Key, "William Osler and Aequanimitas: An Appraisal of His Reactions to Adversity", *Journal of the Royal Society of Medicine*, 87 (December 1994), 758–60, 和 W. R. Bett, *Osler: The Man and the Legend* (London: William

Heinemann, 1951), 60. 还可参见Daniel K. Sokol, "Medical Classics?", *British Medical Journal*, 335 (17 November 2007), 1049, 和（更加模棱两可的评价）Lara Hazelton, "In Search of Aequanimitas", *Canadian Medical Association Journal*, 163.5 (5 September 2000), 578–579。

95. Chris Lawrence, "Still Incommunicable: Clinical Holists and Medical Knowledge in Interwar Britain", in Lawrence and George Weisz (eds.), *Greater than the Parts: Holism in Biomedicine 1920–1950* (Oxford: Oxford University Press, 1998).

96. Irving S. Cutter, "The Art of Medicine", *Journal of the American Medical Association* (7 April 1923), 1010–1011; Theodore M. Brown, "George Canby Robinson and 'The Patient as a Person'", in Christopher Lawrence and George Weisz (eds.), *Greater than the Parts: Holism in Biomedicine 1920–1950* (Oxford: Oxford University Press, 1998).

97. Francis W. Peabody, "The Care of the Patient", *The Journal of the American Medical Association*, 88.12 (19 March 1927), 878 and 882.

98. Leriche, *The Surgery of Pain*, 434 and 476–478.

99. MacDonald Critchley, "Some Aspects of Pain", *British Medical Journal* (7 November 1934), 892.

100. Peabody, "The Care of the Patient", 878–882.

101. Charles D. Aring, "Sympathy and Empathy", *The Journal of the American Medical Association*, 167.4 (24 May 1958), 448–452.

102. Harold I. Lief and Renée C. Fox, "Training for 'Detached Concern' in Medical Students", in Harold I. Lief, Victor F. Lief, and Nina R. Lief (eds.), *The Psychological Basis of Medical Practice* (New York: Harper and Row, 1963), 12, 24.

103. Hermann L. Blumgart, "Caring for the Patient", *The New England Journal of Medicine*, 270.9 (27 February 1964), 449–452. 着重号为原文所加。

104. Edward Young, "To Margaret Cavendish Bentinck, Duchess of Portland, 29 November 1744", letter younedOU0010187_1key001cor, in *Electronic Enlightenment*, ed. Robert McNamee et al., Vers. 2.2, University of Oxford, 2011, 2011.6.7. viewed.

105. Jon Tilburt, "Enlightenment Values, Iatroculture, and the Origins of Patient Mistrust", *The Pluralist*, 1.2 (Summer 2006), 2–3, 10.

106. John L. Adams, *The Autobiography of a Physician: The Family Life and Times of a New Zealand Consultant Physician* (Wellington: Steele Roberts Ltd., 2000), 38.

107. Alan Gregg, *For Future Doctors* (Chicago: University of Chicago Press, 1957), 25–26.

108. Philip Berry, [Review of] "From Detached Concern to Empathy: Humanizing Medical Practice. Jodi Halpern", *British Medical Journal*, 323 (8 December 2001), 1373. 参见 Jodi Halpern, *From Detached Concern to Empathy: Humanizing Medical Practice*

（Oxford: Oxford University Press, 2001）, 12–35。

109. 例如，参见 Thomas Bohr, "Problems with Myofacial Pain Syndrome and Fibromyalgia Syndrome", *Neurology*, 46 (1996), 593–597; Milton L. Cohen and John L. Quintner, "Fibromyalgia Syndrome and Disability: A Failed Construct Fails Those in Pain", *Medical Journal of Australia*, 168 (20 April 1998), 402–404; Andrew Malleson, *Whiplash and Other Useful Illnesses* (Montreal: McGillQueen's University Press, 2003), 301。

110. Christine T. Chambers, Graham J. Reid, Kenneth D. Craig, Patrick J. McGrath, and G. Allen Finley, "Agreement between Child and Parent Reports of Pain", *The Clinical Journal of Pain*, 14 (1998), 336, 340.

111. Rita de Cássia Xavier Balda, Ruth Guinsburg, Maria Fernanda Branco de Almeida, Clóvis dee Araújo Peres, Milton Harumi Miyoshi, and Benjamin Israel Kopelman, "The Recognition of Facial Expressions of Pain in Full-Term Newborns by Parents and Health Professionals", *Archive of Pediatrics and Adolescent Medicine*, 154 (October 2000), 1009, 1015.

112. Jennings Carmichael, *Hospital Children: Sketches of Life and Character in the Children's Hospital Melbourne* (Melbourne: Loch Haven Books, 1891), 73–74.

113. L. Goubert, K. D. Craig, T. Vervoart, S. Morley, M. J. L. Sullivan, A. C. de C. Williams, A. Cano, and G. Crombez, "Facing Others in Pain: The Effects of Empathy", *Pain*, 118 (2005), 285–288. 还可参见 Tania Singer, Ben Seymour, John O'Doherty, Holger Kaube, Raymond F. Dolan, and Chris D. Frith, "Empathy for Pain Involves the Affective But Not Sensory Components of Pain", *Science*, 303 (2004), 1157–1162。

114. Matthew Botvinick, Amishi P. Jha, Lauren M. Bylsma, Sara A. Fabian, Patricia E. Soloman, and Kenneth M. Prkachin, "Viewing Facial Expressions of Pain Engages Cortical Areas Involved in the Direct Experience of Pain", *NeuroImage*, 25 (2005), 318.

115. Claus Lamm, Jean Decety, and Tania Singer, "Meta-Analysis for Common and Distinct Neural Networks Associated with Directly Experienced Pain and Empathy for Pain", *NeuroImage*, 54 (2011), 2492–2502; Philip L. Jackson, Andrew N. Meltzoff, and Jean Decety, "How Do We Perceive the Pain of Others? A Window into the Neural Processes Involved in Empathy", *NeuroImage*, 24 (2005), 771.

116. Basil G. Englis, Katherine B. Vaughan, and John T. Lanzetta, "Conditioning of Counter-Empathetic Emotional Responses", *Journal of Experimental Social Psychology*, 18 (1982), 375–391.

117. Frédérique de Vignemont and Pierre Jacob, "What is it Like to Feel Another's Pain?", *Philosophy of Science*, 79.2 (April 2012), 302.

118. Susanne K. Langer, *Mind: An Essay in Human Feeling*, vol. 2 (Baltimore: The Johns

Hopkins University Press, 1972), 129.

119. Leriche, *The Surgery of Pain*, 27, 29.

120. Peabody, "The Care of the Patient", 878.

121. Saul J. Weiner and Simon Auster, "From Empathy to Caring: Defining the Ideal Approach to a Healing Relationship", *Yale Journal of Biology and Medicine*, 80 (2007), 124–125.

122. Rita Charon, "Narrative Medicine: A Model for Empathy, Reflection, Profession, and Trust", *Journal of the American Medical Association*, 286.15 (2011), 1899.

123. William Hunter, *Two Introductory Lectures, Delivered by Dr William Hunter, To His Last Course of Anatomical Lectures, at His Theatre in Windmill-Street: As They Were Left Corrected for the Press by Himself* (London: J. Johnson, 1784), 67.

124. Amit S. Rai, *Rule of Sympathy: Sentiment, Race Power 1750–1850* (New York: Palgrave, 2002), pp. xviii-xix.

125. Charon, "Narrative Medicine", 1899.

9　为什么没能用上止痛药：镇痛剂的分配

1. Peter Mere Latham, "Lectures on Medicine", vol. 1 (1971), 15, 收藏于皇家医师学院, MS 393。

2. Thomas Jackson, *Narrative of the Eventful Life* (Birmingham: Josiah Allen and Son, 1847).

3. 托马斯·杰克逊的话, 转引自 William Stokes, *The Olive-Branch. Poems on Peace, Liberty and Friendship*, 2nd edn enlarged (Manchester: The Author, 1863), 59–60。

4. 最出色的解释是: Stephanie J. Snow, *Blessed Days of Anaesthesia: How Anaesthetics Changed the World* (Oxford: Oxford University Press, 2009), 和 Stephanie J. Snow, *Operations Without Pain: The Practice and Science of Anaesthesia in Victorian Britain* (Basingstoke: Palgrave Macmillan, 2006)。其他实例参见 Caroline Jean Acker, "Take as Directed: The Dilemmas of Regulating Addictive Analgesics and Other Psychoactive Drugs", in Marcia L. Meldrum (ed.), *Opioids and Pain Relief: A Historical Perspective* (Seattle: IASP Press, 2003), 35–55; Norman A. Bergman, *The Genesis of Surgical Anesthesia* (Park Ridge: Wood Library/Museum of Anesthesiology, 1998); Thomas Dormandy, *The Worst of Evils: The Fight Against Pain* (New Haven: Yale University Press, 2006); Mervyn J. Eadie, *Headache Through the Centuries* (Oxford: Oxford University Press, 2012); Jan R. McTavish, *Pain and Profits: The History of the Headache and its Remedies in America* (New Brunswick:

Rutgers University Press, 2004）; L. A. Reynolds and E. M. Tansey (eds.), *Innovation in Pain Management: The Transcript of a Witness Seminar Held by the Wellcome Trust Centre for the History of Medicine at UCL, London, on 12 December 2002*, 21 （London: The Wellcome Trust, 2004）; Peter Stanley, *For Fear of Pain: British Surgery, 1790–1850* （Amsterdam: Rodopi, 2003）。

5.　R. J. Probyn-Williams, "The Dawn of Anæsthesia", Part 1, *The London Hospital Gazette*, 4.24 (1898.3.), 168; "Policewoman Gives Thanks for Fast Relief from 'A Thumping Headache'", *Chicago Daily Defender* (1961.4.3.), 6.

6.　Charles Venous Nathan, "Charles and Harriet or the Singing Surgeon", 23, 收藏于米切尔图书馆（Mitchell Library, 澳大利亚悉尼）, 1968, MS 1816. 他署的是自己的笔名: Chirurgicus（意思是外科医师）。

7.　Frederic W. Hewitt, *Anæsthesia and Their Administration. A Text-Book for Medical and Dental Practitioners and Students*, 3rd edn （London: Macmillan and Co., 1907）, 7.

8.　C. C. Southey, *The Life and Correspondence of the Late Robert Southey*, vol. 2 （London: Longman, Brown, Green, and Longman's, 1850）.

9.　Humphry Davy, *Researches, Chemical and Philosophical; Chiefly Concerning Nitrous Oxide, or Dephlogisticated Nitrous Air and its Respiration* （London: J. Johnson, 1800）, 556.

10.　Emanuel Martin Papper, *Romance Poetry and Surgical Sleep: Literature Influences Medicine* （Westport: Greenwood Press, 1995）, 22.

11.　戴维手稿, 伦敦皇家科学院（Royal Institution）, Box 20a, 21–26, 转引自 Margaret C. Jacob and Michael J. Sauter, "Why Did Humphry Davy and Associates Not Pursue the Pain-Alleviating Effects of Nitrous Oxide?", *Journal of the History of Medicine and Allied Sciences*, 57.2 (2002.4.), 164。这篇文章是该领域最出色的。

12.　Jacob and Sauter, "Why Did Humphry Davy and Associates Not Pursue the Pain-Alleviating Effects of Nitrous Oxide?", 168–169.

13.　参见 Norman Bergman, "Humphry Davy's Contribution to the Introduction of Anesthesia: A New Perspective", *Perspectives in Biology and Medicine*, 34 (Summer 1991), 534–541。还可参见 E. B. Smith, "A Note on Humphry Davy's Experiments on the Respiration of Nitrous Oxide", in Sophie Forgan (ed.), *Science and the Sons of Genius: Studies on Humphry Davy* （London: Science Reviews Ltd., 1980）, 233–236, 和 Jan Golinski, *Science as Public Culture: Chemistry and Enlightenment in Britain, 1760–1820* （Cambridge: Cambridge University Press, 1992）, 168。

14.　以下著作论述了这一点: Snow, *Operations Without Pain*。

15.　Louisa M. Alcott, *Hospital Sketches* （Boston: James Redpath, 1863）, 43.

16. Martin S. Pernick, *A Calculus of Suffering: Pain, Professionalism, and Anesthesia in Nineteenth-Century America* (New York: Columbia University Press, 1985), 4–5.

17. G. K. Rainow, *G. P.* (Glasgow: Blackie and Son, 1939), 115.

18. Max Thorek, *Modern Surgical Technique*, vol. 3 (Philadelphia: J. B. Lippincott Co., 1938), 2012.

19. 例如，参见新西兰北帕默斯顿（Palmerston North）地震以后，不打麻醉动手术的新闻报道：收录于 "Days of Terror: An EyeWitness's Story", *The Sydney Morning Herald* (5 February 1931), 10。还可参见 "The Nerve of a Girl", *The Pittsburgh Courier* (20 November 1926), 8, 和 "Surgeons", *The Pittsburgh Courier* (29 September 1934), 4。

20. 参见他的自传：*Between a Rock and a Hard Place* (London: Pocket, 2005), 和电影 *127 Hours* (2010)。

21. Ira M. Rutkow, *Bleeding Blue and Gray: Civil War Surgery and the Evolution of American Medicine* (New York: Random House, 2005), 61–62.

22. *The War of the Republic: A Compilation of the Official Records of the Union and Confederate Armies*, series 1, vol. 12 (Washington, DC: GPO, 1880–1901), 23.

23. "F. A. V." [Fritz August Voigt], *Combed Out* (London: The Swarthmore Press, 1920), 57.

24. "F. A. V.", *Combed Out*, 57, 64.

25. 参见这个文件夹里的书信："Morphine for Military Hospitals. Suggestions Re. Extracting from Confiscated Opium in Charge of Customs Dept.", 收藏于新西兰档案馆（惠灵顿），ref. C912 398, AD1 922。关于西班牙内战期间因供给缺乏而导致痛苦的案例，参见 Hank Rubin, *Spain's Cause was Mine: A Memoir of an American Medic in the Spanish Civil War* (Carbondale: Southern Illinois University Press, 1997), 125–126。

26. 例如，参见 E. Tayloe Wise, *Eleven Bravo: A Skytrooper's Memoir of War in Vietnam* (Jefferson, NC: McFarland and Co, 2004), 156。

27. D. MacKinder, "Amputation without Anæsthesia", *British Medical Journal* (14 April 1900), 902.

28. Thomas Lewis Johnson, *Twenty-Eight Years a Slave, or the Story of my Life in Three Continents* (Bournemouth: Mate and Sons, 1909), 221.

29. Harold R. Griffith, "Anæsthestic from the Patient's Point of View", *The Canadian Medical Association Journal* (October 1937), 361.

30. 彼得·梅雷·莱瑟姆致哈丽雅特·马蒂诺的信，1855年2月20日，伯明翰大学特别收藏室（University of Birmingham Special Collections），Harriet Martineau Papers, Correspondence I-R, HM541. 着重号是后加的。还可参见 "Yesterday A Coroner's Inquest", *The Standard* (9 April 1836), n.p.。

31. James Arnott, *On the Treatment of Cancer, by the Regulated Application of an*

Anæsthetic Temperature (London: J. Churchill, 1851), 11.

32. Silas Weir Mitchell, *Doctor and Patient* (Philadelphia: J. B. Lippincott, 1888), 89.

33. Joseph Snape, "On Electricity in Dental Extractions", *Transactions of the Odontological Society of Great Britain*, 1 (1869), 287, 收藏于皇家医学会档案馆（伦敦）。关于害怕氯仿"致命后果"的患者，参见MacKinder, "Amputation without Anæsthesia", 902。

34. 例如，参见 *Glasgow Herald* (18 January 1847), 4; *The Ipswich Journal* (16 January 1847), 3; 1848年2月21日约瑟夫·迪克逊（Joseph Dickson）致詹姆斯·杨·辛普森的一封信，收藏于爱丁堡皇家外科医师学院档案馆，JYS 149; Thomas Skinner, "Familiar Papers on Chloroform", *British Medical Journal* (4 March 1865), 217–218。

35. William Fairlie Clarke, *A Manual of the Practice of Surgery* (London: Henry Renshaw, 1865), 314. 1887年版里，"片刻勇气"被改成了"一分钟的勇气": William Fairlie Clarke, *Fairlie Clarke's Manual of the Practice of Surgery. Revised and Partly Rewritten by Andrew Clarke, 4th edn* (London: Henry Renshaw, 1887), 368。

36. Michael Underwood, *A Treatise on the Diseases of Children, with Directions for the Management of Infants from the Birth; especially Such as are Brought up by Hand* (London: J. Mathews, 1784), 95–96.

37. J. S. Forsyth, *The Mother's Medical Pocket Book Containing Advice, Physical and Medical to Mothers and Nurses Relative to the Rearing of Infants from the Hours of Birth with the Symptoms and Treatment of the Most Ordinary Diseases to which Children are Liable* (London: D. Cox, 1824), 42.

38. J. P. Harrison, "On the Physiology, Pathology, and Therapeutics of Pain", *Western Lancet*, 9 (1849), 349–354.

39. Benjamin L. Hill, *Lectures on the American Eclectic System of Surgery* (Cincinnati: W. Phillips and Co., 1850), 209. 还可参见C. M. Cooper, "A Diverting Medically Useful Hobby. Imitation, Self-Exploration, and Self-Experimentation in the Practice of Medicine", *California Medicine*, 74.1 (January 1851), 28。

40. Thomas Blizard Curling, *The Advantage of Ether and Chloroform in Operative Surgery. An Address to the Hunterian Society on the 9th of February, 1848* (London: S. Highley, 1848), 16–17.

41. "Results of the Use of Chloroform in 9000 Cases at St. Bartholomew's Hospital", *The Monthly Journal of Medical Science*, xii (February 1851), 192. 他反对这种主张。

42. 关于讨论，参见Anita Clair Fellman and Michael Fellman, "Ether's Veil", *Reviews in American History*, 14.2 (June 1986), 260。

43. John Eric Erichsen, *The Science and Art of Surgery. Being a Treatise on Surgical Injuries, Diseases, and Operations*, 6th edn, enlarged and carefully revised (London:

Longmans, Green, and Co., 1872), 12.

44. Walter Blundell, *Painless Tooth-Extraction Without Chloroform. With Observations of Local Anæsthesia by Congelation in General Surgery* (London: John Churchill, 1854), 3.

45. Benjamin Ward Richardson, "The Mastery of Pain. A Triumph of the Nineteenth Century", *Longman's Magazine*, 19.113 (March 1892), 501. 他并不同意。

46. Dennis A. Bethea, "How to Endure Pain", *Afro-American* (5 November 1949), A2B.

47. Hill, *Lectures on the American Eclectic System of Surgery*, 209. 还可参见Cooper, "A Diverting Medically Useful Hobby", 28。

48. Mitchell, *Doctor and Patient*, 92, 95.

49. William Dale, "On Pain, and Some Remedies for its Relief", *The Lancet* (3 June 1871), 740.

50. 参见Caroline Jean Acker, "Take as Directed: The Dilemmas of Regulating Addictive Analgesics and Other Psychoactive Drugs", in Marcia L. Meldrim (ed.), *Opioids and Pain Relief: A Historical Perspective* (Seattle: IASP Press, 2003)。

51. James Arnold, *The Question Considered; Is It Justifiable to Administer Chloroform in Surgical Operations, After Its Having Already Proved Suddenly Fatal in Upwards of Fifty Cases, When Pain Can Be Safely Prevented, Without Loss of Consciousness in Momentary Benumbing Cold?* (London: John Churchill, 1854), 16, 24.

52. A. B. Steele, "Observations on the Use of Chloroform as an Anæsthetic", *Association Medical Journal*, 4.173 (26 April 1856), 331.

53. James Miller, *Surgical Experience of Chloroform* (Edinburgh: Sutherland and Knox, 1848), 57–58.

54. Harvey Hilliard, "Some Practical Points in the Administration of Anæsthetics to Children", *The London Hospital Gazette*, 11.89 (November 1904), 78–79.

55. 不具名神职人员, 转引自1848年詹姆斯·杨·辛普森致普罗瑟罗·史密斯医师（Dr Protheroe Smith）的书信草稿, 收藏于爱丁堡皇家外科医师学院档案馆, JYS 232。

56. Maria Eliza Rundell, "Papers", 1810, Wellcome Collection WMS2 MS. 7106.

57. 詹姆斯·杨·辛普森致普罗瑟罗·史密斯医师[伦敦妇女医院（Hospital for Women in London）创立者]的书信草稿, 1848年, 收藏于爱丁堡皇家外科医师学院档案馆, JYS232。

58. Joyce Storey, *The House in South Road: An Autobiography,* ed. Pat Thorne (London: Virago, 2004), 181–182.

59. "Account of a Lady Lately Deceased", *The Christian Observer*, 9.xiii (September 1814), 550.

60. Professor R. L. Dabney, *Life of Lieut.-Gen. Thomas J. Jackson (Stonewall Jackson)*, vol. 2 (London: James Nisbet and Co., 1866), 461, 466, 469, 472, 484–486, and 502–503.

61. Miss Mary Rankin, *The Daughter of Affliction: A Memoir of the Protracted Sufferings and Religious Experiences of Miss Mary Rankin*, 2nd edn (Dayton, Ohio: The Author and the United Brethren Printing Establishment, 1871), 23, 36, and 43–44.

62. Herbert L. Snow, *The Path of Improvement in Cancer Treatment* (London: Morton and Burt, 1893), 10.

63. Herbert L. Snow, *The Palliative Treatment of Incurable Cancer: With an Appendix on the Use of the Opium-Pipe. Being a Lecture Delivered at the Cancer Hospital, March 7th, 1890* (London: Churchill, 1890), 35–36.

64. 转引自 Revd Eugene Tesson, "Analgesics and Christian Reflection", in Dom Peter Flood (ed.), *New Problems in Medical Ethics*, trans. from the French, 3rd series (Cork: The Mercier Press Ltd, 1956), 248。还可参见 Revd John Bruce, *Sympathy; or the Mourner Advised and Consoled* (London: Hamilton, Adams and Co. and Westley and David, 1829), 12。

65. R. B. Reeve, "A Study of Terminal Patients", *Journal of Pastoral Care*, 14 (1960), 218–223.

66. Samuel Henry Dickson, *Essays on Life, Sleep, Pain, Etc.* (Philadelphia: Blanchard and Lea, 1852), 117.

67. Joseph Bullar, "On the Use of Small Doses of Opium in the Act of Dying from Phthisis", *British Medical Journal*, 4.170 (5 April 1856), 268–269.

68. Joseph Bullar, "Chloroform in Dying", *British Medical Journal*, 2.288 (7 July 1866), 10–12. 还可参见 W. T. Gairdner, *On Medicine and Medical Education: Three Lectures with Notes and an Appendix* (Edinburgh: Sutherland and Knox, 1858), 46。

69. 也称"圣事", 天主教官方认可的有洗礼、坚振礼、圣餐、告解、终傅、婚配、神品七项, 新教各派通常只承认洗礼和圣餐。

70. Dom Peter Flood, "Foreword", in his (ed.), *New Problems in Medical Ethic*, trans. from the French, 3rd series (Cork: The Mercier Press Ltd, 1956), 188. 着重号为原文所加。

71. Tesson, "Analgesics and Christian Reflection", 248.

72. L. A. Reynolds and E. M. Tansey (eds.), *Innovation in Pain Management: The Transcript of a Witness Seminar Held by the Wellcome Trust Centre for the History of Medicine at UCL, London, on 12 December 2002*, 21 (London: The Wellcome Trust, 2004), 15.

73. Clifford Hoyle, "The Care of the Dying", *Post-Graduate Medical Journal* (April 1944), 120–121. 以下论文一字不差地重复了本文的部分内容, 而且没有标明出处: Frank Hebb, "The Care of the Dying", *Canadian Medical Association Journal*, 65 (September 1951), 262–263。

74. George Francis Abercrombie, 在"减轻癌症痛苦讨论"("Discussion on Palliation in Cancer")

中的发言, *Proceedings of the Royal Society of Medicine*, 48 (1955), 708。

75. Ian Grant, "Care of the Dying", *British Medical Journal* (28 December 1957), 1539–1540.

76. Reynolds and Tansey (eds.), *Innovation in Pain Management*, 15.

77. Cicely Saunders, "Care of Patients Suffering from Terminal Illness at St Joseph's Hospice, Hackney, London", *Nursing Mirror* (14 February 1964), vii, Cicely Saunders papers, Box 2, "Journal Articles and Pamphlets by Saunders 1957–1967", file 1, 收藏于伦敦国王学院档案馆。还可参见 Frank Turnbull, "The Pain of Cancer from a Neurosurgeon's Viewpoint", *The Canadian Medical Association Journal* (October 1941), 339。

78. 以下论文是对20世纪70到80年代本领域某些重要成果的概述: Margaret A. Rankin and Bill Snider, "Nurses' Perceptions of Cancer Patients' Pain", *Cancer Nursing: An International Journal for Cancer Care* 7.2 (April 1984), 149。

79. Jes Olesen, "Answer to the Letter from Joanna Zakrzewska", *Journal of Headache Pain*, 13.2 (March 2012), 173.

80. John D. Loeser, "Pain History Musings", *Pain Forum*, 4.2 (1995), 135.

81. Kathleen M. Foley, "Advances in Cancer Pain Management in 2005", *Gynecologic Oncology* 99.3 (December 2005), S126. 还可参见 Arthur David Charap, "The Knowledge, Attitudes, and Experience of Medical Personnel Treating Pain in the Terminally Ill", *The Mount Sinai Journal of Medicine*, 45.4 (July-August 1978), 561–580; Richard M. Marks and Edward J. Sachar, "Undertreatment of Medical Inpatients with Narcotic Analgesics", *Annals of Internal Medicine*, 78.2 (February 1973), 173–181; Rankin and Snider, "Nurses' Perceptions of Cancer Patients' Pain", 149。

82. S. Deandrea, M. Montanari, L. Moja, and G. Apollone, "Prevalence of Undertreatment in Cancer Pain: A Review of Published Literature", *Annals of Oncology*, 19.12 (2008), 1985–1991.

83. E. Au, C. I. Loprinzi, M Dhodapkar, *et al.*, "Regular Use of a Verbal Pain Scale Improves Understanding of Oncology Inpatient Pain Intensity", *Journal of Clinical Oncology*, 12.12 (1994), 2751–2755; S. A. Grossman, V. R. Sheidler, K. Swedeen, J. Mucensi, and S. Piantudori, "Correlation of Patient and Caregivers Rating of Cancer Pain", *Journal of Pain Symptom Management*, 6.2 (1991), 53–57; B. Sjostrom, H. Haljamae, L. O. Dahlgren, and B. Lindstrom, "Assessment of Post-Operative Pain: Impact of Clinical Experience and Professional Role", *Acta Anaesthesiologica Scandinavica*, 41 (1997), 339–344.

84. Daniel S. Goldberg, "Job and the Stigmatization of Chronic Pain", *Perspectives in Biology and Medicine*, 53.3 (Summer 2010), 426; Daniel S. Goldberg, "On the Erroneous Conflation of Opiophobia and the Undertreatment of Pain", *The American*

Journal of Bioethics, 10.11 (November 2010), 20–22; Andrea M. Kirou-Mauro, Amanda Hird, Jennifer Wong, and Emily Sinclair, "Has Pain Management in Cancer Patients with Bone Metastasis Improved? A Seven Year Review at an Outpatient Palliative Radiotherapy Clinic", *Journal of Pain Syndrome Management*, 37.1 (January 2009), 77–84.

85. James E. Wilson and Jill M. Pendleton, "Olioanalgesia in the Emergency Department", *American Journal of Emergency Medicine*, 7 (1989), 620–623.

86. Scott E. McIntosh and Stephen Leffler, "Pain Management After Discharge from the ED", *American Journal of Emergency Medicine*, 22.2 (March 2004), 99.

87. Roberto Bernabel, Giovanni Gambassi, Kate Lapane, Francesco Landi, Constantine Gatsonis, Robert Dunlop, Lewis Lipsitz, Knight Steel, and Vicent Mor, "Management of Pain in Elderly Patients with Cancer", *Journal of the American Medical Association*, 279.23 (17 June 1998), 187. 还可参见 Kirsten Auret and Stephan A. Schug, "Underutilisation of Opioids in Elderly Patients with Chronic Pain: Approaches to Correcting the Problem", *Drugs and Aging*, 22.8 (2005), 641–654。

88. L. I. Swafford and D. Allan, "Pain Relief in the Pediatric Patient", *Medical Clinics of North America*, 52.1 (1968), 131–136.

89. Joann M. Eland 和 Jane E. Anderson 撰写的章节, 收入 Ada Jacox (ed.), *Pain: A Sourcebook for Nurses and Other Health Professionals* (Boston: Little, Brown, 1977), 453–476。

90. J. E. Beyer, D. E. DeGood, L. C. Ashley, and G. A. Russell, "Patterns of Postoperative Analgesia Use with Adults and Children Following Cardiac Surgery", *Pain*, 17 (1983), 71–81. 还可参见 Helen Neal, *The Politics of Pain* (New York: McGrawHill Book Company, 1978), 169。

91. Lippmann *et al.*, "Ligation of Patent Ductus Arteriosus in Premature Infants", 366.

92. 对此的讨论参见 Gayle Whittier, "The Ethics of Metaphor and the Infant Body in Pain", *Literature and Medicine*, 18.2 (1999), 227。

93. D. J. Hatch, "Analgesia in the Neonate", *British Medical Journal*, 294.6577 (11 April 1987), 920. 类似评论参见 K. J. S. Anand and A. Aynsley-Green, "Metabolic and Endocrine Effects of Surgical Ligation of Patent Ductus Arteriosus in the Human Preterm Neonate: Are There Implications for Further Improvement of Postoperative Outcome?", *Modern Problems in Paediatrics*, 23 (1983), 143–157; Peter J. Davis, "Pain in the Neonate: The Effects of Anesthesia", *ILAR Journal*, 33.1–2 (1991), n.p.; Lippmann *et al.*, "Ligation of Patent Ductus Arteriosus in Premature Infants", 365–369; G. Jackson Rees, "Anaesthesia in the Newborn", *British Medical Journal*, 2.4694 (23 December 1950), 1419–1422; M. H. Shearer, "Surgery on the Paralysed, Unanesthetized Newborn", *Birth*, 13 (1986), 79。

94. G. Purcell-Jones, F. Dormon, and E. Sumner, "Paediatric Anaesthetists" Perceptions of Neonate and Infant Pain', *Pain*, 33.2 (1988), 181–187. 还可参见 I. A. Choonara, "Pain Relief", *Archives of Diseases in Childhood*, 64 (1989), 1101。

95. Kenneth D. Craig, "The Facial Display of Pain", in G. Allen Finley and Patrick J. McGrath (eds.), *Measurement of Pain in Infants and Children* (Seattle: IASP Press, 1998), 103.

96. Catherine Van Hulle Vincent, Diana J. Wilkie, and Laura Szalacha, "Pediatric Nurses' Cognitive Representations of Children's Pain", *Journal of Pain*, 11.9 (September 2010), 854–863.

97. Janne Rømsing, Jørn Møller-Sonnergaard, Steen Hertel, and Mette Rasmussen, "Postoperative Pain in Children: Comparison Between Ratings of Children and Nurses", *Journal of Pain and Symptom Management*, 11.1 (January 1996), 42–46. 还可参见 Robert C. Cassidy and Gary A. Walco, "Pain, Hurt, and Harm: The Ethical Issue of Pediatric Pain Control", in Cassidy and Alan R. Fleischman (eds.), *Pediatric Ethics: From Principles to Practice* (Amsterdam: Harwood Academic Publishers, 1996), 157。

98. 详细分析参见 Diane E. Hoff man and Anita J. Tarzian, "The Girl Who Cried Pain: A Bias Against Women in the Treatment of Pain", *Journal of Law, Medicine, and Ethics*, 29 (2001), 13–27。还可参见 C. S. Cleeland, R. Gonin, A. K. Hatfield, *et al.*, "Pain and its Treatment in Outpatients with Metastatic Cancer", *New England Journal of Medicine*, 330 (1994), 592–596; Bruce Nicholson and Arnold J. Weil, *Assessing Pain: Focus on Sustained-Release Opioids* (Abington: The Royal Society of Medicine Press, 2003), 30。

99. A. M. Unrah, "Gender Variations in Clinical Pain Experience", *Pain*, 65 (1996), 123–167.

100. Carmen R. Green and John R. C. Wheeler, "Physician Variability in the Management of Acute Postoperative and Cancer Pain: A Quantitative Analysis of the Michigan Experience", *The Official Journal of the American Academy of Pain Medicine*, 4.1 (2003), 8, 16.

101. Eun-Ok Im, "White Cancer Patients' Perception of Gender and Ethnic Differences in Pain Experience", *Cancer Nursing: An International Journal for Cancer Care*, 29.6 (2006), 446.

102. Roberto Bernabel, Giovanni Gambassi, Kate Lapane, Francesco Landi, Constantine Gatsonis, Robert Dunlap, Lewis Lipsitz, Knight Steel, and Vicent Mor, "Management of Pain in Elderly Patients with Cancer", *Journal of the American Medical Association*, 279.23 (17 June 1998), 1877–1882; Vence L. Bonham, "Race, Ethnicity, and Pain Treatment: Striving to Understand the Causes and Solutions to the Disparities in Pain

Treatment", *The Journal of Law, Medicine and Ethics*, 29.1 (Spring 2001), 52–68; Cleeland *et al.*, "Pain and its Treatment in Outpatients with Metastatic Cancer", 592–596; C. S. Cleeland, R. Gonin, L. Baez *et al.*, "Pain and Treatment of Pain in Minority Patients with Cancer", *Annals of Internal Medicine*, 7 (1997), 313–316; Brian B. Drwecki, Colleen F. Moore, Sandra E. Ward, and Kenneth M. Prkachin, "Reducing Racial Disparities in Pain Treatment: The Role of Empathy and Perspective-Taking", *Pain*, 152 (2011), 1001–1006; Carmen R. Green, "Unequal Burdens and Unheard Voices: Whose Pain? Whose Narratives?", in Daniel B. Carr, John D. Loeser, and David B. Morris (eds.), *Narrative, Pain, and Suffering* (Seattle: IASP Press, 2005); Carmen R. Green, S. Khady Ndao-Brumblay, Andrew M. Nagrant, Tamara A. Baker, and Edward Rothman, "Race, Age, and Gender Influences Among Clusters of African American and White Patients with Chronic Pain", *The Journal of Pain*, 5.3 (April 2004), 171–182; Carmen R. Green, Karen O. Anderson, Tamara A. Baker, Lisa C. Campbell, Sheila Deaker, Roger B. Fillingim, Donna A. Kalawkaloni, Kathyrn E. Lasch, Cynthia Myers, Raymond C. Tait, Knox A. Todd, and April H. Vallerand, "The Unequal Burden of Pain: Confronting Racial and Ethnic Disparities in Pain", *Pain Medicine*, 4.3 (2003), 277–294; C. R. Green, K. O. Anderson, and T. A. Baker, "The Unequal Burden of Pain: Confronting Racial and Ethnic Disparities in Pain", *Pain Medicine*, 4 (2003), 277–294; Marsha Lillie-Blanton, Mollyann Brodie, Diane Rowland, Drew Altman, and Mary McIntosh, "Race, Ethnicity and the Health Care System: Public Perceptions and Experiences", *Medical Care Research and Review*, 57, supplement 1 (2000), 218–235; B. Ng, J. E. Dimsdale, G. P. Shragg, R. Deutsche, "Ethnic Differences in Analgesic Consumption for Post-Operative Pain", *Psychosomatic Medicine*, 58 (1996), 125–129; Bruce Nicholson and Arnold J. Weil, *Assessing Pain: Focus on Sustained-Release Opioids* (Abingdon: The Royal Society of Medicine Press, 2003).

103. Cleeland *et al.*, "Pain and Its Treatment in Outpatients with Metastatic Cancer", 592–596.

104. Jon Streltzer and C. Wade Terence, "The Influence of Cultural Group on the Undertreatment of Postoperative Pain", *Psychosomatic Medicine*, 43.5 (October 1981), 397–403.

105. Knox H. Todd, Nigel Samaroo, and Jerome R. Hoff man, "Ethnicity as a Risk Factor for Inadequate Emergency Department Analgesia", *Journal of the American Medical Association*, 269.12 (24–31 March 1993), 1537–1539.

106. Robert Pear, "Mothers on Medicaid Overcharged for Pain Relief", *New York Times* (8 March 1999).

107. Pear, "Mothers on Medicaid Overcharged for Pain Relief".

108. "Evidence to the Royal Commission on the National Health Service. Association of Anesthetists of Great Britain" (January 1977), 14, 英国国家档案馆, BS 61733。

109. John J. Bonica, "Cancer Pain", in Bonica (ed.), *Pain: Research Publications: Association for Research in Nervous and Mental Disease*, vol. 58 (New York: Raven Press, 1980), 341.

110. B. Ferrell, R. Vironi, M. Grant, A. Vallerand, and M. McCaffery, "Analysis of Pain Content in Nursing Textbooks", *Journal of Pain and Symptom Management*, 19.2 (2000), 216–228.

111. Princess Margaret Hospital for Children, *Nurses' Manual* (Perth: Barclay and Sharland Pty Ltd., 1969 and 1974 edns), 107.

112. Allen W. Gottfried and Juarlyn L. Gaiter (eds.), *Infant Stress Under Intensive Care: Environmental Neonatology* (Baltimore: University Park Press, 1986).

113. A. Phylip Pritchard, "Management of Pain and Nursing Attitudes", *Cancer Nursing: An International Journal for Cancer Care*, 11.3 (June 1988), 205–206.

114. Lina Mezei, Beth B. Murinson, Johns Hopkins Pain Curriculum Development Team, *The Journal of Pain*, 12.12 (December 2011), 1199.

115. Sylvia T. Browne, Josie M. Bowman, and Frances R. Eason, "Assessment of Nurses' Attitudes and Knowledge Regarding Pain Management", *The Journal of Continuing Education in Nursing*, 30.3 (May/June 1999), 133–139; Ellen B. Clarke, Brian French, Mary Liz Bilodeau, Virginia C. Capasso, Annabel Edwards, and Joanne Ampoliti, "Pain Management, Knowledge, Attitudes, and Clinical Practice: The Impact of Nurses' Characteristics and Education", *Journal of Pain and Symptom Management*, 11.1 (January 1996), 18–31; Karen E. Kubecka, Jolene M. Simon, and Janet Boettcher, "Pain Management Knowledge of Hospital-Based Nurses in a Rural Appalachian Area", *Journal of Advanced Nursing*, 23.5 (May 1996), 861–867; Jamie H. Van Roenn, Charles C. Cleeland, Rene Gonin, Alan K. Harfield, and Kishan J. Pandya, "Physician Attitudes and Practices in Cancer Pain Management: A Survey from the Eastern Cooperation Group", *Annals of Internal Medicine*, 119.2 (15 July 1993), 121–126.

116. 还可参见 Diane Arathuzik, "Pain Experience for Metastatic Breast Cancer Patients: Unraveling the Mystery", *Cancer Nursing: A International Journal for Cancer Care*, 14.1 (February 1991), 41–48; Betty R. Ferrell and Cynthia Schneider, "Experience and Management of Cancer Patients at Home", *Cancer Nursing: A International Journal for Cancer Care*, 11.2 (April 1988), 84–90; April Hazard Vallerand, Susan M. Hasenau, Maureen J. Anthony, and Mitzi Saunders, "Pain, Suffering and the Uses of Narratives in Nursing", in Daniel B. Carr, John D. Loeser, and David B. Morris (eds.), *Narrative, Pain, and Suffering* (Seattle: IASP, 2005), 218。

117. Sandra H. Johnson, "The Social, Professional, and Legal Framework for the Problem of Pain Management in Emergency Medicine", *Journal of Law, Medicine, and Ethics*, 33 (2005), 743.

118. 对这些张力的最出色讨论参见Johnson, "The Social, Professional, and Legal Framework for the Problem of Pain Management in Emergency Medicine", 741-760。

119. Rankin and Snider, "Nurses Perceptions of Cancer Patients' Pain", 149.

120. Felissa L. Cohen, "Postsurgical Pain Relief: Patients' Status and Nurses" Medication Choices', *Pain*, 9.2 (October 1980), 265-274.

121. Jennifer M. Hunt, Thelma D. Stollar, David W. Littlejohns, Robert G. Twycross, and Duncan V. Vere, "Patients with Protracted Pain: A Survey Conducted at the London Hospital", *Journal of Medical Ethics*, 3.2 (June 1977), 61, 72.

122. 2009年1月21日保利娜·米尔斯的口述史访谈, 收录于Papers of the Royal College of Nursing Archives, RCN图书馆和护理服务, 伦敦, T/383/22。

123. James Ducharme, "The Future of Pain Management in Emergency Medicine", *Emergency Medicine Clinics of North America*, 23.2 (May 2005), 469, 和（关于心理动力学解释）Samuel W. Perry, "Undermedicalisation for Pain on a Burn Unit", *General Hospital Psychiatry*, 6 (1984), 308-316。

124. S. D. Heinze and M. J. Sleigh, "Epidural or No Epidural Anaesthetic: Relationships Between Beliefs About Childbirth and Pain Control Choices", *Journal of Reproductive and Infant Psychology*, 21.4 (2003), 324.

125. Heinze and Sleigh, "Epidural or No Epidural Anaesthetic", 324.

126. 例如, 参见Steven A. Nissman, Lewis J. Kaplan, and Barry D. Mann, "Critically Reappraising the Literature-Driven Practice of Analgesia Administration for Acute Abdominal Pain in the Emergency Room Prior to Surgical Evaluation", *The American Journal of Surgery*, 185.4 (April 2003), 291-296。

127. Derek R. Linklater, Laurie Pemberton, Steve Taylor, and Wesley Zeger, "Painful Dilemmas: An Evidence-Based Look at Challenging Clinical Scenarios", 23.2 (May 2005), 384. 参见这里的讨论: Sandra H. Johnson, "The Social, Professional, and Legal Framework for the Problem of Pain Management in Emergency Medicine", *Journal of Law, Medicine, and Ethics*, 33 (2005), 744。

128. Steven Pace and Thomas E. Burke, "Intravenous Morphine for Pain Relief in Patients with Acute Abdominal Pain", *Academic Emergency Medicine*, 3.12 (December 1996), 1086-1092; Frank LoVecchio, Neill Oster, Kai Sturmann, Lewis S. Nelson, Scott Flashner, and Ralph Finger, "The Use of Analgesics in Patients with Acute Abdominal Pain", *Journal of Emergency Medicine*, 15.6 (November 1997), 775-779; Stephen H. Thomas, William Silen, Farah Cheema, Andrew Resner, Sohail Aman, Joshua N.

Goldstein, Alan M. Kumar, and Thomas O. Stair, "Effects of Morphine Analgesia on Diagnostic Accuracy in Emergency Department Patients with Abdominal Pain: A Prospective, Randomized Trial", *Journal of the American College of Surgeons*, 196.1 (January 2003), 18–31.

129. Marilee Ivers Donovan, "An Historical View of Pain Management: How We Got To Where We Are!", *Cancer Nursing: An International Journal for Cancer Care*, 12.4 (1989), 258.

130. 参见 Edward C. Covington, "Opiophobia, Opiophilia, Opiognosia", *Pain Medicine*, 1.3 (2000), 217–223; "Notes of a Meeting Held at the Department of Health and Social Security on 9 May 1973, The Management of Intractable Pain", 英国国家档案馆, MH 160/935。

131. S. T. Brown, J. M. Bowman, and F. R. Eason, "Assessment of Nurses' Attitudes and Knowledge Regarding Pain Management", *Journal of Continuing Education in Nursing*, 30.3 (1999), 132–139; M. McCaffery and B. Ferrell, "Nurses' Knowledge About Cancer Pain: A Survey of Five Countries", *Journal of Pain Symptom Management*, 10 (1995), 356–367; P. Ryan, R. Vortherms, and S. Ward, "Cancer Pain: Knowledge, Attitudes of Pharmacologic Management", *Journal of General Nursing*, 20 (1994), 7–16.

132. Beth Jung and Marcus M. Reidenberg, "Physicians Being Deceived", *Pain Medicine*, 8.5 (2007), 433.

133. Flora Johnson Skelly, "Fear of Sanctions Limits Prescribing of Pain Drugs", *American Medical News*, 37.31 (15 August 1994), 19. 还可参见 Diederik Lohman, Rebecca Schleifer and Joseph J. Amon, "Access to Pain Treatment is a Human Right", *BCM Medicine* (2010), 1–9。

134. James R. Blaufuss, "Note: A Painful Catch-22: Why Tort Liability for Inadequate Pain Management Will Make for Bad Medicine", *William Mitchell Law Review*, 31 (2004–2005), 1101.

135. Helen McLachlan and Lilla Waldenström, "Childbirth Experiences in Australia of Women Born in Turkey, Vietnam, and Australia", *Birth*, 32.4 (December 2005), 272–279. 分娩时最乐观的是土耳其女性, 她们最频繁地用呼吸和放松技术来控制生产。

136. David Niv, "The Chronic Pain Narrative and Quality of Life", in Daniel B. Carr, John D. Loeser, and David B. Morris (eds.), *Narrative, Pain, and Suffering* (Seattle: IASP Press, 2005), 65; Karen L. Schumacher, Claudia West, Marylin Dodd, Steven M. Paul, Debu Tripathy, Peter Koo, and Christine A. Miaskowski, "Pain Management Autobiographies and Reluctance to Use Opioids for Cancer Pain Management", *Cancer Nursing: An International Journal for Cancer Care*, 25.2 (2002), 127–128.

注 释

137. Hala Bawadi, "Migrant Arab Muslim Women's Experiences of Childbirth in the UK", PhD thesis, De Montfort University, 2009, 126。

138. Thomas Lewis Johnson, *Twenty-Eight Years a Slave, or the Story of my Life in Three Continents* (Bournemouth: Mate and Sons, 1909), 221.

139. Schumacher *et al.*, "Pain Management Autobiographies and Reluctance to Use Opioids for Cancer Pain Management", 127–128.

140. Marcia L. Meldrum, "The Property of Euphoria: Research and the Cancer Patient", in Meldrum (ed.), *Opioids and Pain Relief: A Historical Perspective* (Seattle: IASP Press, 2003), 209.

141. Betty Shuc Han Wills和Yvonne Siu Yin Wootton调查的所有患者当中，1/3持这种观点："Concerns and Misconceptions about Pain Among Hong Kong Chinese Patients with Cancer", *Cancer Nursing: An International Journal for Cancer Care*, 22.6 (1999), 410。

142. Hunt *et al.*, "Patients with Protracted Pain", 61.

143. Reuven Dar, Cheryl M. Beach, Peras L. Barden, and Charles S. Cleeland, "Cancer Pain in the Marital System: A Study of Patients and Their Spouses", *Journal of Pain and Symptom Management*, 7.2 (February 1992), 88.

144. Arthur Kleinman, *Social Origins of Distress and Disease* (New Haven: Yale University Press, 1986); Bernabel *et al.*, "Management of Pain with Elderly Patients with Cancer", 187.

145. Michael Young and Lesley Cullen, *A Good Death: Conversations with East Londoners* (London: Routledge, 1996), 130.

146. D. N. Levin, C. S. Cleeland, and R. Dar, "Public Attitudes Toward Cancer Pain", *Cancer*, 56.9 (1 November 1985), 2337–2339; Wills and Wootton, "Concerns and Misconceptions about Pain Among Hong Kong Chinese Patients with Cancer", 131.

147. Daniel S. Goldberg, "On the Erroneous Conflation of Opiophobia and the Undertreatment of Pain", *The American Journal of Bioethics*, 10.11 (November 2010), 20–21.

148. Silas Weir Mitchell, "The Birth and Death of Pain", 1896, n.p., http://archive.org/details/39002011212249.med.yale.edu, 2013.2.8. viewed.

149. Roland Sturm and Carole Roan Gresenz, "Relations of Income Inequality and Family Income to Chronic Medical Conditions and Mental Health Disorders: National Survey in USA", *British Medical Journal,* 324.7325 (5 January 2002), 20–23.

150. Kirou-Mauro *et al.*, "Has Pain Management in Cancer Patients with Bone Metastasis Improved?", 77–84.

151. Goldberg, "On the Erroneous Conflation of Opiophobia and the Undertreatment of Pain", 21.

152. Peter Mere Latham, "General Remarks on the Practice of Medicine", *British Medical Journal* (14 June 1862), 617–618.

153. Peter Mere Latham, "A Word of Two On Medical Education: And a Hint or Two for Those Who Think It Needs Reforming", *British Medical Journal* (6 February 1864), 143.

154. Virginia Woolf, *On Being Ill*, intro. by Hermione Lee, 1st pub. 1930 (Ashfield, Mass.: Paris Press, 2002), 321–322.

155. Woolf, *On Being Ill*, 4–5.

参考文献

查阅过的图书馆和档案馆

英 国

大英图书馆（The British Library），伦敦

伯内特工人阶层自传档案室（Burnett Archive of Working Class Autobiographies），布鲁内尔大学（Brunel University），伦敦

格拉斯哥城市档案馆（Glasgow City Archives）

帝国战争博物馆（Imperial War Museum），伦敦

国王学院，档案馆和特别收藏室（King's College, Archives and Special Collections），伦敦

金斯敦大学（Kingston University），伦敦

伦敦大都会档案馆（London Metropolitan Archives），伦敦

苏格兰国立档案馆（National Archives of Scotland）

英国国家医疗服务体系大格拉斯哥和克莱德档案馆（NHS Greater Glasgow and Clyde Archives），格拉斯哥

皇后广场图书馆（Queen Square Library），伦敦大学学院神经学研究所与国立神经学和神经外科医院［UCL Institute of Neurology and The National Hospital for Neurology and Neurosurgery（UCLH）］，伦敦

皇家护理学院档案馆（Royal College of Nursing Archives），伦敦

皇家内科医师学院（Royal College of Physicians），伦敦

爱丁堡皇家内科医师学院（Royal College of Physicians of Edinburgh），爱丁堡

皇家妇产科医师学院（Royal College of Obstetricians and Gynaecologists），伦敦

爱丁堡皇家外科医师学院（The Royal College of Surgeons of Edinburgh），图书馆和特别收藏室，爱丁堡

皇家外科医师学院（Royal College of Surgeons），伦敦

皇家自由医院档案中心（Royal Free Hospital Archives Centre），伦敦

伦敦皇家医院档案馆和博物馆（Royal London Hospital Archives and Museum），伦敦

英国皇家学会（The Royal Institution of Great Britain），伦敦

皇家医学会（The Royal Society of Medicine），伦敦

圣巴托罗缪医院档案馆和博物馆（St. Bartholomew's Hospital Archives and Museum），伦敦

大众观察档案室（The Mass Observation Archive），苏塞克斯大学（University of Sussex），布莱顿（Brighton）

国家档案馆（The National Archives），伦敦

大学学院医院英国国家医疗服务体系信托基金会（University College Hospital NHS Foundation Trust）

伯明翰大学特别收藏室（University of Birmingham Special Collections），伯明翰

西约克郡档案服务（West Yorkshire Archive Service），威克菲尔德（Wakefield）

惠康图书馆（Wellcome Library），档案和手稿收藏（Archives and Manuscripts Collection），伦敦

爱尔兰

爱尔兰国家档案馆（National Archives of Ireland），都柏林

爱尔兰国家图书馆（National Library of Ireland），都柏林

爱尔兰皇家内科医师学院（Royal College of Physicians of Ireland），都柏林

爱尔兰皇家外科医师学院（Royal College of Surgeons in Ireland），都柏林

三一学院图书馆（Trinity College Library），手稿与档案研究图书馆（Manuscripts and Archives Research Library），都柏林

大学学院（University College），国家民俗典藏（National Folklore Collection），都柏林

美　国

美国哲学协会（American Philosophical Society），费城

芭芭拉·贝茨护理史研究中心（Barbara Bates Center for The Study of The History of Nursing），档案馆和收藏室，宾夕法尼亚大学，费城

弗朗西斯·A. 康特韦医学图书馆（The Francis A. Countway Library of Medicine），波士顿医学图书馆与哈佛医学院（Boston Medical Library and Harvard Medical School），波士顿

斯科特纪念图书馆（Scott Memorial Library），托马斯·杰斐逊大学（Thomas Jefferson University），费城

内科医师学院历史医学图书馆（College of Physicians Historical Medical Library），费城

德雷塞尔大学医学院档案馆（Drexel University College of Medicine Archives），费城

历史典藏（Historic Collections），宾夕法尼亚医院（Pennsylvania Hospital），费城

费城图书馆公司（The Library Company of Philadelphia）

国会图书馆（The Library of Congress），华盛顿特区

澳大利亚

米切尔图书馆（Mitchell Library），悉尼
澳大利亚国立图书馆（National Library of Australia），堪培拉
新南威尔士州立图书馆（State Library of New South Wales），悉尼

新西兰

新西兰档案馆（Archives New Zealand），惠灵顿
奥克兰战争纪念博物馆图书馆（Auckland War Memorial Museum Library）

包含数据化一手资料的精选数据库

亚历山大街出版社（Alexander Street Press）
英国报纸档案（The British Newspaper Archive）
电子启蒙（Electronic Enlightenment）（牛津大学）
历史典藏数据库（Historical Collections Database）（哈佛法学院图书馆）
下院议会文件（House of Commons Parliamentary Papers）
爱尔兰移民数据库（The Irish Emigration Database）（北爱尔兰公共档案馆）
老贝利在线（Old Bailey Online）（伦敦中央刑事法庭）
历史报纸数据库（ProQuest Historical Newspapers）

守望思想　逐光启航

LUMINAIRE
光启

疼痛的故事

［新西兰］乔安娜·伯克 著

王　宸 译

丛书主编　王晴佳
责任编辑　张婧易
营销编辑　池　淼　赵宇迪
封面设计　孙　容

出版: 上海光启书局有限公司
地址: 上海市闵行区号景路 159 弄 C 座 2 楼 201 室　201101
发行: 上海人民出版社发行中心
印刷: 上海新华印刷有限公司
制版: 南京展望文化发展有限公司

开本:　890mm×1240mm　　1/32
印张:　14　字数: 347,000　　插页: 2
2023 年 11 月第 1 版　　2023 年 11 月第 1 次印刷
定价: 128.00 元
ISBN: 978-7-5452-1988-3 / R·2

图书在版编目 (CIP) 数据

疼痛的故事 /（新西兰）乔安娜·伯克著；王宸译
. —上海: 光启书局, 2023
书名原文: The Story of Pain: From Prayer to
Painkillers
ISBN 978-7-5452-1988-3

Ⅰ.①疼…　Ⅱ.①乔…　②王…　Ⅲ.①疼痛　Ⅳ.
① R441.1

中国国家版本馆 CIP 数据核字（2023）第 190712 号

本书如有印装错误, 请致电本社更换 021-53202430